Mit freundlicher Empfehlung

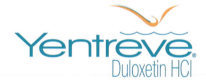

Literaturservice

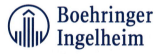 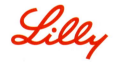

# Neurologie des Beckenbodens - Neurourologie

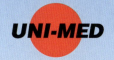

**UNI-MED Verlag AG**
Bremen - London - Boston

Jost, Wolfgang:
Neurologie des Beckenbodens - Neurourologie/Wolfgang Jost.-
1. Auflage - Bremen: UNI-MED, 2004
(UNI-MED SCIENCE)
ISBN 3-89599-768-4

© 2004    by UNI-MED Verlag AG, D-28323 Bremen,
         International Medical Publishers (London, Boston)
         Internet: www.uni-med.de, e-mail: info@uni-med.de
Printed in Europe

Das Werk ist urheberrechtlich geschützt. Alle dadurch begründeten Rechte, insbesondere des Nachdrucks, der Entnahme von Abbildungen, der Übersetzung sowie der Wiedergabe auf photomechanischem oder ähnlichem Weg bleiben, auch bei nur auszugsweiser Verwertung, vorbehalten.

Die Erkenntnisse der Medizin unterliegen einem ständigen Wandel durch Forschung und klinische Erfahrungen. Die Autoren dieses Werkes haben große Sorgfalt darauf verwendet, dass die gemachten Angaben dem derzeitigen Wissensstand entsprechen. Das entbindet den Benutzer aber nicht von der Verpflichtung, seine Diagnostik und Therapie in eigener Verantwortung zu bestimmen.

Geschützte Warennamen (Warenzeichen) werden nicht besonders kenntlich gemacht. Aus dem Fehlen eines solchen Hinweises kann also nicht geschlossen werden, dass es sich um einen freien Warennamen handele.

## UNI-MED. Die beste Medizin.

In der Reihe UNI-MED SCIENCE werden aktuelle Forschungsergebnisse zur Diagnostik und Therapie wichtiger Erkrankungen "state of the art" dargestellt. Die Publikationen zeichnen sich durch höchste wissenschaftliche Kompetenz und anspruchsvolle Präsentation aus. Die Autoren sind Meinungsbildner auf ihren Fachgebieten.

# Vorwort und Danksagung

Harninkontinenz und Blasenstörungen gelten immer noch als Tabuthemen, obwohl deren medizinische und volkswirtschaftliche Bedeutung immens sind. Auch auf medizinischer und wissenschaftlicher Seite besteht im Vergleich zu etlichen anderen Erkrankungen und Symptomen noch ein Nachholbedarf, insbesondere die interdisziplinäre Zusammenarbeit betreffend. Dabei darf aber nicht übersehen werden, dass auf dem Gebiet der Neurourologie in den letzten Jahren große Fortschritte erzielt wurden, die zu einer differenzierten konservativen und operativen Therapie geführt haben. Die Zulassung des ersten Medikaments zur Behandlung der Belastungsinkontinenz darf als weiterer Meilenstein angesehen werden. Den aktuellen Stand versuchen wir in diesem Buch darzustellen.

In der 1. Auflage des Buches "Neurologie des Beckenbodens" 1997 wurden alle diagnostischen und therapeutischen Maßnahmen in der Urologie und Proktologie sowie die neurologischen Gesichtspunkte dargestellt. Bei der Neuauflage haben wir eine strikte Trennung in >Neurourologie< und >Neuroproktologie< vorgenommen, damit wir konzentrierter die Thematik erarbeiten können. Dieser Umstand sowie die Weiterentwicklung des Gebiets machten eine komplette Neubearbeitung erforderlich, so dass lediglich der Titel und der Herausgeber identisch sind.

Ich freue mich, dass ich herausragende Mitarbeiter bei der Neuarbeitung des Teils >Neurourologie< finden konnte und der UNI-MED Verlag bereit war bei der Verwirklichung dieser Idee mitzuwirken. Mit der breiten Darstellung des neuen medikamentösen Therapieansatzes bei der Belastungsinkontinenz tragen wir den aktuellsten Entwicklungen Rechnung. Wir erhoffen uns einen Schub für die gesamte Neurourologie und einen erheblichen Nutzen für unsere Patientinnen und Patienten.

Wiesbaden, im Juni 2004 					Wolfgang Jost

# *Autoren*

Prof. Dr. Wolfgang Jost
Deutsche Klinik für Diagnostik
Fachbereich Neurologie
Aukammallee 33
D-65191 Wiesbaden

*Kap. 1., 2., 3., 6.*


Prof. Dr. Ulrike Zwergel
Klinik für Urologie und Kinderurologie
der Universität des Saarlandes
Kirbergerstraße
D-66421 Homburg/Saar

*Kap. 4., 5., 7.*


Dr. Parvaneh Marsalek
Lilly Deutschland GmbH
Saalburgstraße 153
D-61350 Bad Homburg

*Kap. 2., 3., 8.*


Prof. Dr. Martin C. Michel
Department Pharmacology and Pharmacotherapy
AMC, University of Amsterdam
Meibergdreef 15
NL-1105 AZ Amsterdam

*Kap. 8.*

# Inhaltsverzeichnis

| | | |
|---|---|---|
| **1.** | **Einführung (W. Jost)** | **16** |
| 1.1. | Epidemiologie | 16 |
| 1.2. | Literatur | 16 |

| | | |
|---|---|---|
| **2.** | **Anatomische Grundlagen (P. Marsalek, W. Jost)** | **18** |
| 2.1. | Einleitung | 18 |
| 2.2. | Nucleus Onuf | 18 |
| 2.3. | Neurotransmitter | 19 |
| 2.4. | Literatur | 20 |

| | | |
|---|---|---|
| **3.** | **Physiologie des unteren Harntrakts (P. Marsalek, W. Jost)** | **22** |
| 3.1. | Einleitung | 22 |
| 3.2. | Kontinenzmechanismus | 22 |
| 3.3. | Die nervale Steuerung des unteren Harntraktes | 23 |
| 3.3.1. | Das zentrale System | 24 |
| 3.3.2. | Das periphere Nervensystem | 24 |
| 3.3.3. | Das sympathische System | 24 |
| 3.3.4. | Das parasympathische System | 25 |
| 3.3.5. | Das somatische System | 25 |
| 3.4. | Literatur | 26 |

| | | |
|---|---|---|
| **4.** | **Formen der Harninkontinenz (U. Zwergel)** | **30** |
| 4.1. | Allgemeine Aspekte zur Harninkontinenz | 30 |
| 4.1.1. | Tabuisierung der Harninkontinenz | 30 |
| 4.1.2. | Epidemiologie und Risikofaktoren der Harninkontinenz | 30 |
| 4.1.3. | Formen der Harninkontinenz, kurze allgemeine Definitionen, neue Terminologie | 31 |
| 4.1.4. | Terminologie wichtiger Miktionssymptome | 33 |
| 4.1.5. | Literatur | 33 |
| 4.2. | Belastungs- (Stress-) Inkontinenz | 34 |
| 4.2.1. | Harnkontinenz, Verschlussmechanismen | 34 |
| 4.2.1.1. | Harnkontinenz der Frau - Drei-Komponenten-Mechanismus des Harnröhrenverschlusses, Drucktransmissions-Theorie | 34 |
| 4.2.1.1.1. | Normale anatomische Strukturen und intakte topographische Anatomie | 34 |
| 4.2.1.1.2. | Passive Drucktransmission | 35 |
| 4.2.1.1.3. | Aktive Drucktransmission | 35 |
| 4.2.1.1.4. | Kritik an der Drucktransmissions-Theorie | 36 |
| 4.2.1.2. | Hängematten-Theorie | 36 |
| 4.2.1.3. | Integritäts-Theorie nach Ulmsten | 36 |
| 4.2.1.4. | Harnkontinenz des Mannes | 37 |
| 4.2.2. | Belastungs- (Stress-) Inkontinenz | 37 |
| 4.2.2.1. | Definition, Terminologie und Klassifikation | 37 |
| 4.2.2.2. | Ursachen der weiblichen Belastungsinkontinenz | 38 |
| 4.2.2.2.1. | Mechanische Ursachen | 38 |
| 4.2.2.2.2. | Funktionelle Ursachen | 38 |
| 4.2.2.3. | Belastungsinkontinenz des Mannes | 39 |
| 4.2.3. | Literatur | 40 |

| | | |
|---|---|---|
| 4.3. | Dranginkontinenz | 41 |
| 4.3.1. | Definition, Terminologie und Klassifikation | 41 |
| 4.3.2. | Motorische Dranginkontinenz (Detrusorhyperaktivitätsinkontinenz mit Drang) | 41 |
| 4.3.2.1. | Idiopathische (primäre) motorische Dranginkontinenz | 42 |
| 4.3.3. | Sensorische Dranginkontinenz | 42 |
| 4.3.3.1. | Idiopathische (primäre) sensorische Dranginkontinenz | 43 |
| 4.3.4. | Literatur | 43 |
| 4.4. | Detrusorhyperaktivität, Detrusor-Sphinkter-Dyssynergie (Dyskoordination) | 44 |
| 4.4.1. | Normale Steuerung der Harnspeicherung und Blasenentleerung | 44 |
| 4.4.2. | Definition, Terminologie und Klassifikation | 44 |
| 4.4.3. | Neurogene Detrusorhyperaktivität | 45 |
| 4.4.3.1. | Suprapontine Detrusorhyperaktivität | 45 |
| 4.4.3.2. | Spinale Detrusorhyperaktivität | 46 |
| 4.4.4. | Subsakrale und periphere Läsionen | 46 |
| 4.4.5. | Literatur | 46 |
| 4.5. | Weitere Harninkontinenz-Formen | 47 |
| 4.5.1. | Überlaufinkontinenz (Inkontinenz bei chronischer Harnretention) | 47 |
| 4.5.1.1. | Terminologie und Klassifikation | 48 |
| 4.5.2. | Extraurethrale Inkontinenz | 48 |
| 4.5.3. | Mischinkontinenz | 49 |
| 4.5.4. | Nicht kategorisierbare Inkontinenz | 49 |
| 4.5.5. | Literatur | 49 |

## 5. Urologische Diagnostik (U. Zwergel) — 52

| | | |
|---|---|---|
| 5.1. | Anamnese | 52 |
| 5.2. | Miktionstagebuch | 52 |
| 5.3. | Tests zur Inkontinenz-Quantifizierung | 54 |
| 5.3.1. | Inkontinenz-Fragebögen | 54 |
| 5.3.2. | Vorlagenwiegetest (PAD-Test) | 54 |
| 5.4. | Klinische Untersuchung der Frau | 56 |
| 5.4.1. | Stress-Tests | 57 |
| 5.4.1.1. | Husten-Stress-Test nach Bonney | 57 |
| 5.4.1.2. | Blasenhals-Elevationstest nach Marshall-Marchetti-Krantz | 57 |
| 5.5. | Klinische Untersuchung des Mannes | 58 |
| 5.6. | Neurologische Untersuchung | 58 |
| 5.6.1. | Literatur | 58 |
| 5.7. | Allgemeine klinische Untersuchungen | 59 |
| 5.7.1. | Urinstatus | 59 |
| 5.7.2. | Sonographie des oberen Harntraktes, Restharn | 59 |
| 5.7.3. | Nierenfunktion, Laborparameter | 60 |
| 5.7.3.1. | Serum-Retentions-Werte | 60 |
| 5.7.3.2. | Prostataspezifisches Antigen (PSA) | 60 |
| 5.7.3.3. | Uroflowmetrie (Harnflussmessung) | 60 |
| 5.7.4. | Literatur | 63 |
| 5.8. | Bildgebende Verfahren | 63 |
| 5.8.1. | Konventionelles Röntgen (Abdomen-Leeraufnahme, Ausscheidungsurogramm) | 63 |
| 5.8.2. | Retrogrades Urethrogramm | 63 |
| 5.8.3. | Miktionszyst(o)urethrogramm | 63 |
| 5.8.4. | Laterales Zyst(o)(urethro)gramm | 63 |
| 5.8.5. | Sonographie des Blasenhalses, der Harnröhre, der Vagina und des Beckenbodens | 64 |
| 5.8.6. | Literatur | 66 |

| | | |
|---|---|---|
| 5.9. | Urodynamik | 67 |
| 5.9.1. | Allgemeines zur urodynamischen Untersuchung bei Harninkontinenz | 67 |
| 5.9.1.1. | Indikationen | 67 |
| 5.9.1.2. | Technische Voraussetzungen | 67 |
| 5.9.2. | Zystometrie (konventionelle Urodynamik) | 68 |
| 5.9.2.1. | Messtechnische Ausstattung, Patientenvorbereitung, Untersuchungsbedingungen und -ablauf | 68 |
| 5.9.2.2. | Messgrößen | 68 |
| 5.9.2.2.1. | Parameter der Detrusorqualität | 68 |
| 5.9.2.2.2. | Parameter der Reservoirfunktion und Entleerung der Blase | 69 |
| 5.9.2.3. | Video-Urodynamik, Langzeit-Urodynamik, PC-gestützte Auswertung | 70 |
| 5.9.2.4. | Zusätzliche Provokationstests | 71 |
| 5.9.3. | Urethradruckprofil | 71 |
| 5.9.3.1. | Messtechnische Ausstattung, Patientenvorbereitung, Untersuchungsbedingungen und -ablauf | 71 |
| 5.9.3.2. | Messgrößen | 72 |
| 5.9.3.2.1. | Ruheprofil | 72 |
| 5.9.3.2.2. | Stressprofil (Belastungsprofil) | 73 |
| 5.9.3.2.3. | Drucktransmission | 73 |
| 5.9.4. | Urodynamik – Befunde nach Diagnosen | 74 |
| 5.9.4.1. | Belastungsinkontinenz | 74 |
| 5.9.4.1.1. | Nachweis in der Zystometrie mit Uroflowmetrie und EMG | 74 |
| 5.9.4.1.2. | Nachweis im Urethradruckprofil | 75 |
| 5.9.4.2. | Dranginkontinenz | 77 |
| 5.9.4.2.1. | Motorische Dranginkontinenz (Detrusorhyperaktivitätsinkontinenz mit Drang) | 77 |
| 5.9.4.2.2. | Sensorische Dranginkontinenz (Urethrale Relaxierungs-Inkontinenz mit Drang) | 77 |
| 5.9.4.2.3. | Mischinkontinenz (Kombinierte Inkontinenz) | 78 |
| 5.9.4.2.4. | Reflexinkontinenz (neurogene Detrusorhyperaktivitätsinkontinenz ohne Sensation) | 78 |
| 5.9.4.2.5. | Überlaufinkontinenz (chronische Harnretention mit Inkontinenz) | 79 |
| 5.9.4.2.6. | Schrumpfblase, low compliance Blase | 79 |
| 5.9.4.2.7. | Differenzialdiagnostische Probleme | 80 |
| 5.9.5. | Literatur | 81 |
| 5.10. | Spezielle klinische Untersuchungen | 81 |
| 5.10.1. | Endoskopie (Urethrozystoskopie) | 81 |
| 5.10.2. | Beckenbodenelektromyographie (EMG) | 81 |
| 5.10.3. | Magnetresonanztomographie (MRT) | 82 |
| 5.11. | Diagnostik im Überblick | 82 |
| 5.11.1. | Literatur | 82 |

## 6. Neurologische Diagnostik (W. Jost) — 84

| | | |
|---|---|---|
| 6.1. | Klinisch-neurologische Untersuchung | 84 |
| 6.2. | Reflexlatenzen | 86 |
| 6.2.1. | Einleitung | 86 |
| 6.2.2. | Bulbokavernosusreflex | 86 |
| 6.2.3. | Analreflex | 87 |
| 6.2.4. | Literatur | 88 |
| 6.3. | PNTML (Pudendal Nerve Terminal Motor Latency) | 89 |
| 6.3.1. | Einleitung | 89 |
| 6.3.2. | Methode | 89 |
| 6.3.3. | Ergebnisse | 90 |
| 6.3.4. | Probleme der Methode | 90 |
| 6.3.5. | Wann sollte die PNTML gemessen werden | 91 |
| 6.3.6. | Alternative Methoden | 92 |
| 6.3.7. | Neurographie des sensiblen Nervens | 92 |
| 6.3.8. | Literatur | 92 |

| | | |
|---|---|---|
| 6.4. | **MEP/SSEP/pSHA** | 93 |
| 6.4.1. | Motorisch evozierte Potenziale zum Beckenboden | 93 |
| 6.4.1.1. | Einleitung | 93 |
| 6.4.1.2. | Magnetstimulation des N. pudendus | 94 |
| 6.4.1.3. | Methodik der Magnetstimulation | 94 |
| 6.4.1.4. | Methodik der MEPuL | 94 |
| 6.4.1.5. | Ergebnisse | 95 |
| 6.4.1.6. | Diskussion | 95 |
| 6.4.1.7. | Literatur | 97 |
| 6.4.2. | Somatosensibel evozierte Potenziale (SSEP) im Pudendus-Innervationsgebiet | 98 |
| 6.4.2.1. | Einleitung | 98 |
| 6.4.2.2. | Historie | 98 |
| 6.4.2.3. | Methodik | 99 |
| 6.4.2.4. | Auswertung und Beurteilung | 100 |
| 6.4.2.4.1. | Kortikale Pudendus-SSEP | 101 |
| 6.4.2.4.2. | Lumbale Pudendus-SSEP | 101 |
| 6.4.2.4.3. | Praktische Anwendbarkeit | 101 |
| 6.4.2.5. | Literatur | 101 |
| 6.4.3. | Penile Sympathische Hautantwort (pSHA) | 102 |
| 6.4.3.1. | Einleitung | 102 |
| 6.4.3.2. | Grundlagen | 102 |
| 6.4.3.3. | Methodik | 103 |
| 6.4.3.4. | Auswertung der Ergebnisse | 104 |
| 6.4.3.5. | Bewertung | 104 |
| 6.4.3.6. | Literatur | 105 |
| 6.5. | **Elektromyographie** | 105 |
| 6.5.1. | Beckenboden-Elektromyographie mit Oberflächenelektroden | 106 |
| 6.5.1.1. | Einleitung | 106 |
| 6.5.1.2. | Nachteile der Oberflächenelektroden | 106 |
| 6.5.1.3. | Vorteile der Oberflächenelektroden | 106 |
| 6.5.1.4. | Diagnose einer Neuropathie des Beckenbodens | 106 |
| 6.5.1.5. | Literatur | 106 |
| 6.5.2. | Elektromyographie des M. sphincter ani externus mit konzentrischer Nadelelektrode | 107 |
| 6.5.2.1. | Einleitung | 107 |
| 6.5.2.2. | Ableitungsbedingungen | 107 |
| 6.5.2.3. | Ableitung eines EMG mit konzentrischer Nadelelektrode | 108 |
| 6.5.2.4. | Interpretation des EMG | 108 |
| 6.5.2.5. | Einordnung der Befunde | 116 |
| 6.5.2.6. | Elektromyographie mit Einzelfaserelektrode | 117 |
| 6.5.2.7. | Literatur | 117 |
| 6.5.3. | EMG des M. sphincter urethrae externus | 118 |
| 6.5.3.1. | Einleitung | 118 |
| 6.5.3.2. | Oberflächenelektroden | 118 |
| 6.5.3.3. | EMG mit Nadelelektroden | 118 |
| 6.5.3.4. | Interpretation des EMG | 119 |
| 6.5.3.5. | Indikation zur Untersuchung | 120 |
| 6.5.3.6. | Einordnung der Befunde | 121 |
| 6.5.3.7. | Literatur | 121 |

## 7. Therapie der Harninkontinenz (U. Zwergel) — 124

| | | |
|---|---|---|
| 7.1. | Konservative Therapie der (weiblichen) Belastungsinkontinenz | 124 |
| 7.1.1. | Allgemeine Maßnahmen | 124 |
| 7.1.2. | Medikamentöse Behandlung der Belastungsinkontinenz | 124 |
| 7.1.2.1. | Hormontherapie | 124 |
| 7.1.2.2. | $\alpha$- und $\beta_2$-Adrenergika | 124 |
| 7.1.2.3. | Antidepressiva | 124 |
| 7.1.3. | Beckenboden-Training | 125 |
| 7.1.4. | Externe temporäre Elektrostimulation | 125 |
| 7.1.5. | Biofeedback | 126 |
| 7.1.6. | Pessarbehandlung | 126 |
| 7.1.7. | Nässeschutz | 127 |
| 7.1.8. | Literatur | 127 |
| 7.2. | Operative Therapie der (weiblichen) Belastungsinkontinenz | 128 |
| 7.2.1. | Submuköse Injektionstechniken | 128 |
| 7.2.2. | Vaginale Operationsverfahren | 128 |
| 7.2.3. | Suspensionsplastiken | 129 |
| 7.2.3.1. | Suprapubische Operationsverfahren | 129 |
| 7.2.3.1.1. | Marschall-Marchetti-Krantz Technik | 129 |
| 7.2.3.1.2. | Kolposuspension nach Burch | 129 |
| 7.2.3.1.3. | Erfolgsraten und Komplikationen | 129 |
| 7.2.3.2. | Kombiniert vaginal-suprapubische Operationsverfahren | 130 |
| 7.2.3.2.1. | Nadelsuspensionsplastiken | 130 |
| 7.2.3.2.2. | Schlingenverfahren | 131 |
| 7.2.4. | Tension-free Tapes | 132 |
| 7.2.4.1. | Tension-free Vaginal Tape (TVT) | 132 |
| 7.2.4.2. | Trans Obturator Tape (TOT) | 132 |
| 7.2.5. | Supravesikale Harnableitung | 133 |
| 7.2.6. | Artifizieller Sphinkter - operative Therapie der männlichen Stressinkontinenz | 133 |
| 7.2.7. | Literatur | 134 |
| 7.3. | Konservative Therapie der Dranginkontinenz (Detrusorhyperaktivitätsinkontinenz mit Drang) | 135 |
| 7.3.1. | Miktionsprotokoll (-tagebuch) | 135 |
| 7.3.2. | Miktions-Training | 135 |
| 7.3.3. | Toiletten-Training | 136 |
| 7.3.4. | Beckenboden-Training, Biofeedback | 136 |
| 7.3.5. | Medikamentöse Behandlung der Dranginkontinenz | 136 |
| 7.3.5.1. | Anticholinergika | 136 |
| 7.3.5.2. | Antidepressiva | 137 |
| 7.3.5.3. | Antispasmodika (Myotonolytika) | 137 |
| 7.3.5.4. | $\alpha$-Rezeptorenblocker | 138 |
| 7.3.5.5. | Vasopressin-Analoga | 138 |
| 7.3.5.6. | Capsaicin, Resiniferatoxin | 138 |
| 7.3.5.7. | Kalziumantagonisten, Prostaglandinsynthesehemmer | 138 |
| 7.3.5.8. | Langzeittherapie/Prophylaxe bei Harnwegsinfekten | 138 |
| 7.3.6. | Literatur | 138 |

| | | |
|---|---|---|
| 7.4. | Interventionelle Maßnahmen bei Drang-Inkontinenz (Detrusorhyperaktivitätsinkontinenz mit Drang) | 139 |
| 7.4.1. | Intermittierender (Selbst)-Katheterismus | 139 |
| 7.4.2. | Botulinumtoxin | 140 |
| 7.4.3. | Electro-Motive Drug Application (EMDA) | 140 |
| 7.4.4. | Elektrostimulation | 140 |
| 7.4.4.1. | Externe temporäre Elektrostimulation | 140 |
| 7.4.4.2. | Chronische (sakrale) Neuromodulation | 141 |
| 7.4.4.3. | Muskeltraining im Magnetfeld | 141 |
| 7.4.5. | Denervierung | 141 |
| 7.4.5.1. | Selektive Sakralnervenblockade | 141 |
| 7.4.5.2. | Hydraulische Blasendehnung | 141 |
| 7.4.5.3. | Blasentranssektion | 141 |
| 7.4.6. | Literatur | 142 |
| 7.5. | Operative Maßnahmen bei Dranginkontinenz (Detrusorhyperaktivitätsinkontinenz mit Drang) | 142 |
| 7.5.1. | Indikationsstellung | 142 |
| 7.5.2. | Sphinkterotomie | 142 |
| 7.5.3. | Selektive Rhizotomie der sakralen Hinterwurzeln | 143 |
| 7.5.4. | Blasenhalsverschluss und Zystostomie | 143 |
| 7.5.5. | Autoaugmentation der Blase | 143 |
| 7.5.6. | Augmentation der Blase mit Darmsegmenten | 143 |
| 7.5.7. | Supravesikale Harnableitung | 143 |
| 7.5.7.1. | Ileum-Konduit (nasses Stoma) | 144 |
| 7.5.7.2. | MAINZ-Pouch | 144 |
| 7.6. | Hilfsmittel bei Harninkontinenz | 144 |
| 7.6.1. | Kondomurinal | 144 |
| 7.6.2. | Vorlagen und Windeln | 144 |
| 7.6.3. | Transurethraler Dauerkatheter versus suprapubische Zystostomie | 144 |
| 7.6.4. | Literatur | 144 |

## 8. Duloxetin (M. Michel, P. Marsalek) — 146

| | | |
|---|---|---|
| 8.1. | Einleitung | 146 |
| 8.2. | Tierexperimentelle Ergebnisse | 147 |
| 8.3. | Klinische Phase II-Ergebnisse | 147 |
| 8.4. | Klinische Phase III-Ergebnisse | 148 |
| 8.5. | Verträglichkeit | 152 |
| 8.6. | Pharmakokinetik | 153 |
| 8.7. | Duloxetin bei Depression | 154 |
| 8.8. | Zusammenfassung | 154 |
| 8.9. | Literatur | 154 |

## Index — 156

# Einführung

# 1. Einführung

Harninkontinenz und Blasenentleerungsstörungen sind sehr häufig (3) und können viele verschiedene Ursachen haben. Bedauerlicherweise kann bei vielen Patienten die Ätiologie oder Pathophysiologie nicht eruiert werden. In den meisten unklaren Fällen werden neurogene Ursachen angeschuldigt, deren Nachweis jedoch nur selten gelingt. Dies ist unter anderem in den begrenzten diagnostischen Methoden und der Komplexität der Innervation begründet. Sind die genauen pathophysiologischen Mechanismen ungeklärt, ist eine ursächliche Therapie nicht möglich und man wird lediglich versuchen symptomatisch zu behandeln. Eine sehr häufige Form der Blasenstörung ist die Belastungsinkontinenz, alleine (etwa die Hälfte der Harninkontinenz) oder in Kombination (etwa ein Drittel) mit einer Dranginkontinenz (8), und es ist daher besonders erfreulich, dass neben konservativen und operativen Maßnahmen mittlerweile auch eine medikamentöse Therapie zur Verfügung steht.

## 1.1. Epidemiologie

Derzeit gehen wir davon aus, dass in Deutschland über 4 Millionen Personen mit Inkontinenz leben, wovon die Hälfte älter als 60 Jahre ist. In den USA wird diese Zahl auf etwa 17 Millionen geschätzt (5) mit gewissen Unterschieden zwischen den ethnischen Gruppen (9). Bei der Altersentwicklung unserer Gesellschaft werden diese Zahlen mittelfristig deutlich zunehmen. Es sind über 10 % der Senioren, etwa 30 % der über 80-jährigen und über die Hälfte aller Heimbewohner betroffen (4, 6). Frauen sind aufgrund der anatomischen Situation und möglicher auslösender Ursachen und auch insbesondere im jüngeren Lebensalter deutlich überrepräsentiert. So wird von etwa 5 % Inkontinenz bei Frauen im erwerbsfähigen Alter und 10-20 % bei über 65-jährigen Patientinnen ausgegangen (4). Selbst in der Gruppe junger, trainierter Frauen ohne Geburt ist die Rate einer Belastungsinkontinenz erheblich (2, 7). Die direkten und indirekten Kosten sind enorm und werden für die USA auf etwa 20 Mrd. US-Dollar geschätzt (5). Die Kosten pro Patient mit einer Belastungsinkontinenz werden mit etwa 10.000 US Dollar angegeben (1).

## 1.2. Literatur

1. Birnbaum HG, Leong SA, Oster EF, Kinchen K, Sun P. Cost of stress urinary incontinence: a claims data analysis. Pharmacoeconomics 2004; 22: 95-105

2. Eliasson K, Larsson T, Mattson E. Prevalence of stress incontinence in nulliparous elite trampolinists. Scand J Med Sci Sports 2002; 12: 106-110

3. Goepel M, Hoffmann JA, Piro M, Rubben H, Michel MC. Prevalence and physician awareness of symptoms of urinary bladder dysfunction. Eur Urol 2002; 41: 234-239

4. Hader C, Welz-Barth A, Keller T. Harninkontinenz-Diagnostik. Dtsch Med Wochenschr 2003; 128: 746-749

5. Hu TW, Wagner TH, Bentkover JD, Leblanc K, Zhou SZ, Hunt T. Costs of urinary incontinence and overactive bladder in the United States: a comparative study. Urology 2004; 63: 461-465

6. Liu C, Andrews GR. Prevalence and incidence of urinary incontinence in the elderly: a longitudinal study in South Australia. Chin Med J 2002; 115: 119-122

7. Miller YD, Brown WJ, Russell A, Chiarelli P. Urinary incontinence across the lifespan. Neurourol Urodyn 2003; 22: 550-557

8. Minassian VA, Drutz HP, Al-Badr A. Urinary incontinence as a worldwide problem. Int J Gynecol Obstet 2003; 82: 327-338

9. Sze EH, Jones WP, Ferguson JL, Barker CD, Dolezal JM. Prevalence of urinary incontinence symptoms among black, white, and Hispanic women. Obstet Gynecol 2002; 99: 572-575

# Anatomische Grundlagen

# 2. Anatomische Grundlagen

## 2.1. Einleitung

Der untere Harntrakt, das Rektum und die Genitalorgane werden durch ein autonomes (Parasympathikus, Sympathikus) und somatisches (motorisch und sensorisch) System innerviert, die gemeinsam für die Steuerung wichtiger Körperfunktionen (Blasenentleerung, Darmentleerung, Reproduktion) zuständig sind. Sie ermöglichen eine willentliche und reflektorische Steuerung.

Das sympathische Nervensystem steuert die Urinspeicherung und das parasympathische System steuert die Miktion. Beide Systeme sind untereinander und mit dem zentralen und peripheren System verflochten (1).

Das somatische System wird hauptsächlich durch den N. pudendus repräsentiert, welcher als gemischter Nerv sowohl afferente als auch efferente Fasern beinhaltet. Die afferenten Axone des N. pudendus sammeln Informationen (kutane Rezeptoren der Genitalien und perinealen Haut, Dehnungsrezeptoren in der urethralen und rektalen quergestreiften Muskulatur, Rezeptoren in der Mukosa der Urethra und des Analkanals), die sie zum Rückenmark weiterleiten. Die efferenten Fasern, die eine Vielzahl von Muskelaktivitäten koordinieren, haben ihren Ursprung im Nucleus Onuf (3).

Die urethrale Muskulatur wird in eine innere, glatte Muskelschicht und eine äußere, quergestreifte Muskelschicht, den externen urethralen Sphinkter, eingeteilt. Ein willkürlicher Verschluss der Urethra ist durch den quergestreiften M. sphincter urethrae externus (Rhabdosphinkter) möglich. Der äußere Schließmuskel wird über den N. pudendus innerviert. Die Muskeln des Beckenbodens (Levatoren) scheinen von anderen sakralen Nervenwurzeln (S3-S5) innerviert zu werden (2).

Die Steuerung der Blasenfunktion via zentraler serotonerger und noradrenerger Modulation von efferenten Nervenbahnen ist mittlerweile ein wichtiger Fokus in der Entwicklung neuer pharmakologischer Therapien.

## 2.2. Nucleus Onuf

Der Nucleus Onuf ist eine deutlich abgegrenzte Neuronengruppe im Vorderhorn des sakralen Rückenmarks, der sich beim Menschen über zwei Segmente von S1 bis S2 oder S2 bis S3 erstreckt und ursprünglich von Onufrowicz (7, 8) als Nucleus X identifiziert wurde.

Mittlerweile wurde durch tierexperimentelle Studien (retrogrades Labelling durch Injektion von HRP), die in Katzen, Hunden, Kaninchen und subhumanen Primaten durchgeführt wurden, der Nucleus Onuf als Ursprung der Innervation des externen Sphinkters der Urethra und des Anus nachgewiesen (4, 6, 11). In der Regel beinhaltet er 300 bis 500 Neurone auf jeder Seite; beim Menschen wurden im Mittel 625 Motoneurone gefunden (10).

Die für den Blasensphinkter zugehörigen Neurone wurden insbesondere im ventromedialen (Katze) oder ventrolateralen Teil (Rhesus-Affen) gefunden, die dem analen Sphinkter zugehörigen Neurone dagegen im dorsolateralen (Katze) und dorsomedialen (Rhesus-Affen) Teil des Nucleus (4, 6, 11).

In einzelnen Studien wurde auch ein signifikanter, geschlechtlicher Dimorphismus des Nucleus mit erhöhten Neuronenzahlen der männlichen Tiere gesehen (4, 6, 11). Dies ist vermutlich eine Folge eines größeren M. ischiocavernosus und M. bulbospongiosis bei Männern.

Die Motoneurone im Nucleus Onuf haben eine einheitliche Größe. Sie sind klein und haben deutliche quer- und längsverlaufende dendritische Ausläufer, die als Verbindungen für somatische und viszerale Informationen dienen.

Ein längsverlaufendes Bündel verläuft dorsomedial in Richtung Zentralkanal (könnte als Leitung für stimulierende afferente Axone von Muskelspindeln des M. levator ani dienen), ein weiteres verläuft dorsal in Richtung intermediolaterale graue Substanz (könnte als Leitung für Impulse von sakralen parasympathischen Neuronen dienen), und das dritte verläuft in Richtung lateraler Funikulus und könnte als Leitung für Impulse von supraspinalen Zentren dienen (13) (☞ Abb. 2.1).

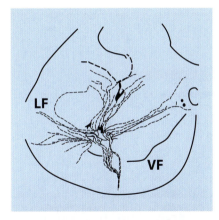

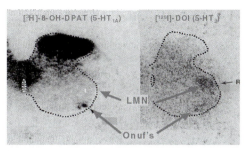

**Abb. 2.2:** Autographische Markierung von Serotonin (5-HT)-Rezeptoren im Nucleus Onuf.
Die Autoradiographie zeigt, dass Bindungsstellen von 5-HT1A, 5-HT1B und 5-HT1C/2 an unterschiedlichen Stellen im Rückenmark adulter Ratten verteilt sind (aus 15).

Eine Stimulation dieser Rezeptoren führt zu einer deutlichen Tonuserhöhung des Schutzreflexes, welcher den Urinabgang bei plötzlicher abdomineller Druckerhöhung durch Husten, Niesen etc. verhindert. Allerdings ist dieses Phänomen nur in Gegenwart von Glutamat zu beobachten (5, 12) (☞ Abb. 2.3 und 2.4).

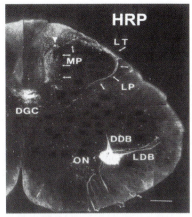

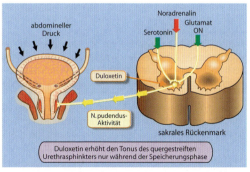

**Abb. 2.1:** Lokalisierung querverlaufender dendritischer Ausläufer im Nucleus Onuf.
Applikation von Horseradish-Peroxidase am N. pudendus in der Katze markiert lumbo-sakrale afferente und efferente Neurone und deren Verläufe (aus 14).
LF=lateraler Funiculus; VF=ventraler Funiculus; HRP=horseradish peroxidase; LT=Lissauer Trakt; LP=laterale Projektion; MP=mediale Projektion; DGC=dorsale graue Kommissur; DDB=dorsales dendritisches Bündel; LDB=laterales dendritisches Bündel; ON=Nucleus Onuf.

## 2.3. Neurotransmitter

Die Motoneurone im Nucleus Onuf haben eine hohe Konzentration von unterschiedlichen Neurotransmittern (z.B. Noradrenalin, Serotonin und Dopamin) und Rezeptoren (☞ Abb. 2.2). Die Motoneurone im Nucleus Onuf, die in die Blasen-Sphinkterfunktion involviert sind, werden von einer hohen Dichte serotonerger und noradrenerger Nervenendigungen (Terminals) umgeben, auf denen sich vorwiegend 5-HT$_2$- und α$_1$-Rezeptoren befinden.

**Abb. 2.3:** Schematische Darstellung der Speicherungsphase während körperlicher Anstrengung.
Die Blase ist ein muskulöses Organ mit zwei primären Funktionen - Harnspeicherung in der Ruhephase und Blasenentleerung während der Kontraktion. Beide Phasen sind durch das autonome Nervensystem reguliert, mit einer sympathischen Innervation von T10 nach L2 via des N. hypogastricus und einer parasympathischen Innervation von S2 nach S3 via des N. pelvicus. Dieses System kann durch somatische Nerven, welche den Beckenboden und den externen urethralen Sphinkter innervieren, moduliert werden (nach 16).

Der Druck vom urethralen Sphinkter erhöht sich während der Speicherungsphase, welches aus einer Kombination der Kontraktion der glatten und quergestreiften Muskulatur resultiert. Die glatte Muskulatur ist unter sympathischer Kontrolle und der quergestreifte Rhabdosphinkter ist unter somatischer Kontrolle. Der Blase-Sympathikus Reflex Pfad moduliert die Kontraktion des glatten Muskels vom urethralen Sphinkter. Die Substanz Duloxetin erhöht wahrscheinlich die efferente Wirkung vom Nucleus Onuf hinsichtlich Stimulation von $\alpha_1$-adrenergen und serotonergen Rezeptoren des N. pudendus. Das Resultat ist eine erhöhte Kontraktion des urethralen quergestreiften Rhabdosphinkter während der Speicherungsphase des Miktionszyklus, aber nur wenn der stimulierende Neurotransmitter Glutamat ebenfalls aktiv ist.

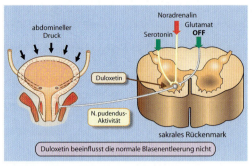

**Abb. 2.4:** Schematische Darstellung der Entleerungsphase während körperlicher Anstrengung.
Kontinenz besteht, solange der Druck innerhalb der Urethra (intra-urethraler Druck) höher ist als der Druck innerhalb der Blasenhöhle (intravesikaler Druck). Sobald der interne Druck innerhalb der Blase hoch genug ist, um die Dehnungsrezeptoren in der Blasenwand zu aktivieren, senden diese Rezeptoren eine Nachricht zum Nervensystem. Resultierend finden im Detrusormuskel kleine kontraktile Wellen statt, wobei sich der interne urethrale Sphinkter automatisch entspannt und eine tunnelförmige Form annimmt. Der externe Sphinkter muss nun bewusst verengt werden, und das Gefühl Harn zu lassen wird offensichtlich. Sobald ein geeigneter Moment kommt, wird die Person den externen Sphinkter entspannen und der Harn kann abgelassen werden (nach 16).

Zur Veranschaulichung ein Beispiel: Die Steuerung der Lautstärke durch Drehen des Lautstärkereglers (hier Serotonin und Noradrenalin) an einem Stereogerät ist nur dann erfolgreich, wenn das Stereogerät angeschaltet ist (Glutamat-Aktivierung). Wenn die Stereoanlage ausgeschaltet bleibt (keine Glutamat-Aktivierung), hat ein Weiterdrehen des Lautstärkereglers (Serotonin und Noradrenalin) keine Erhöhung der Lautstärke zur Folge. Ein Effekt der Neurotransmitter, Serotonin und Noradrenalin, am Motoneuron ist nur in Gegenwart von Glutamat nachweisbar (12).

Daher scheint eine durch Glutamat induzierte und durch Serotonin und Noradrenalin unterstützte Aktivierung der Sphinktermotoneurone die Blasen-Sphinkter-Synergie nicht zu beeinträchtigen (12).

## 2.4. Literatur

1. Appenzeller O, Oribe E. The autonomic nervous system. Amsterdam: Elsevier, 1997; 1-64

2. Barber MD, Bremer RE, Thor KB, Dolber PC, Kuehl TJ, Coates KW. Innervation of the female levator ani muscles. Am J Obstet Gynecol. 2002; 187: 64-71

3. Jost WH (Hrsg). Neurologie des Beckenbodens. London, Glasgow, Weinheim: Chapman & Hall; 1997

4. Kuzuhara S, Kanazawa I, Nakanishi T. Topographical location of the Onuf's nuclear neurons innervating the rectal and vesical striated sphincter muscles: a retrograde fluorescent-double labeling in cat and dog. Neurosci Lett 1980; 16: 125-130.

5. McCall RB, Aghajanian GK. Serotonergic facilitation of facial motoneuron excitation. Brain Res 1979; 169: 11-27

6. Nagashima T, Beppu M, Uono M, Yamada H. Demonstration of neuronal location of Onufrowicz's cell group X in rabbit by double labeling method. Acta Histochemica et Cytochemica 1979; 12: 369-391

7. Onufrowicz B. Notes on the arrangement and function of the cell groups of the sacral region of the spinal cord. J. Nerv Men Dis 1889; 26: 498-504

8. Onufrowicz B. On the arrangement and function of the cell groups of the sacral region of the sacral spinal cord in man. Arch Neurol Psychopathol 1890; 3: 387-411

9. Pullen, AH, Tucker, D, Martin JE. Morphological and morphometric characterization of Onuf's nucleus in the spinal cord in man. J. Anat 1997; 191: 201-213

10. Roppolo JR, Nadelhaft I, de Groat WC. The organization of pudendal motoneurons and primary afferent projections in the spinal cord of the Rhesus monkey revealed by horseradish peroxidase. J Comp Neurol 1985; 243: 475-488

11. Sato M, Mizuno N, Konishi A. A localisation of motoneurons innervating perineal muscles: a HRP study in cat. Brain Research 1978; 140: 149-154

12. Thor K. Serotonin and Norepinephrine involvement in efferent pathways to the urethral Rhabdosphincter: Implication for treating stress urinary incontinence Urology 2003; 62 (Supplement 4A) 3-9

13. Thor, KB. Neurourology: exploring new horizons. Advanced Studies in Medicine 2002; 2: 677-680

14. Thor KB et al. Organization of afferent and efferent pathways in the pudendal nerve of the female cat. J Comp Neurol 1989; 288: 263-279 (cat)

15. Thor KB et al. Autoradiographic localization of 5-hydroxytryptamine1A, 5-hydroxytryptamine1B, and 5-hydroxytryptamine1C/2 binding sites in the rat spinal cord. Neurosci 1993; 55: 235-252 (rat)

16. Thor KB et al. Selective inhibitory effects of ethylketocyclazocine on reflex pathways to the external urethral sphincter of the cat. J Pharmacol Exp Ther 1989; 248(3): 1018-1025

# Physiologie des unteren Harntrakts

# 3. Physiologie des unteren Harntrakts

## 3.1. Einleitung

Harnspeicherung und Miktion sind komplexe physiologische Funktionen. Intakte anatomische Strukturen der Urethra und ihrer Umgebung, eine korrekte Lage des Blasenhalses und eine intakte Innervation des unteren Harntraktes sind die Voraussetzung für die Erhaltung der Kontinenz. Der autonome (sympathisch und parasympathisch), der somatische und der afferente Bereich des Nervensystems, jeder dieser Bereiche mit zentralen und peripheren Komponenten, ist an der Steuerung von Harnspeicherung und Miktion beteiligt. Eine Koordination aller drei efferenten Bereiche (Parasympathikus, Sympathikus und somatisches Nervensystem) des Nervensystems ist erforderlich, um die glatte Muskulatur der Blase und die glatte und quergestreifte Muskulatur der Urethra zu steuern (☞ Abb. 3.1a+b) (11, 20). Neurotransmitter sind auf allen Ebenen der nervalen Steuerung beteiligt.

Unsere bisherigen Kenntnisse über die Steuerung des unteren Harntraktes bei Menschen wurden überwiegend durch tierexperimentelle Untersuchungen erworben.

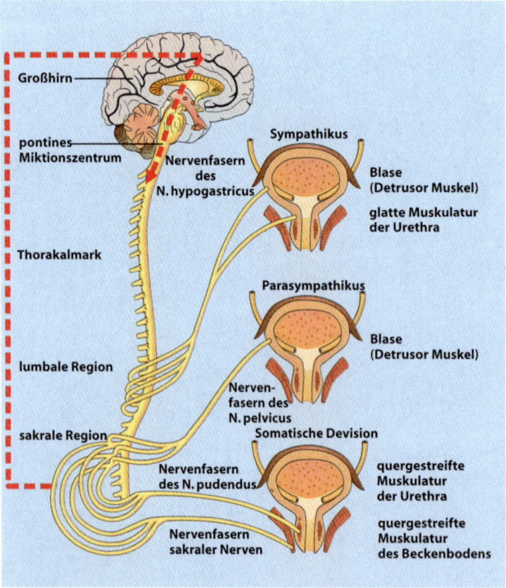

fasst 3 prinzipielle Unterteilungen des peripheren Nervensystems (sympathisches, parasympathisches und somatisches System), welche von 3 Hauptnerven bedient werden: N. pelvicus, N. pudendus (sakrale Rückenmarksinnervation), und dem N. hypogastricus (lumbale Innervation). Sympathische prä- und postganglionäre (primär adrenerge) Neurone durchlaufen den N. hypogastricus, welcher die längsverlaufenden und ringförmig verlaufenden urethralen glatten Muskelschichten innerviert. Axone der präganglionären parasympathischen Neurone durchlaufen den N. pelvicus und verbinden sich im pelvinen Plexus. Die somatische Innervation hat seinen Ursprung in den Sphinkter-Motoneuronen, die sich in dem ventralen Horn des sakralen Rückenmark befinden (Nucleus Onuf). Axone dieser somatischen Motorfasern durchlaufen den N. pudendus, um den urethralen gestreiften Muskel zu innervieren (den Rhabdosphinkter).

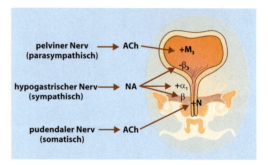

**Abb. 3.1b:** Innervation des unteren Harntrakts. Der untere Harntrakt ist durch 3 periphere Nervenbahnen innerviert, welche das parasympathische, sympathische, und somatische Nervensystem einbeziehen. Parasympathische postganglionäre Nervenenden geben Acetylcholin (Ach) frei, welches dann die verschiedenen muskarinischen Rezeptoren stimuliert. Sympathische postganglionäre Nervenenden geben Noradrenalin (NA) frei um die β-Rezeptoren im Detrusormuskel zu stimulieren, welche dann zu einer Entspannung der Blase und zu einer Stimulierung der α-Rezeptoren im Blasenhals und der Urethra führen. Somatische Nervenenden geben ebenfalls Ach frei, welche dann an der quergestreiften Muskulatur nikotinerger Rezeptoren wirken (nach 27).

## 3.2. Kontinenzmechanismus

Der untere Harntrakt besteht aus der Blase und der Urethra. Die Harnblase ist ein muskulöses Hohlorgan. Ihre Wand besteht aus langen glatten Muskelzellen, die in einer äußeren und einer inneren

**Abb. 3.1a:** ZNS-Modulation des unteren Harntrakts und Beckenbodens.
Die extrinsische efferente Innervation der Urethra um-

Längsschicht und einer mittleren Ringschicht angeordnet sind (Detrusor vesicae). Der Detrusormuskel erlaubt der Blase sich während der Füllungsphase auszudehnen und kontrahiert sich während der Miktion. Die innere glatte Muskelschicht der Blase erreicht im Verlauf den Blasenhals und endet im proximalen Anteil der Urethra. Die urethrale Muskulatur wird in eine innere, glatten Muskelschicht und einer äußere, quergestreifte Muskelschicht, den Rhabdosphinkter, unterteilt. Die glatten Muskelfasern der inneren Muskelschicht der Urethra verkürzen sich während der Miktion und unterstützen damit das Öffnen des urethralen Lumens. Eine äußere Ringschicht unterstützt den Ruhetonus während der Speicherungsphase (☞ Abb. 3.2).

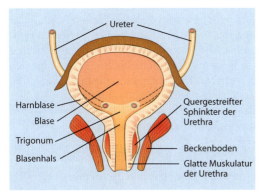

**Abb. 3.2:** Schematische Darstellung der Blase und Urethra.

Insgesamt setzt sich der Verschlussdruck der Harnröhre aus folgenden Komponenten zusammen: dem Tonus der quergestreiften Muskulatur, der glatten Muskulatur, der vaskulären Komponenten und den elastischen und kollagenen Bindegewebskomponenten der Urethra und des Beckenbodens.

Während die Blase eine Reservoirfunktion hat, fungiert die Urethra als Sphinkter. In der Phase der Urinspeicherung füllt sich die Blase nur minimal, wenn überhaupt, mit einem Anstieg des Füllungsdruckes, welches insbesondere durch die Dehnungseigenschaften der Blasenwand und der Detrusormuskulatur zustande kommt. Die Füllungsphase wird mit einem Verschließen der Urethra begleitet. Die Kontinenz ist gewährleistet, wenn der urethrale Widerstand oder Druck zu jeder Zeit größer als der vesikale Druck ist. Die Miktionsphase beginnt, wenn in der Blase ein spezifisches Urinvolumen erreicht ist. Dehnungsrezeptoren signalisieren dem ZNS, dass die Blase gefüllt ist. Zu einem angemessenen Zeitpunkt und an einem entsprechenden passenden Ort kann nun die willentliche Miktionsphase unter normalen Bedingungen eingeleitet werden (☞ Abb. 3.3).

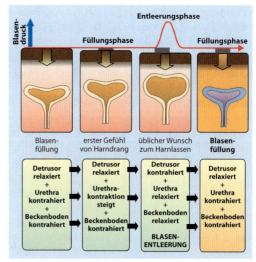

**Abb. 3.3:** Der normale Miktionszyklus.

Die Harnspeicherung wird über Reflexe des ZNS kontrolliert, welche die Aktivitäten der Blase und der Urethra koordinieren. Die Blase und der interne urethrale Sphinkter erfüllen ihre Funktion durch neurale Reflexbögen, die Rückenmark-sensorische und -motorische Neurone beteiligen, das autonome Nervensystem und den Kern des Detrusor, welcher im Gehirnstamm lokalisiert ist. In der Abb. ist der Blasendruck während der Speicherungsphase im oberen Teil angezeigt. Er zeigt an, dass es keinen Druckanstieg in der Blase gibt, da eine normale Anpassung der Flüssigkeitsbelastung möglich ist bis die Blase sich kontrahiert und entleert (nach 28).

## 3.3. Die nervale Steuerung des unteren Harntraktes

Der untere Harntrakt wird über eine Reihe von Neuronen, welche die Großhirnrinde, das Stammhirn, das Rückenmark, die Blase, die Urethra und den Beckenboden miteinander verbinden, gesteuert. Sie ermöglichen eine willentliche und reflektorische Steuerung. Das sympathische Nervensystem steuert die Urinspeicherung und das parasympathische System steuert die Miktion. Beide Systeme sind miteinander und mit dem zentralen und peripheren System verflochten. Das somatische System steuert die quergestreifte Muskelaktivität. Die unteren Motoneurone des quergestreiften Sphinkters befinden sich im ventralen Horn des sakralen Rückenmarks S2-S4 (Nucleus Onuf) (27).

Eine Vielzahl von Studien hat 5-HT und NA-Systeme mit der Steuerung des unteren Harntraktes in Verbindung gebracht. Der somatische Kern des Rückenmarks wird durch 5-HT- und NA-Terminals dicht innerviert (10, 12-14, 18). Auch wurden Subtypen von 5-HT- und NA-Rezeptoren in den anderen efferenten Kernen (sympathisch und parasympathisch) und im Bereich der afferenten Fasern identifiziert (18, 19, 22) (☞ Abb. 3.4).

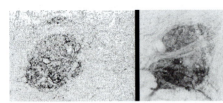

**Abb. 3.4:** Lokalisierung der serotonergen und noradrenergen Neuronenendigungen im Nucleus Onuf. Neurone, die eine Rolle im unteren Harntrakt spielen, enthalten Serotonin und Noradrenalin. Diese Neurone haben Axone, die vom Gehirnstamm zum Rückenmark projizieren und deren Endigungen den Nucleus Onuf dicht innervieren. Der Nucleus Onuf ist eine Region im sakralen Rückenmark und der motorische Ursprung des N. pudendus (nach 18).

Pharmakologische Studien bestätigen eine zentrale Steuerung der unteren Harntrakt-Aktivität durch 5-HT- und NA-Rezeptor-Agonisten und -Antagonisten (3-9, 15, 16, 21, 26).

### 3.3.1. Das zentrale System

Die autonomen und somatischen Systeme werden durch höhere Ebenen des zentralen Nervensystems gesteuert und moduliert. Das Großhirn erlaubt die bewusste Kontrolle der Miktion durch willentliche Kontraktion des quergestreiften Rhabdosphinkters und des M. levator ani um einer Miktion zu widerstehen. Es kontrolliert das pontine Miktionszentrum im Hirnstamm, damit eine willentliche Unterdrückung der Detrusoraktivität erfolgen kann.

Während der Miktion koordiniert das pontine Miktionszentrum die Kontraktion des Detrusormuskels und die Relaxation des quergestreiften urethralen Rhabdosphinkters.

Im Rückenmark werden alle Impulse, die Blase und Urethra erreichen, über Nerven geleitet, die ihren Ursprung im thorakolumbal sympathischen Bereich, sakral parasympathisch und somatischen Bereich haben, geleitet. Das Rückenmark hat weiterhin die Aufgabe, sensorische Informationen von der Blase, der Urethra und dem Beckenboden aufzunehmen.

Die Großhirnrinde und das Stammhirn reagieren bei steigendem Urinvolumen durch Hemmung der parasympathischen efferenten Fasern, während die sympathischen und somatischen efferenten Fasern aktiviert werden (2).

### 3.3.2. Das periphere Nervensystem

Das periphere Nervensystem innerviert die Blase und die Urethra mit autonomen efferenten sympathischen Fasern über den N. hypogastricus und die Blase mit parasympathischen Fasern über den N. pelvicus. Die somatische efferente Innervation des quergestreiften Rhabdosphinkter erfolgt über den N. pudendus, während direkte sakrale Nerven den M. levator ani innervieren.

Die somatische und sympathische Innervation fördert die Harnspeicherung, während die parasympathische Innervation die Miktion fördert.

Sensorische Impulse von der Blase oder Urethra führen über die gleichen sympathischen, parasympathischen und somatischen Nerven zurück zum Rückenmark.

### 3.3.3. Das sympathische System

Der untere Harntrakt wird von Fasern, die aus Th11 bis L2 entspringen, innerviert. Während der Harnspeicherung steuert das sympathische Nervensystem die Blase und Urethra durch Stimulation von β-adrenergen und α-adrenergen Rezeptoren. β-adrenerge Rezeptoren überwiegen im Detrusor, α-adrenerge Rezeptoren sind vorwiegend in der Muskulatur des Trigonum und der Urethra. Bei Füllung der Blase erreichen über Dehnungsrezeptoren ausgelöste afferente Impulse das ZNS und lösen eine Reflexaktivierung des sympathischen Kerngebietes im unteren lumbalen Bereich des Rückenmarkes aus. Das sympathische Kerngebiet antwortet über den N. hypogastricus mit Ausschüttung von Noradrenalin als Neurotransmitter. Der Neurotransmitter Noradrenalin führt zu einer Relaxation der glatten Muskulatur des Detrusors ($\beta$-adrenerge Rezeptoren) und zu einer Muskelkontraktion der glatten Muskulatur der Urethra ($\alpha_1$-Rezeptoren). Insgesamt fördert der Sympathikotonus die Urinspeicherung durch Relaxation der Blase und Kontraktion der Urethra. Während der Harnspeicherungsphase ist der quergestreifte Rhabdosphinkter ebenfalls tonisiert. Der Tonus kann durch willentliche Kontraktion des Rhabdosphinkter verstärkt werden. Die Relaxation des Detrusor und die Kontraktion der glatten und quergestreiften Muskulatur der Urethra bewirken, dass der urethrale Druck während der Harnspeicherung höher bleibt als der Blasendruck, um eine Blasenfüllung ohne einen Harnverlust zu erreichen.

Während der Miktion erfolgt eine Sympathikushemmung mit einer Relaxation der Urethra.

### 3.3.4. Das parasympathische System

Eine normale Miktion erfordert eine willkürliche und unwillkürliche nervale Regulation. Sobald die Blase ihre Kapazität erreicht hat, werden afferente Impulse an das pontine Miktionszentrum weitergeleitet. Das pontine Miktionszentrum aktiviert das parasympathische Kerngebiet im Rückenmark (S2-S4). Über eine Freisetzung von Acetylcholin mit Bindung an muskarinergen Rezeptoren an der Blase werden Detrusorkontraktionen herbeigeführt.

Das pontine Miktionszentrum sendet auch Impulse an das somatische Kerngebiet des N. pudendus. Diese Impulse führen zu einer Hemmung der Aktivität von N.pudendus und Rhabdosphinkter (24, 25).

Das pontine Miktionszentrum hemmt auch die Sympathikusaktivität an der Blase und der Urethra.

Insgesamt ist das parasympathische System während der Entleerungsphase des Miktionszyklus aktiviert. Muskarinerg-cholinerge Rezeptoren überwiegen im Detrusormuskel und eine Stimulation dieser Rezeptoren durch Acetylcholin von den parasympathischen Nerven führt zu einer koordinierten Kontraktion dieses Muskels und einer Blasenentleerung.

### 3.3.5. Das somatische System

Der somatische Anteil des peripheren Nervensystems ist für die willentliche Muskeltätigkeit verantwortlich, welches im unteren Harntrakt die quergestreifte Muskulatur der Urethra und des Beckenbodens einschließt.

Der N. pudendus innerviert den quergestreiften urethralen Sphinkter oder Rhabdosphinkter und externen analen Sphinkter. Der efferente Anteil entspringt aus Motoneuronen, deren Zellkörper sich im Ventralhorn des sakralen Rückenmarks S2-S4 (Nucleus Onuf) befinden (1). Der quergestreifte urethrale Sphinkter besteht zu 65 % aus slow-twitch-Fasern und zu 35 % aus fast-twitch-Fasern. Daher ist ein konstanter Ruhetonus immer durchgehend vorhanden und kann bei Bedarf unter Stressbedingungen über eine Aktivierung der fast-twitch-Fasern, falls der Urethradruck schnell erhöht werden muss, gesteigert werden.

Während der Urinspeicherungsphase stimuliert der N. pudendus die urethrale Sphinktermuskulatur, sodass der urethrale Druck größer als der intravesikale Druck ist.

Urodynamische Studien haben gezeigt, dass der urethrale Druck mit zunehmender Blasenfüllung und bei plötzlichem intravesikalen und intraabdominalen Druck zunimmt (2).

Der N. pudendus stimuliert eine Kontraktion des Rhabdosphinkter durch den Neurotransmitter Acetylcholin an nikotinergen Rezeptoren. Nervenbahnen von höheren Zentren des Nervensystems enden im Nucleus Onuf (S2-S4). Diese Nervenbahnen nutzen als Neurotransmitter Serotonin und Noradrenalin. Am Nucleus Onuf bilden diese Nerven Synapsen mit den Motoneuronen des N. pudendus. Der Neurotransmitter Glutamat scheint eine entscheidende Rolle für die Aktivierung des N. pudendus zu spielen als eine Art An/Aus-Schalter für den quergestreiften Sphinkter, so dass der Sphinkter während der Speicherungsphase kontrahiert und während der Miktion entspannt. Serotonin und Noradrenalin erhöhen die Aktivität des N. pudendus, wenn Glutamat vorhanden ist. Somit finden sich im Nucleus Onuf drei wichtige zentrale Transmitter, Glutamat, Serotonin und Noradrenalin. Sie regulieren die Aktivität des N. pudendus und die Ausschüttung von peripherem Acetylcholin, welches die Rezeptoren am urethralen Rhabdosphinkter und externen Analsphinkter aktiviert.

Zusammenfassend scheint Glutamat die pudendale Aktivierung zu starten, Serotonin und Noradrenalin wirken am proximalen Ende des N. pudendus, indem sie das pudendale Kerngebiet der Motoneurone stimulieren. Acetylcholin arbeitet am distalen Ende des N. pudendus und führt zu einer Kontraktion des Rhabdosphinkters.

Eine Erhöhung der Pudendus-Aktivität im Nucleus Onuf führt zu einer verbesserten Kontraktion und verhindert eine Belastungsinkontinenz, falls eine plötzliche Druckerhöhung des Abdomens erfolgt.

Die Muskeln des Beckenbodens werden durch Motoneuronen innerviert, die außerhalb des Nucleus Onuf in dem ventralen Horn des sakralen Rückenmarks entspringen.

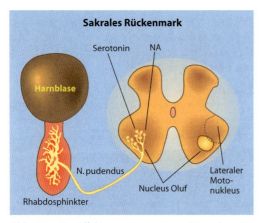

**Abb. 3.5:** Der Effekt von Serotonin und Noradrenalin am Nucleus Onuf im Rückenmark.
Im sakralen Rückenmark ist der Nucleus Onuf der Ursprung des N. pudendus. Serotonin und Noradrenalin stimulieren die Rezeptoren $5-HT_2$ und $\alpha_1$ um die Aktivität des N. pudendus zu erhöhen und eine Kontraktion der quergestreiften Komponente des urethralen Sphinkters zu bewirken.

## 3.4. Literatur

1. de Groat WC, Downie J, Levin A, et al. Basic neurophysiology and neuropharmacology. In Abrams P, Khoury S, Wein A (eds): Incontinence. Plymouth, UK, Health Publications, Ltd. 1999; 105-154.

2. de Groat WC. Anatomy of the central neural pathways controlling the lower urinary tract. Eur Urol 1998; 34: 2-5

3. deGroat W, Ryall R. An exciting action of 5-hydroxytryptamine on sympathetic preganglionic neurons. Exp Brain Res 1967; 3:299-305

4. Downie J, Espey M, Gajewski J. Alpha 2-adrenoceptors not imidazole receptors mediate depression of a sacral spinal reflex in the cat. Eur J Pharmacol 1991; 195:301-304

5. Downie J, Bialik G. Evidence for a spinal site of action of clonidine on somatic and viscerosomatic reflex activity evoked on the pudendal nerve in cats. J Pharmacol Exp Ther 1988; 246:352-358

6. Durant P, Lucas P, Yaksh T. Micturition in the unanesthetized rat: spinal vs. peripheral pharmacology of the adrenergic system. J Pharmacol Exp Ther 1988; 245:426-435

7. Espey M, Downie J, Fine A. Effect of 5-HT receptor and adrenoceptor antagonists on micturition in conscious cats. Eur J Pharmacol 1992; 221:167-170

8. Gajewski J, Downie J Awad S. Experimental evidence for a central nervous system site of action in the effect of alpha-adrenergic blockers on the external urinary sphincter. J Urol 1984; 132:403-409

9. Harad T, Constantinou C. The effect of alpha 2 agonists and antagonists on the lower urinary tract of the rat. J Urol 1993; 149: 159-164

10. Hosoya Y, Okado N, Suiura Y, Kohno K. Coincidence of "ladder-like patterns" in distributions of monoaminergic terminals and sympathetic preganglionic neurons in the rat spinal cord. Exp.Brain Res.1991; 86:224-228

11. Jost WH (Editor). Neurologie des Beckenbodens. London, Glasgow, Weinheim: Chapman & Hall, 1997

12. Kojima M, Matsuura T, Kimura H, Nojyo Y, Sano Y. Fluorescence histochemical study on the noradrenergic control to the anterior column of the spinal lumbosacral segments of the rat and dog, with special reference to motoneurons innervating the perineal striated muscles (Onuf's nucleus). Histochemistry 1984; 81:237-241

13. Kojima M, Takeuchi Y, Goto M, Sano Y. Immunohistochemical study on the distribution of serotonin fibers in the spinal cord of the dog. Cell Tissue Res. 1982; 226:477-491

14. Kojima M, Takeuchi Y, Goto M, Sano Y. Immunohistochemical study on the localization of serotonin fibers and terminals in the spinal cord of the monkey (Macaca fuscata). Cell Tissue Res. 1983; 229:23-36

15. Kontani H, Maruyama I, Sakal T. Involvement of alpha 2-adrenoceptors in the sacral micturition reflex in rats. Jpn J Pharmacol 1992; 60:363-368

16. Krier J, Thor K, DeGroat W. Effects of clonidine on the lumbar sympathetic pathways to the large intestine and urinary bladder of the cat. Eur J Pharmacol 1979; 59: 47-53

17. Probst A, Cortes R, Palacios J. Distribution of alpha 2 adrenergic receptors in the human brainstem: An autoradiographic study using [3H]p-aminoclonidine. Eur J Pharmacol 1984; 106:477-488

18. Rajaofetra N, Passagia J, Marlier L, Poulat P, Pellas F, Sandillon F, Verschuere B, Gouy D, Geffard M, Privat A. Serotonergic, noradrenergic, and peptidergic innervation of Onuf's nucleus of normal and transected spinal cords of baboons (Papio papio). J Comp Neurol 1992; 318:1-17

19. Roudet C, Savasta M, Feuerstein C. Normal distribution of alpha-1-adrenoceptors in the rat spinal cord and its modification after noradrenergic denervation: A quantitative autoradiographic study. J Neurosci Res 1993; 34:44-53

20. Schaffer J, Fantl JA. Physiology of the lower urinary tract and the mechanism of continence. In: Lentz GM (editor): Urogynecology: London: Arnold, 2000; 25-43

21. Thor K, Hisamitsu T, DeGroat w. Unmasking of a neonatal somatovesical reflex in adult cats by the serotonin autoreceptor agonist 5-methoxy-N,N-dimethyl-tryptamine. Brain Res Dev Brain Res 1990; 54:35-42

22. Thor K, Nickolaus S, Helke C. Autoradiographic localization of 5-hydroxytryptamine1A, 5-hydroxytryptamine1B, and 5-hydroxytryptamine1C/2 binding sites in the rat spinal cord. Neuroscience 1993; 55: 235-252

23. Thor KB, Katofiasc MA. Effects of duloxetine, a combined serotonin and norepinephrine reuptake inhibitor, on central neural control of lower urinary tract function in the chloralose-anesthetized female cat. J Pharmacol Exp Ther 1995; 274:1014-24

24. Thor KB. Serotonin and norepinephrine involvement in efferent pathways to the urethral rhabdosphincter: implications for treating stress urinary incontinence. Urology. 2003; 62(Suppl 1): 3-9

25. Thor, KB. Neurourology: exploring new horizons. Advanced Studies in Medicine 2002; 2: 677-680

26. Yoshimura, N Sasa M, Yoshida O, Takaor S. Mediation of micturition reflex by central norepinephrine from the locus coerileus in the cat. J Urol 1990; 143: 840-843

27. van Arsdalen K, Wein AJ. Physiology of micturition and continence. In Krane RJ, Siroky MD (eds). Clinical Neurourology. 2nd ed. Boston, MA: Little Brown & Co; 1991: 25-82

28. Elbadawi A. Neuromuscular mechanisms of micturition. In: Yalla SV, et al. (eds). Neurourology and urodynamics: Principles & Practice; Montreal, Canada: Collamore Press; 1986.

# Formen der Harninkontinenz

# 4. Formen der Harninkontinenz

Unter Harninkontinenz versteht man allgemein den Verlust oder das Nichterlernen der Fähigkeit, Harn sicher zu speichern und zur selbstbestimmten Zeit gewollt auszuscheiden. Laut Definition der International Continence Society (ICS) ist Harninkontinenz der unfreiwillige Verlust von Urin, der objektivierbar ist und ein soziales Problem bedeutet (2, 15).

Harninkontinenz ist ein weltweites Problem mit geschätzten 200 Millionen Betroffenen (3, 12). In Deutschland soll es etwa 4 bis 5 Millionen Frauen und Männer geben, die wegen einer behandlungs- und versorgungsbedürftigen Harn- und/oder Stuhlinkontinenz medizinisch betreut werden, wobei die Dunkelziffer sicher sehr hoch ist. Auch die ökonomische Dimension wird damit deutlich. In den Vereinigten Staaten von Amerika wird berichtet, dass jährlich etwa 20 Milliarden Dollar für Inkontinenztherapie und -hilfsmittel ausgegeben werden. Die Kosten für die Vorlagenversorgung sollen in Deutschland mehr als 500 Millionen Euro pro Jahr betragen. Die Zahlenangaben sind allerdings teilweise nur Schätzungen, die Erstellung epidemiologischer Daten ist problematisch. Dies hängt im Wesentlichen auch damit zusammen, dass unterschiedliche Definitionen für die Harnkontinenz verwendet werden und dass bei älteren Personen, die Schwierigkeit besteht, von den Betroffenen selbst oder ihren Angehörigen valide Auskünfte zu erhalten (7, 15, 16). Etwa 50 % aller Heimbewohner sollen harninkontinent sein, der Inkontinenz-Prozentsatz der Bettlägerigen soll sogar bei 80 % liegen. Nicht selten werden ältere Menschen allein wegen des unwillkürlichen Urin- (Stuhl-) Verlustes in Pflegeheimen untergebracht (21). Hautmazerationen, Ulzera und Dekubitus sind typische dermatologische Veränderungen bei inkontinenten Personen; zusammen mit der Geruchsbelästigung führt diese Situation oft zur sozialen Isolierung (3).

## 4.1. Allgemeine Aspekte zur Harninkontinenz

### 4.1.1. Tabuisierung der Harninkontinenz

Unwillkürlicher Urin- oder Stuhlverlust ist "peinlich". Inkontinenz gehört daher zu den aktuellen und wichtigen Tabus im Gesundheitswesen. Wie wenig darüber gesprochen wird, lässt sich auch an den folgenden Zahlen ablesen. Welz-Barth (22) stellte 2001 eine Befragung von 6187 Patienten (älter als 50 Jahre) vor, die anlässlich einer Konsultation beim Urologen auf eine mögliche Harninkontinenz angesprochen wurden. 62,5 % gaben einen unwillkürlichen Urinverlust an, wobei Frauen doppelt so häufig betroffen waren wie Männer. Die Hälfte dieser Patienten teilten ihr Inkontinenz-Problem erst auf diese Erfassung hin dem Urologen mit. Die Gründe für die hohe Tabuisierungsrate liegen zum einen in Scham und Schweigen, aber auch in Fehlinformation und Vermeidungsstrategien sowohl von Seiten der Patienten als auch der Ärzte.

Obwohl Inkontinenz erhebliche Auswirkungen auf die Lebensqualität hat, wird sie allgemein nicht als bedrohende Gesundheitsstörung angesehen; man beschäftigt sich wenig damit und die Kenntnisse darüber sind sowohl bei den Betroffenen, als auch bei vielen Angehörigen medizinischer Berufe überraschend gering. Viele meinen, Harnkontinenz sei ein "pflegerisches Problem" und keine Erkrankung, die klassifiziert und behandelt werden muss. Um dies zu ändern, wurde auf der Konsensuskonferenz der International Continence Society gemeinsam mit der WHO 1998 beschlossen, Harninkontinenz als Krankheit anzuerkennen. Schon dadurch hat der gesundheitspolitische Stellenwert der Erkrankung selbst, aber auch ihrer Diagnostik und Therapie erheblich an Bedeutung gewonnen (2, 15).

### 4.1.2. Epidemiologie und Risikofaktoren der Harninkontinenz

Nach Analyse epidemiologischer Studien zur weiblichen Harninkontinenz schwankt die Prävalenz erheblich, sie wird zwischen 4,5 % und 53 % angenommen, wobei für die verschiedenen Inkontinenzformen unterschiedliche prozentuale Anteile angenommen werden: mit 49 % bildeten die stressinkontinenten Frauen die größte Gruppe, während die Mischinkontinenz bei 29 %, die Dranginkontinenz bei 22 % der Frauen vorkam (4, 5, 20). Bei Männern überwiegt die Dranginkontinenz (4), seltener handelt es sich um eine traumatisch bedingte (meist iatrogene) Stress- (Belastungs-) Inkontinenz.

Harninkontinenz zeigt erwartungsgemäß eine Altersabhängigkeit (21). Allgemein unterliegen im Alter beide Geschlechter typischen Veränderungen der Blasenfunktion. So nimmt die Blasenkapazität langsam ab, der Harnfluss wird schwächer und zwar sowohl bei Männern als auch bei Frauen (8, 10, 11, 19).

Durch gerontologische Studien ist inzwischen gesichert, dass die Hospitalisierung älterer Menschen die Kontinenzfunktion negativ beeinflusst; jedenfalls steigt die Rate an Harninkontinenzen stark an, wobei ursächlich Detrusorüberaktivitätsinkontinenzen vorherrschen (15, 18). Inwieweit dies ein Altersphänomen bzw. ein Problem geistigen Abbaus darstellt oder als Hospitalismus eingestuft werden muss, ist abschließend (noch) nicht beurteilbar. Ein allgemeiner Zusammenhang mit demenziellen, aber auch neurologischen Behinderungen ist anerkannt (7).

Bei dem weiblichen Geschlecht gibt es weitere wichtige Einflussfaktoren (12, 13, 16): Klar ist der Zusammenhang zwischen vaginalen Geburten und späterem Auftreten einer (Belastungs-) Inkontinenz, wobei auch die Anzahl der Geburten einen verstärkenden Einfluss haben soll (9). In wieweit die Hysterektomie und der Östrogenspiegel eine Rolle spielen, ist in der Literatur nicht eindeutig geklärt: Es gibt Studien, in denen sich z.B. kein eindeutiger Befund-Unterschied zwischen Frauen vor bzw. nach der Menopause findet (16, 17). Dies führt auch zur kontroversen Diskussion um die Östrogenbehandlung bei Belastungsinkontinenz (☞ Kap. 7.1.2.1.). Dagegen ist die Bedeutung des Körpergewichtes allgemein akzeptiert. Übergewichtige Frauen mit entsprechend höherem Body Mass Index (BMI) leiden signifikant häufiger unter Harninkontinenz (14, 16).

### 4.1.3. Formen der Harninkontinenz, kurze allgemeine Definitionen, neue Terminologie

Unter Mitberücksichtigung der neuen Terminologie der International Continence Society (ICS) sind folgende wichtige Formen zu unterscheiden (die neuen Begriffe sind im Text oft in Klammern angegeben, wenngleich allgemein darauf geachtet wurde, die neuen - teilweise noch wenig geläufigen- Termini zu verwenden) (1, 2, 15):

| Neue Terminologie | Alte Terminologie |
| --- | --- |
| Belastungsinkontinenz | Stressinkontinenz |
| Detrusorhyperaktivitätsinkontinenz mit Drang | Motorische Dranginkontinenz |
| Überaktive Blase mit Detrusorhyperaktivität | Motorischer Drang (instabile Blase) |
| Neurogene Detrusorhyperaktivität | Detrusorhyperreflexie |
| Nicht-neurogene (idiopathische) Detrusorhyperaktivität | Detrusorinstabilität |
| Neurogene Detrusorhyperaktivitätsinkontinenz | Reflexinkontinenz |
| Überaktive (hypersensitive) Blase ohne Detrusorhyperaktivität | Sensorischer Drang |
| Harnröhren-Relaxierungsinkontinenz mit Drang | Sensorische Dranginkontinenz |
| Inkontinenz bei chronischer Harnretention | Überlaufinkontinenz |
| Mischinkontinenz | (meist) Stress-Urgeinkontinenz |
| Nicht kategorisierbare Inkontinenz | |

*Tab. 4.1:* Fachtermini in Anlehnung an die Kriterien der International Continence Society 2002 (4, 15).

▶ Stress- (Belastungs-) Inkontinenz

Unwillkürlicher Urinabgang aus der Harnröhre bei körperlicher Belastung, d.h. bei passiver intravesikaler Druckerhöhung (Husten, Niesen, Bauchpresse) ohne imperativen Harndrang und (urodynamisch) ohne nachweisbare unwillkürliche Detrusorkontraktionen.

▶ Dranginkontinenz

Symptom des unwillkürlichen Urinverlusts aus der Harnröhre, der von imperativem Harndrang begleitet wird oder dem imperativer Harndrang vorausgeht. Dies führt zum Begriff der

▶ Überaktive Blase (overactive bladder [syndrome], kurz OAB, neuer Terminus für instabile Blase)

Symptomenkomplex mit Pollakisurie, Nykturie und imperativem Harndrang bishin zur Dranginkontinenz (eine Dranginkontinenz muss nicht unbedingt vorliegen). Da die Definition der überaktiven Blase nicht zwangsläufig mit einer Detrusorhyperaktivität vergesellschaftet ist, umfasst sie auch den Begriff der sensorischen Drangsymptomatik (4).

▶ Motorische Dranginkontinenz (Detrusorhyperaktivitätsinkontinenz mit Drang)

Unwillkürlicher Urinabgang aus der Harnröhre bedingt durch unkontrollierte Detrusorkontraktionen (nachweisbar in der Urodynamik) mit intravesikaler Drucksteigerung, welche der Betroffene als starken Harndrang empfindet. Unterschieden wird zwischen neurogener und nicht-neurogener (idiopathischer) Form.

▶ Mischinkontinenz

Urinverlust mit mehreren ursächlichen Faktoren, meist Belastungsinkontinenz zusammen mit imperativem Harndrang bzw. Dranginkontinenz (bisher als Stress-Urge-Inkontinenz bezeichnet).

▶ Reflexinkontinenz (neurogene Detrusorhyperaktivitätsinkontinenz)

Unwillkürlicher Urinverlust aus der Harnröhre mit (in der Urodynamik) nachweisbaren unkontrollierten Detrusorkontraktionen und mit einem neurologischen Korrelat.

- Suprapontine Reflexinkontinenz (Suprapontine Detrusorhyperaktivitätsinkontinenz)

  Unwillkürlicher Urinverlust aus der Harnröhre mit (in der Urodynamik) nachweisbaren unkontrollierten Detrusorkontraktionen durch Verlust der Kontrolle über den Miktionsreflex z.B. bei Hirnleistungsstörungen.

- Spinale Reflexinkontinenz (Spinale Detrusorhyperaktivitätsinkontinenz ohne Sensation)

  Unwillkürlicher Urinverlust aus der Harnröhre mit (in der Urodynamik) nachweisbaren unkontrollierten Detrusorkontraktionen z.B. bei Rückenmarkserkrankungen (upper motor neuron lesions), welche der Patient nicht als Harndrang empfindet.

▶ Überlaufinkontinenz (Inkontinenz mit chronischer Harnretention)

Unwillkürlicher Urinabgang aus der Harnröhre bei (sehr) voller Blase wegen Blasenauslassobstruktion (z.B. Prostatahyperplasie) oder wegen Detrusorinsuffizienz (z.B. low compliance Blase).

▶ Extraurethrale Inkontinenz

Unwillkürlicher Urinabgang unter Umgehung der Harnröhre, z.B. aus angeborenen Fehlanlagen des Harnleiters (ektop mündender Harnleiter in die Vagina bei Mädchen) oder aus Urinfisteln (Blasen-Scheiden-Fistel, Ureter-Scheiden-Fistel bei Erwachsenen).

▶ Monosymptomatische (primäre) Enuresis

Wiederholte nächtliche unwillkürliche Blasenentleerung nach dem 5. Lebensjahr, ohne erkennbare urologische oder neurologische Ursachen. Die Enuresis ist auf eine Miktionsreifungsstörung des Kindes zurückzuführen. Nach neueren Untersuchungen wird auch eine Störung der Tagesrhythmik des antidiuretischen Hormons (ADH) vermutet (☞ Kap. 7.3.5.5.).

▶ Kindliche Harninkontinenz

Unwillkürlicher Urinverlust auch tagsüber, eventuell zusammen mit Harnwegsinfekten und anderen körperlichen Auffälligkeiten; früher wurden dafür synonym die Bezeichungen Enuresis nocturna et diurna oder symptomatische (komplizierte) Enuresis verwendet.

▶ Giggle (Kicher)-Inkontinenz

Willkürlich nicht unterdrückbare vollständige Entleerung der Blase bei Mädchen oder jungen Frauen durch heftiges Lachen. Bei dieser seltenen Form der Inkontinenz werden eine gestörte Blasenhalsrelaxation, eine mangelnde zentrale Detrusorhemmung oder eine kongenitale Sphinkterschwäche als (zumindest) mitverantwortlich angesehen (2, 12).

▶ **Inkontinenz mit Harnröhrenrelaxierung**

Unwillkürlicher Urinabgang aus der Harnröhre durch Harnröhrenrelaxierung ohne nachweisbare unwillkürliche Detrusorkontraktionen (früher als instabile Harnröhre bezeichnet). Klagt der Betroffene zudem über imperativen Harndrang, so entspricht das der früheren Diagnose der sensorischen Dranginkontinenz (4). Allerdings soll nach Palmtag letztgenannter Terminus gestrichen werden, hier ist kein einheitlicher Sprachgebrauch zu finden (15).

### 4.1.4. Terminologie wichtiger Miktionssymptome

Zum besseren Verständnis der Begriffe, die zur Charakterisierung der Miktionssymptome verwendet werden, sind einige wichtige Termini (alphabetisch) aufgeführt (6, 7, 15, 23):

| Algurie | schmerzhaftes Wasserlassen |
|---|---|
| Anurie | fehlende oder auf maximal 100 ml/24 h verminderte Urinausscheidung |
| Bakteriurie | Ausscheidung von Bakterien im Urin |
| Dysurie | erschwertes schmerzhaftes Wasserlassen |
| Fäkalurie | Urinausscheidung mit Stuhl vermischt (z.B. bei Fistelbildung zwischen Rektum und Harnblase/Harnröhre) |
| Hämaturie | Urin mit über das Normalmaß hinausgehender Ausscheidung von roten Blutkörperchen |
| Imperativer Harndrang | zwanghaftes nicht unterdrückbares Bedürfnis Wasser zu lassen |
| Inkontinenz | Verlust oder das Nichterlernen der Fähigkeit, Urin oder Stuhl sicher zu speichern und zur selbstbestimmten Zeit gewollt auszuscheiden |
| Nykturie | gehäuftes nächtliches Wasserlassen (z.B. bei Herzinsuffizienz und bei subvesikaler Obstruktion) |
| Oligurie | verminderte Urinproduktion und/oder verminderte -ausscheidung (< 500 ml/24 h) |
| Palmurie | gespaltener Harnstrahl |
| Pollakisurie | Drang zu häufigem Wasserlassen ohne vermehrte Urinausscheidung (z.B. vor allem bei Reizblase, bei Harnwegsinfekten oder subvesikaler Obstruktion) |
| Polyurie | übermäßige Urinausscheidung (vermehrtes Harnvolumen > 2 l/24 h) (z.B. bei Diabetes mellitus, Ödemen) |
| Pyurie | starker Leukozytengehalt des Urins mit und ohne Bakterienbeimengung (trüber, übel riechender Urin) |
| Strangurie | Wasserlassen, das stark durch krampfartige Blasenschmerzen beeinträchtigt wird |

### 4.1.5. Literatur

1. Abrams P, Blaivas JG, Stanton SL, Andersen JT (1988) The standardisation of terminology of lower urinary tract function. The International Continence Society Committee an Standardisation of Terminology. Neurourol Urodyn 7:403-26

2. Abrams P, Cardozo L, Fall M, Griffiths D, Rosier P, Ulmsten U, Van Kerrebroeck P, Victor A, Wein A; Standardisation Sub-Committee of the International Continence Society (2002) The standardisation of terminology in lower urinary tract function: report from the standardisation sub-committee of the International Continence Society. Neurourol Uroyn 21: 167-178.

3. Füsgen I, Melchior H (1997) Inkontinenzmanual. Springer Berlin Heidelberg New York

4. Hampel C, Gillitzer R, Pahernik S, Hohenfellner M, Thüroff J W (2003) Epidemiologie und Ätiologie der instabilen Blase. Urologe A 42: 776-786

5. Hampel C, Wienhold D, Benken N, Eggersmann C, Thüroff JW (1997) Prevalence and natural history of female incontinence. Eur Urol: 32(suppl 2) 3-12

6. Hautmann R, Huland H (2001) Urologie Springer Verlag Berlin Heidelberg, New York

7. Höfner K, Jonas U (2001) Praxisratgeber Harninkontinenz. UNI-MED Verlag Bremen London Boston

8. Homma Y, Imajo C, Takahashi S (1994) Urinary symptoms and urodynamics in a normal elderly population. Scand J Urol Nephrol 157; (suppl) 27-30

9. Jolleys JV (1988) Reported prevalence of urinary incontinence in women in general practice. Br Med J 296: 1300-1303

10. Jörgensen JB, Jensen KM, Mogensen P (1992) Age-related variation in urinary variables and flow curve patterns in elderly males. Br J Urol 69: 265-271

11. Jörgensen JB, Jensen KM, Mogensen P (1993): Longitudinal oberservations on normal and abnormal voiding in men over the age of 50 years. Br J Urol 72: 413-420

12. Knispel (2003) Harninkontinenz in Jocham D, Miller K, Praxis der Urologie, Thieme Verlag Stuttgart New York Band 2, 336-357

13. Milsom I, Ekelund P, Molander U, Arvidsson L, Areskoug B (1993) The influence of age, parity, oral contraception, hysterectomy, and menopause on the prevalence of urinary incontinence in women. J Urol 149: 1459-1462

14. Mommsen S, Foldspang A (1994) Body mass index and adult female urinary incontinence. World J Urol 12: 319-321

15. Palmtag H, Goepel M, Heidler H (2004) Urodynamik. Springer Verlag Berlin Heidelberg New York

16. Petri E (1999) Gynäkologische Urologie. Georg Thieme Verlag Stuttgart New York

17. Rekers H, Drogendijk A C, Valkenburg H, Riphagen F (1992) Urinary incontinence in women from 35 to 79 years of age: prevalence and consequences. Eur J Obstet Gynecol Reprod Biol 43: 229-234

18. Resnick NM, Yalla SV, Laurino E (1989) The pathophysiology of urinary incontinence among institutionalized elderly persons. N Engl J Med: 320 1-7

19. Sommer P, Bauer T, Nielsen KK (1990) Voiding patterns and prevalence of incontinence in women. A questionnaire survey. Br J Urol 66: 12-15

20. Simenova Z, Milsom I, Kullendorf AM, Molander U, Bengtsson C (1999) The prevalence of urinary incontinence and its influence on the quality of life in women from an urban Swedish population. Acta Obstet Gynecol Scand 78: 546-551

21. Tobin GW (1992) Incontinence in the elderly. Edward Arnold London

22. Welz-Barth A, Wiedemann A, Wohltmann D, Füsgen I (2001) Tabu-Erkrankung Harninkontinenz - auch in der urologischen Praxis? Urologe B 3: 299-302

23. Zwergel U (2000) Urologie der Frau. In: König B. Reinhardt D. Schuster H.-P. Kompendium der praktischen Medizin, Springer Verlag Berlin Heidelberg New York 1415-1423

## 4.2. Belastungs- (Stress-) Inkontinenz

### 4.2.1. Harnkontinenz, Verschlussmechanismen

Die Aufgabe der Harnblase besteht in der Speicherung des Urins und in deren Entleerung in größeren Portionen und Abständen. Für die Erfüllung der Speicherfunktion mit Harnkontinenz ist ein intakter Verschlussmechanismus der Harnröhre notwendig. Bei Kontinenz übersteigt der intraurethrale Druck den intravesikalen Druck immer und in jeder Situation unabhängig von jeglicher Belastung. Es liegt damit immer ein positiver Harnröhrenverschlussdruck vor.

Zur Harnkontinenz sind mehrere Kontinenzfaktoren notwendig (16, 20). Im Vordergrund stehen außer der normalen Anatomie der Harnröhre mit unauffälligem Sphinkterapparat die intakte quergestreifte Muskulatur des Beckenbodens, eine normale nervale Versorgung des unteren Harntraktes sowie intakte Ligamente (d.h. ein funktonstüchtiger Bandapparat) (14, 23). Wenn das Zusammenspiel der einzelnen intakten anatomischen Strukturen gewährleistet ist, kann Harnkontinenz angenommen werden. Da andererseits diese anatomischen und funktionellen Voraussetzungen komplex sind und sehr unterschiedliche Situationen zu pathologischen Veränderungen führen, gibt es viele denkbare Pathologika bzw. unterschiedliche Theorien für den Kontinenz- bzw Inkontinenzmechanismus.

### 4.2.1.1. Harnkontinenz der Frau - Drei-Komponenten-Mechanismus des Harnröhrenverschlusses, Drucktransmissions-Theorie

#### 4.2.1.1.1. Normale anatomische Strukturen und intakte topographische Anatomie

Die intakten anatomischen Strukturen der Harnröhre aus glatter und quergestreifter Muskulatur, die normalen kollagenen und elastischen Bindegewebsfasern sowie die unauffällige Schleimhaut mit submukösem Gefäßpolster sind wichtige Garanten für den Harnröhrenverschlussdruck, der den Blaseninnen- (intravesikalen) Druck immer übersteigt und daher in jeglicher Position der Betroffenen (zunächst ohne Beachtung von zusätzlicher

## 4.2. Belastungs- (Stress-) Inkontinenz

körperlicher Aktivität) für die Kontinenz verantwortlich ist (☞ Abb. 4.1) (4-7, 20).

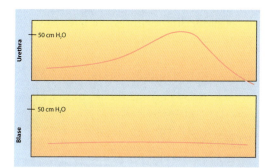

**Abb. 4.1:** Schematische Darstellung des Blaseninnendruckes (unten) und des Harnröhrenverschlussdruckes (oben): Der Harnröhrenverschlussdruck ist in Ruhe deutlich höher als der intravesikale Druck = Kontinenz (aus 16).

### 4.2.1.1.2. Passive Drucktransmission

Steigt der intraabdominelle Druck bei körperlicher Betätigung (Belastung), wird dieser vollständig auf die Blase übertragen, sodass auch der intravesikale Druck ansteigt. Diese Druckerhöhung übersteigt den Harnröhrenverschlussdruck in Ruhe (zumindest kurzzeitig) erheblich (☞ Abb. 4.2).

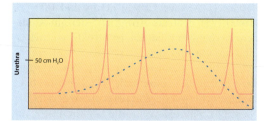

**Abb. 4.2:** Schematische Darstellung des Blaseninnen- und Harnröhrenverschlussdruckes: Bei intraabdomineller Druckerhöhung ("Hustenzacken") übersteigt der intravesikale Druck (durchgezeichnete Linie) (zumindest kurzzeitig) den Harnröhrenverschlussdruck in Ruhe beträchtlich (gepunktete Linie) (aus 16).

Im Normalfall ist aber auch unter diesen Bedingungen durch die sogenannte passive Drucktransmission Kontinenz gewährleistet. Da bei intakter Anatomie die intraabdominelle Druckerhöhung nicht nur auf die Blase übertragen wird, sondern über das perivesikale Gewebe auch auf die Harnröhre, führt dies zu einem zusätzlichen intraurethralen Druckaufbau, wodurch der Druck im Bereich der Urethra wieder den Blasendruck übersteigt und dadurch Harnkontinenz erzielt. Diese (passive) Drucktransmission auf die Harnröhre nimmt vom Blasenhals beginnend in Richtung distaler Harnröhre kontinuierlich ab. Voraussetzung für eine von seitlich auf die Harnröhre gerichtete suffiziente Drucktransmission ist damit immer eine normale Anatomie mit intaktem Beckenboden (16, 23, 24).

### 4.2.1.1.3. Aktive Drucktransmission

Wird darüber hinaus plötzlich der intraabdominelle Druck z.B. durch Husten, Niesen (Belastung =Stress) stark erhöht, so wird in dieser Situation die quergestreifte Sphinkter-Beckenboden-Muskulatur aktiviert, die sich reflektorisch kontrahiert und so den intraurethralen Druck bei einer aktiven Drucktransmission erneut verstärkt. Voraussetzung dafür ist eine adäquate Kontraktionsleistung der genannten Muskelgruppen mit intakter Innervation über den N. pudendus (14, 15).

Die Faktoren, welche für einen suffizienten urethralen Verschlussmechanismus der Frau verantwortlich sind, können zusammengefasst der Tab. 4.2 und der Abb. 4.3 entnommen werden. Für die Kontinenz müssen allerdings nicht alle genannten Faktoren gleichzeitig und gleich stark vorhanden sein. Um in jeder Situation einen kontinenten Verschlussmechanismus zu haben, kann das Defizit einer Komponente durch eine andere Komponente kompensiert werden (16).

| | |
|---|---|
| 1. | Normale anatomische Strukturen und intakte topographische Anatomie einschließlich unauffälliger Harnröhren-Schleimhaut mit dem submukösen urethralen Gefäßpolster |
| 2. | Normale passive Transmission des intraabdominellen Druckes auf die Harnröhre |
| 3. | Normale aktive Drucktransmission (intakter aktiver Kontinenzmechanismus) mit normaler quergestreifter Sphinkter- und Beckenbodenmuskulatur |

**Tab. 4.2:** Faktoren für den suffizienten urethralen Verschlussmechanismus der Frau.

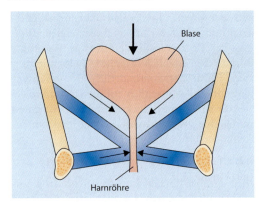

**Abb. 4.3:** Zusammenspiel der drei Komponenten des Harnröhrenverschlusses bei intraabdomineller Druckerhöhung: Schematische Darstellung der passiven und aktiven Drucktransmission bei intakter Anatomie und nervaler Versorgung (aus 16).

#### 4.2.1.1.4. Kritik an der Drucktransmissions-Theorie

Die Theorie der Drucktransmission ist nur ein Modell für den Harnröhrenverschlussmechanismus mit verschiedenen Kritikpunkten. So konnte mit Hilfe von urethrozystometrischen Untersuchungen (25-28) gezeigt werden, dass rein physikalisch der Druck aus der Bauchhöhle nicht effektiv auf das Urethralumen übertragen wird, so dass von Kritikern die passive Drucktransmission nicht sicher als ein wichtiger Kontinenz-Mechanismus angesehen wird. Außerdem wurde mittels urodynamischer Messungen harninkontinenter Frauen festgestellt, dass ein positiver Urethraverschlussdruck, der durch Husten erhöht wird, schon besteht, bevor der abdominelle Druck übertragen wird (13, 29).

### 4.2.1.2. Hängematten-Theorie

Das zuletzt aufgeführte Phänomen (der Urethraverschlussdruck, der durch Husten erhöht wird, ist bereits positiv, bevor der abdominelle Druck übertragen wird) lässt sich mit der Hängematten-Theorie nach DeLancey (1994) erklären (5). Nach DeLancey (5, 6) liegt die Urethra einer stützenden Schicht - bestehend aus der endopelvinen Faszie und der vorderen Vaginalwand - auf, die ihre Stabilität aus der lateralen Verbindung zum Arcus tendineus fasciae pelvis und zum Musculus levator ani gewinnt (☞ Abb. 4.4). Unter Belastung wird die Urethra gegen diese "hängemattenähnliche" Schicht gepresst, so dass ihr Lumen verschlossen wird, was mit der Erhöhung des Urethraverschlussdruckes einhergeht. Konsekutiv tritt eine Belastungsinkontinenz nach DeLancey immer dann auf, wenn pathomorphologische Veränderungen dieser Stützschicht sowie ihrer lateralen Verbindungen vorliegen.

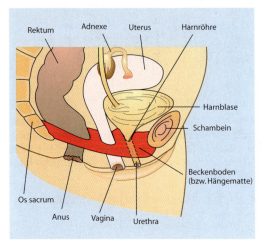

**Abb. 4.4:** Schema des Situs im kleinen Becken mit Darstellung der periurethralen "Hängematte" (nach 4, 5).

### 4.2.1.3. Integritäts-Theorie nach Ulmsten

Die Integritäts-Theorie von Petros und Ulmsten (1993) (25) stellt die "Integrität" der am Kontinenzmechanismus beteiligten Strukturen, welche die Öffnung und den Verschluss der Harnröhre/Harnblase regulieren, in den Vordergrund; dazu zählen die suburethrale "Hängematte" bzw. die Ligamenta pubourethralia et pubovesicalia, der Musculus pubococcygeus, die Levator-Platte, die longitudinale Muskulatur des Anus und das Bindegewebe, welches die Strukturen miteinander verbindet (☞ Abb. 4.5.) (13, 29).

## 4.2. Belastungs- (Stress-) Inkontinenz

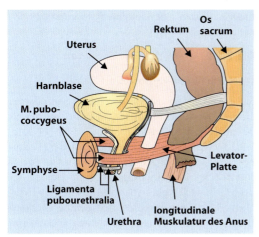

**Abb. 4.5:** Integritäts-Theorie nach Ulmsten: Komplexes Zusammenspiel der (teilweise antagonistischen) Muskelkräfte und des elastischen Widerlagers durch den Bandapparat.

Der Harnröhrenverschluss wird demnach mit einer Bewegung der Vagina durch einen adäquaten Zug der Ligamenta pubourethralia nach ventral und über eine Kontraktion des M. pubococcygeus erzielt. Eine Kontraktion der Levator-Platte und der longitudinalen Muskulatur des Anus rufen eine Streckung oder eine Abknickung der proximalen Urethra hervor, so dass die Kontinenz bei Ruhe und unter Stressbedingung erhalten wird (9, 13, 25–29).

Faktoren für eine Belastungsinkontinenz sind demnach eine Schwäche der suburethralen "Hängematte" und eine inadäquate Anspannung der Ligamenta pubourethralia, kombiniert mit einer verminderten Kraft der Muskulatur. Nach Ulmsten und Petros (25) sind besonders prädisponierend für die Belastungsinkontinenz Veränderungen des Bindegewebes, welches alle am Kontinenzmechanismus beteiligten Strukturen zusammenhält und so eine wichtige Rolle spielt. Ist der periurethrale und perivaginale Bandapparat nicht mehr intakt, so können die Traktionsrichtungen und Kräfte nicht mehr korrekt wirken. Anders ausgedrückt: Das komplexe Zusammenspiel von teilweise antagonistischen Muskelkräften, aber auch vom straffen und gleichzeitig elastischen Widerlager durch den Bandapparat ist nicht mehr gewährleistet. Weitere ungünstige Faktoren sind Veränderungen an der Urethra selbst, wie zum Beispiel an der urethralen Muskulatur, dem Bindegewebe, der Mukosa und der Vaskularisierung, welche einen verminderten Tonus der Urethra zur Folge haben (9, 13, 29) (☞ Tab. 4.3).

| Wichtige Voraussetzungen für die Kontinenz | |
|---|---|
| 1. | Intakter Bandapparat |
| 2. | Elastische vordere Vaginalwand |
| 3. | Teilweise antagonistisch wirkende Beckenbodenmuskulatur |
| 4. | Ausreichender Urethratonus |

**Tab. 4.3:** Integritäts-Theorie nach Ulmsten.

### 4.2.1.4. Harnkontinenz des Mannes

Für die Kontinenz des Mannes ist die normale Urethra mit intaktem Sphinkterapparat, aber auch die intakte Anatomie der Blase und eine normale nervale Innervation notwendig (16, 18). Im Fall eines unwillkürlichen Urinverlustes des Mannes handelt es sich im Alter am ehesten um eine Dranginkontinenz oder bei Männern jeglicher Altersgruppen um eine Sphinkterschädigung, welche zur Belastungsinkontinenz führt (☞ Kap. 4.2.2.3.) (23).

### 4.2.2. Belastungs- (Stress-) Inkontinenz

#### 4.2.2.1. Definition, Terminologie und Klassifikation

Allgemein bezeichnet Belastungs- (Stress-) Inkontinenz den unwillkürlichen Urinabgang als Folge einer körperlichen Belastung (intraabdominale Druckerhöhung) bei gleichzeitig fehlender Detrusoraktivität und ohne vermehrten Harndrang. Dabei übersteigt der intraurethrale Druck den intravesikalen Druck nicht mehr in jeder Situation.

Nach Ingelmann-Sundberg (1988) (17) werden verschiedene Schweregrade unterschieden (☞ Tab. 4.4) (10,11).

| Grad 1 | Urinverlust beim Husten, Pressen, Niesen und schweren Heben |
|---|---|
| Grad 2 | Urinverlust beim Gehen, Bewegen und Aufstehen |
| Grad 3 | Urinverlust bei Ruhe |

**Tab. 4.4:** Schweregrade der Belastungsinkontinenz (nach Ingelmann-Sundberg 1988) (17).

Auf Vorschlag der Deutschen Kontinenz Gesellschaft hat man die Einteilung in vier Schweregrade erweitert (☞ Tab. 4.5).

| Grad 1 | Sporadische Harninkontinenz | < 10 ml/h |
|---|---|---|
| Grad 2 | Belastende Harninkontinenz | 10-25 ml/h |
| Grad 3 | Schwere Harninkontinenz | 25-50 ml/h |
| Grad 4 | Absolute Harninkontinenz | > 50 ml/h |

*Tab. 4.5:* Schweregrade der Belastungsinkontinenz (Deutsche Kontinenz Gesellschaft).

Darüber hinaus wird der Schweregrad der Inkontinenz entscheidend auch danach beurteilt, ob die Harninkontinenz mit einer Stuhlinkontinenz kombiniert ist (18).

### 4.2.2.2. Ursachen der weiblichen Belastungsinkontinenz

#### 4.2.2.2.1. Mechanische Ursachen

Ein defekter Aufhängeapparat von Blasenhals, Harnröhre und Vagina (beispielsweise nach vaginalen Geburten) führt zur Situsverlagerung und konsekutiv zum Descensus uteri et vaginae. Durch die damit verbundene Reduktion der passiven Drucktransmission kann eine (unterschiedlich ausgeprägte) Belastungsinkontinenz resultieren (18, 20, 22, 24).

Auch sonographisch und röntgenologisch wird der anatomische Defekt gern dargestellt (☞ Kap. 5.8.4. und 5.8.5.). So kann in Abhängigkeit von dem bindegewebigen Aufhängeapparat der Harnröhre am Schambein oder dem der Vagina ein vertikaler Deszensus mit und ohne Blasenhalsinsuffizienz entstehen, oder, falls weitere Bereiche des kleinen Beckens betroffen sind, sich ein rotatorischer Deszensus entwickeln.

■ **Quetschhahnphänomen**

Besteht ein erheblicher genitaler Deszensus (☞ Abb. 5.2) mit Restharnbildung, so komprimiert die deszendierte Gebärmutter die Harnröhre im Sinne eines "Quetschhahnphänomens" (24). Zunächst kann dabei die Patientin über vermehrtes Wasserlassen klagen (Pollakisurie), diese Miktionsstörung kann sich über wachsende Restharn-

mengen bis zur Überlaufblase (=Ischuria paradoxa) steigern.

#### 4.2.2.2.2. Funktionelle Ursachen

■ **Harnröhren-Hypotonie**

Sie ist charakterisiert durch einen verminderten Harnröhrenverschlussdruck (in Ruhe weniger als 30 cm $H_2O$ im Harnröhrendruckprofil (☞ Kap. 5.9.3.). Häufig ist hier die Stimulation der α-adrenergen Rezeptoren reduziert, entweder konstitutionell oder nach einer Operation im kleinen Becken (z.B. nach Kolporrhaphie). Als weitere Ursachen der Harnröhrenhypotonie sind Beckentraumata, Bestrahlungen des kleinen Beckens mit ausgedehnter Fibrosierung sowie mehrfach durchgeführte Harnröhrenschlitzungen zu nennen (16, 23, 24).

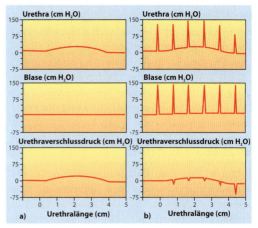

*Abb. 4.6.a:* Belastungsinkontinenz bei hypotoner Urethra. a) Urethradruckprofil in Ruhe (links) bei hypotoner Urethra (☞ Kap. 5.9.3.); b) Urethradruckprofil mit Belastung (rechts), guter Drucktransmission und negativem Druckgradienten beim Husten (nach 23).

■ **Hyporeaktivität der quergestreiften Sphinkter-Beckenboden-Muskulatur**

Zu den funktionellen Ursachen der Belastungsinkontinenz kann eine verminderte reflektorische Kontraktionsleistung der Sphinkter-Beckenboden-Muskulatur gehören. Daraus resultiert eine verminderte aktive Drucktransmission auf die Harnröhre und dadurch ein verminderter intraurethraler Druckaufbau (16, 23, 24).

Die Ursache hierfür kann in einer Inaktivitätsatrophie liegen, dadurch dass bei Belastungen des tägli-

## 4.2. Belastungs- (Stress-) Inkontinenz

chen Lebens keine adäquaten Beckenboden-Kontraktionen erfolgen. Häufiger handelt es sich um Befunde nach Geburtstraumata mit Läsionen der Beckenboden-Muskulatur selbst oder Läsionen des Nervus pudendus mit abgeschwächter/verzögerter Reizübermittlung und dadurch reduzierter Reflexantwort.

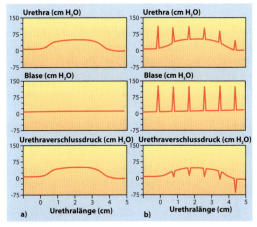

**Abb. 4.6.b:** Belastungsinkontinenz bei Hyporeaktivität der quergestreiften Sphinkter-Beckenboden-Muskulatur. a) Urethradruckprofil in Ruhe (links) mit normalem Urethraverschlussdruck (☞ Kap. 5.9.3.); b) Urethradruckprofil mit Belastung (rechts), reduzierter Drucktransmission und negativem Druckgradienten beim Husten (nach 23).

### 4.2.2.3. Belastungsinkontinenz des Mannes

Die Belastungsinkontinenz des Mannes ist traumatisch, und hier (fast) immer iatrogen (postoperativ) und weit seltener Unfall-bedingt. Speziell durch operative Eingriffe im Bereich des Sphincter urethrae externus kann es zu einer Beeinträchtigung des Kontinenzmechanismus kommen. Die transurethrale Prostataresektion und die radikale Prostatektomie sind hier als Hauptursachen zu nennen (20, 30). Einige aufschlussreiche Inkontinenzraten nach radikaler Prostatektomie sind in Tab. 4.6 zusammengestellt.

| Autor | Quantifizierung der Inkontinenz | Inkontinenzraten |
|---|---|---|
| Bates (1998) (2) | keine Vorlagenbenutzung | 31 % |
| | gelegentlicher Urinverlust | 45 % |
| | 1 Vorlage | 14 % |
| | 2 Vorlagen | 4 % |
| | > 3 Vorlagen | 6 % |
| Gaylis (1998) (12) | keine Vorlagenbenutzung | 80 % |
| | 1 Vorlage | 12 % |
| | > 2 Vorlagen | 8 % |
| Arai (1999) (1) | keine Vorlagenbenutzung | 81 % |
| | 1 Vorlage | 16 % |
| | 2 bis 4 Vorlagen | 3 % |
| | > 5 Vorlagen | 0 % |
| Cooperberg (2003) (3) | keine Vorlagenbenutzung | 86,9 % |
| | 1 Vorlage | 11,9 % |
| Lepor (2003) (21) | keine Vorlagenbenutzung | 76,2 % |
| | 1 Vorlage | 15,9 % |
| | 2 Vorlagen | 4,4 % |
| | 3 Vorlagen | 3,5 % |
| Kern (2004) (19) | keine Vorlagenbenutzung | 64,5 % |
| | 1 Vorlage | 22,5 % |
| | 2 bis 3 Vorlagen | 7,7 % |
| | 3 bis 5 Vorlagen | 4,8 % |
| | > 5 Vorlagen | 0,5 % |

**Tab. 4.6:** Ergebnisse der Inkontinenzraten (mit ähnlichen Inkontinenzdefinitionen) nach radikaler Prostatektomie (in zeitlicher Reihenfolge).

Nach transurethraler Resektion der Prostata beträgt nach allgemeiner Literatur die Inzidenz der Belastungsinkontinenz maximal 1 % (30). Postoperativ häufiger ist das Symptom der Dranginkontinenz bzw. gelegentlich findet man auch eine präoperative Überlaufinkontinenz bei subvesikaler Obstruktion (chronische Harnretention mit Inkontinenz). Bei den beiden letztgenannten Inkontinenzsymptomen des Mannes handelt es sich um Formen des Urinverlustes, die immer von der "echten" operativ-bedingten Belastungsinkontinenz zu unterscheiden sind (☞ Kap. 5.9.4.).

Als wesentlich seltenere Stressinkontinenz-Ursachen sind die hinteren Harnröhrenabrisse bei schweren Beckenverletzungen mit Symphysenrupturen oder -sprengungen zu nennen, die mit einer Verletzung des urethralen Spinkters einhergehen. Auch eine (traumatisch bedingte) neuromotorische Läsion des externen Sphinkters kann die Belastungsinkontinenz (mit)hervorrufen.

### 4.2.3. Literatur

1. Arai Y, Okubo K, Aoki Y, Maekawa S, Okada T, Maeda H, Ogawa O, Kato T (1999) Patient-reported quality of life after radical prostatectomy for prostate cancer. Int J Urol. 6: 78-86

2. Bates TS, Wright MP, Gillatt DA (1998) Prevalence and impact of incontinence and impotence following total prostatectomy assessed anonymously by the ICS-male questionnaire. Eur Urol 33: 165-169

3. Cooperberg MR, Master VA, Carroll PR (2003) Health related quality of life significance of single pad urinary incontinence following radical prostatectomy. J Urol 170: 512-515

4. DeLancey JO (1990) Anatomy and physiology of urinary continence. Clin Obstet Gynecol 33: 298- 307

5. DeLancey JO (1994) Structural support of the urethra as it relates to stress urinary incontinence: The hammock hypothesis. Am J Obstet Gynecol 170: 1713-1723

6. DeLancey JO (1997) The pathophysiology of stress urinary incontinence in women and its implications for surgical treatment. World J Urol 15: 268- 274

7. Dorschner W, Stolzenburg J U, Neuhaus J (2001) Anatomische Grundlagen der Harnkontinenz. Urologe A 40: 223-233

8. Enhörning GE (1961) Simultaneous recording of intravesical and intraurethral pressure. A study on urethral closure in normal and stress incontinent women. Acta Chir Scand 276 (Suppl): 1-68

9. Fischer A, Scheier P (2001) Minimal-invasive Verfahren in der (Uro)-Gynäkologie zur Behandlung der weiblichen Stressharninkontinenz. Hess. Ärzteblatt 12: 615-620

10. Fischer W, Kölbl H, Lamm D, Schönberger B, Schwenzer T, Ulmsten U (1995) Harninkontinenz. In Fischer W, Kölbl H (Hrsg): Urogynäkologie in Praxis und Klinik. Walter de Gruyter Verlag Berlin New York 175-280

11. Fischer W (1992) Behandlung der Stressinkontinenz. Zentralbl Gynäkol 114: 195-197

12. Gaylis FD, Friedel WE, Armas OA (1998) Radical retropubic prostatectomy outcomes at a community hospital. J Urol 159: 167-171

13. Goldhammer K (2001) Pathogenese der Trichterbildung der Urethra bei Frauen mit Stressharninkontinenz. Dissertation Humboldt Universität, Berlin (s. edoc.hu-berlin.de/dissertationen)

14. Heidler H (1986) Die Rolle der quergestreiften Sphinktermuskulatur für die Speicherfunktion der Blase und ihre Beeinflussbarkeit durch Biofeedback. Veröffentlichungen der Universität Innsbruck 157, Wagner'sche Universitätsbuchhandlung Innsbruck

15. Heidler H, Wölk H, Jonas U (1979) Urethral closure mechanism under stress conditions. Eur Urol 5: 110- 112

16. Höfner K, Jonas U (2001) Praxisratgeber Harninkontinenz. UNI-MED Verlag Bremen London Boston

17. Ingelman-Sundberg A (1988) Erkrankungen der Harnwege. In Käser O, Friedberg V, Ober KG, Momsen K, Zander J, Breckwoldt: Gynäkologie und Geburtshilfe. Thieme Verlag Stuttgart New York Bd. III

18. Jonas U, Heidler H, Höfner K, Thüroff JW (1998) Urodynamik. Diagnostik der Funktionsstörungen des unteren Harntraktes. Ferdinand Enke Verlag Stuttgart

19. Kern B (2004) Lebensqualität nach radikaler Prostatektomie: Eine Analyse anhand von über 1000 Fragebögen, Dissertation an der Universität des Saarlandes

20. Knispel A (2003) Harninkontinenz. In Jocham D Miller K, Praxis der Urologie, Thieme Verlag Stuttgart New York Band 2, 336-357

2. Lepor H, Kaci L (2003) Contemporary evaluation of operative parameters and complications related to open radical retropubic prostatectomy. Urology 62:702-706

22. Lose LG (1992) Study of urethral closure function in healthy and stress incontinent women. Neurourol Urodyn 11: 1713-1720

23. Palmtag H, Goepel M, Heidler H (2004) Urodynamik. Springer Verlag Berlin Heidelberg New York

24. Petri E (1996) Gynäkologische Urologie. Georg Thieme Verlag Stuttgart New York

25. Petros P, Ulmsten U (1993) An integral theory and its method for the diagnosis and management of female urinary incontinence. Scand J Urol Nephrol (Suppl) 153: 1-93

26. Petros P, Ulmsten U (1995) Urethral pressure increase on effort originates from within the urethra, and continence from musculovaginal closure. Neurourol Urodyn 14: 337-350

27. Petros P, Ulmsten U (1998) An anatomical classification - a new paradigm for management of female lower urinary tract dysfunction. Eur J Obstet Gynecol Reprod Biol 80: 87-94

28. Shafik A (1992) Micturition and urinary continence: New concepts. Int Urogynecol J 3: 168-175

29. Ulmsten U (1997) Some reflections and hypotheses on the pathophysiology of female urinary incontinence. Acta Obstet Gynecol Scand; 76 (suppl1) 3-8

30. Zwergel U. Sökeland J. (1999) Benigne Prostatahyperplasie Springer Verlag Berlin Heidelberg New York

## 4.3. Dranginkontinenz

### 4.3.1. Definition, Terminologie und Klassifikation

Dranginkontinenz bedeutet Inkontinenz, die von imperativem Harndrang begleitet wird, oder dem imperativer Harndrang vorausgeht (1, 2, 8, 15).

Die Verwendung des Begriffes der Dranginkontinenz bietet allerdings häufig Anlass zu Verwirrung: Nach der "alten Nomenklatur" der International Continence Society (ICS) (1) wird der Begriff der Dranginkontinenz sowohl für die Symptomatik selbst als auch für die (urodynamische) Diagnose verwendet. Nach der aktuellen Nomenklatur der ICS (2002) (2) werden neue Unterscheidungen getroffen, die auch mit neuen Termini belegt werden: Zum Einen ist der Begriff der überaktiven Blase (overactive bladder syndrome, Abkürzung: OAB) eingeführt worden, welcher den Symptomenkomplex der Pollakisurie, Nykturie und des imperativen Harndranges beinhaltet, wobei nicht zwingend eine Harninkontinenz auftritt. Andererseits wird die früher beschriebene motorische Dranginkontinenz, die man auf der Basis diagnostischer (urodynamisch-funktioneller) Kriterien ermittelt, als Detrusorhyperaktivitätsinkontinenz mit Drang definiert (☞ Tab. 4.7) (☞ Kap. 4.1.3.) (11, 15, 17).

| Neue Terminologie | Alte Terminologie |
|---|---|
| Detrusorhyperaktivitätsinkontinenz mit Drang | Motorische Dranginkontinenz |
| Überaktive Blase mit Detrusorhyperaktivität | Motorischer Drang (instabile Blase) |
| Überaktive (hypersensitive) Blase ohne Detrusorhyperaktivität | Sensorischer Drang |
| Harnröhren-Relaxierungsinkontinenz mit Drang | Sensorische Dranginkontinenz |

*Tab. 4.7:* Nomenklatur für die Symptomatik des vermehrten Harndranges in Anlehnung an die Kriterien der International Continence Society (ICS 2002) (11, 15).

Die Situation (auch hinsichtlich der Terminologie) wird noch komplizierter, wenn man die sensorischen Störungen betrachtet. In der Literatur sehr uneinheitlich ist der Umgang mit dem Begriff der sensorischen Dranginkontinenz. Nach Palmtag (15) ist dieser Terminus gänzlich gestrichen. Nach Hampel (11) wird diese Form der Inkontinenz als Urethral-Relaxierungs-Inkontinenz mit Drang bezeichnet. Sind nach neuen Kriterien (2) urodynamisch ein früher erster Harndrang und eine verminderte Blasenkapazität vorhanden, allerdings (und dies ist differenzialdiagnostisch wichtig) ohne Nachweis unwillkürlicher Detrusorkontraktionen, so spricht man von einer hypersensitiven Blase (oder auch von der überaktiven Blase ohne Detrusorhyperaktivität) (11, 15).

Da im täglich praktischen Gebrauch die "alten" Begriffe wie Dranginkontinenz wohl etabliert sind (12, 16), lassen sie sich nicht so einfach eliminieren. Daher werden die "klassischen" Einteilungen und Begriffe hier weiter erläutert.

Aus klinischer Sicht ist bei der Dranginkontinenz beispielsweise auch zu unterscheiden zwischen primärer Form mit unbekannter Ätiologie und sekundärer (symptomatischer) Form mit bekannter Genese (12). Ob es sich allerdings bei den sekundären Formen (mit anderen zugrunde liegenden Erkrankungen) im eigentlichen sprachlichen Sinn um eine Dranginkontinenz handelt (15), ist wohl eher ein semantischer als inhaltlicher Aspekt. Allerdings hat diese Unterteilung weiterhin Bedeutung, besonders für die Therapie. Während bei der sekundären Form in vielen Fällen eine kausale Therapie der zugrunde liegenden Erkrankung erfolgreich möglich ist, lässt sich die primäre Dranginkontinenz ausschließlich symptomatisch behandeln (☞ Kap. 5.9.4.2. und 7.3.).

### 4.3.2. Motorische Dranginkontinenz (Detrusorhyperaktivitätsinkontinenz mit Drang)

Bei der Detrusorhyperaktivitätsinkontinenz (mit Drang) müssen im Wesentlichen die in Tab. 4.8 aufgeführten Diagnosen und Befunde als Ursachen überprüft werden, um die korrekte Diagnose der sekundären Form der Dranginkontinenz stellen zu können. Besonders typische Ursachen für eine sekundäre Drangsymptomatik (überaktive Blase) bzw. Dranginkontinenz sind der unspezifische Harnwegsinfekt, darüber hinaus der postmenopausale Östrogenmangel, die Radiozystitis, das Carcinoma in situ der Harnblase und die interstitielle Zystitis (4, 5, 11, 12, 13).

| Ursachen einer symptomatischen Dranginkontinenz |
|---|
| • unspezifischer Harnwegsinfekt |
| • spezifische Zystitis (Tuberkulose, Bilharziose) |
| • interstitielle Zystitis |
| • Radiozystitis, Cyclophosphamidzystitis |
| • Östrogenmangel |
| • infravesikale Obstruktion |
| • anatomische Anomalien (Urethraldivertikel, -karunkel, -prolaps) |
| • Fremdkörper, Steine |
| • Tumoren (Blase, Prostata, Urethra) |
| • Beckenbodeninsuffizienz |
| • psychogene Ursachen? |

*Tab. 4.8:* Mögliche Ursachen einer symptomatischen (sekundären) Dranginkontinenz (17, 18).

### 4.3.2.1. Idiopathische (primäre) motorische Dranginkontinenz

Die Genese der primären Detrusorhyperaktivitätsinkontinenz (mit Drang) ist definitionsgemäß ungeklärt, allerdings gibt es Faktoren, die als ursächlich vermutet werden (4, 5); gedacht wird an eine neurogene und myogene Genese, aber auch an Alterungsprozesse.

Die ("versteckte") neurogene Genese stellt einen wichtigen Faktor dar. Hier nimmt man eine Imbalanz zwischen zentralnervösen exzitatorischen positiven Feedback-Mechanismen und inhibitorischen Kontrollmechanismen an (3, 10). Eine derartige Imbalanz kann durch Läsionen neurogener Strukturen an zahlreichen "Punkten" des Nervensystems oder durch funktionelle Störungen innerhalb der exzitatorischen oder inhibitorischen Regelkreise hervorgerufen werden. Die Abgrenzung der einzelnen Faktoren ist allerdings schwierig, bzw bisher meist unmöglich: Weder aufgrund der klinischen Symptomatik, noch durch die bisherigen konventionellen (urodynamischen) Untersuchungen kann zwischen einer (vermuteten) neurogenen und einer nicht-neurogenen Genese sicher differenziert werden. Dies bedeutet, dass bei vermeintlich nicht-neurogenen Blasenfunktionsstörungen doch Störungen auf neuronaler Ebene vorliegen können, auch wenn mit den gegenwärtig zur Verfügung stehenden diagnostischen Möglichkeiten pathologische Befunde nicht nachgewiesen werden (können). (7, 8). Hier sind allerdings neue Erkenntnisse in Kürze zu erwarten. Mit Hilfe sensitiverer Untersuchungsmethoden (u.a. Kernspintomographie, Positronenemissionsspektrographie, Elektromyographie des Sphincter urethrae und des Levator ani, somatosensorisch evozierte Potenziale und Bulbocavernosusreflex-Latenzzeit-Messungen) können bei vermeintlich idiopathischen Funktionsstörungen bereits jetzt häufiger pathologische Veränderungen der neuronalen Steuerung und Koordination nachgewiesen werden (9, 10, 15, 17).

Fernerhin werden außer den myogenen Faktoren als drittes biologische Alterungsprozesse mit Veränderungen der Blasenwand und konsekutiv mit Funktionsstörungen des unteren Harntraktes angenommen (15, 18). Typische, als alterungsbedingt angesehene morphologische Veränderungen des Detrusor vesicae sind eine Reduktion von Muskelzellverbindungen und eine hiermit einhergehende Veränderung des Interzellularraumes mit interstitieller Fibrose und Veränderungen der kleinen Gefäße. Die Bedeutung der hier exemplarisch genannten Faktoren lässt sich allerdings aktuell noch nicht abschließend einschätzen.

### 4.3.3. Sensorische Dranginkontinenz

Die sensorische Dranginkontinenz basiert auf einer vermehrten Anflutung sensorischer Reize (13, 14, 16). Definiert man diesen Urinverlust als Urethral-Relaxations-Inkontinenz mit Drang, so wird als Ursache eine reizbedingte, reflektorische Abnahme des Urethradrucks (Relaxation) unter das Druckniveau der Harnblase angesehen, so dass durch den Druckausgleich zwischen Blase und Urethra Harninkontinenz auftritt. Gleichzeitig besteht meist ein sogenannter sensorischer Füllungsblock der Harnblase, so dass bereits bei geringsten Füllmengen Urin ohne (oder mit nur geringer) Detrusorkontraktion entleert wird.

Die Patienten klagen neben der Harninkontinenz über Pollakisurie (in der Regel ohne Restharnbildung), imperativen Harndrang, Nykturie und häufig über Dys- oder sogar Algurie, wobei die Schmerzen auch kontinuierlich steigend während der Blasenfüllung und der Miktion auftreten können. Urodynamisch findet sich ein verfrühter erster Harndrang ohne Nachweis eines gleichzeitigen Detrusordruckanstieges, bzw. ohne unwillkürliche Detrusorkontraktionen (1, 2). Dies be-

## 4.3. Dranginkontinenz

deutet, dass der Detrusor vesicae während der gesamten Speicherphase stabil ist, die Blasenentleerung willkürlich erfolgt, allerdings verfrüht (ohne adäquate Blasenfüllung,), da der Patient einen vorzeitigen und verstärkten Miktionsreiz spürt. Urodynamisch spricht man deshalb von einer funktionell verminderten Blasenkapazität (☞ Kap. 5.9.2.2.2.).

Wenngleich nach der neuen Terminologie der Begriff der sensorischen Drangsymptomatik (-Inkontinenz) gänzlich aus dem Sprachgebrauch eliminiert werden soll (2, 15), hat er sich im klinischen Alltag etabliert, auch mit der Unterscheidung zwischen primärer und sekundärer Form. So können wie bei der motorischen Dranginkontinenz verschiedene lokale Faktoren, aber auch systemische Erkrankungen das klinische und urodynamische Bild einer sensorischen Dranginkontinenz hervorrufen (☞ Tab. 4.8).

### 4.3.3.1. Idiopathische (primäre) sensorische Dranginkontinenz

Die idiopathische Form der sensorischen Dranginkontinenz wird immer im Sinne einer Ausschluss-Diagnose gestellt, d.h. es müssen zunächst alle Ursachen einer symptomatischen sensorischen Dranginkontinenz ausgeschlossen werden (☞ Tab. 4.8).

Allerdings existieren mehrere Hypothesen zu den Ursachen der idiopathischen (sensorischen wie auch motorischen) Dranginkontinenz (☞ Kap. 4.3.2.1.) (4, 5, 10). Immer wieder wird ätiologisch auch eine psychogene Genese vermutet, vielleicht sogar "unterstellt". Es ist schwierig zu unterscheiden, ob die nachweisbaren psychischen Veränderungen Ursache oder Folge eines oft jahrelangen quälenden Leidensweges sind. Die schwierige Einordnung einer idiopathischen Dranginkontinenz erkennt man auch daran, dass nach bisherigen Nomenklaturen (1, 2, 15) Begriffe wie Reizblase, Urethralsyndrom oder Urgency-Frequency Syndrom als Synonyme für die Beschreibung der Symptomatik verwendet werden. Aber auch aktuell ist die Einordnung der Symptomatik nicht eindeutig und wird dem allgemeinen Oberbegriff der überaktiven Blase (des overactive bladder syndromes) zugeordnet.

### 4.3.4. Literatur

1. Abrams P, Blaivas JG, Stanton SL, Andersen JT (1988) The standardisation of terminology of lower urinary tract function. Neurourol Urodyn 7:403-426

2. Abrams P, Cardozo L, Fall M, Griffiths D, Rosier P, Ulmsten U, Van Kerrebroeck P, Victor A, Wein A; Standardisation Sub-Committee of the International Continence Society (2002) The standardisation of terminology in lower urinary tract function: report from the standardisation sub-committee of the International Continence Society. Neurourol Uroyn 21: 167-178.

3. Andersson KE (1990) Autonomic neurotransmission and the unstable bladder. Neurourol Urodyn 9: 555-557

4. Brading AF, Turner WH (1994) The unstable bladder: towards a common mechanism. Br J Urol 73: 3-6

5. Brading AF (1997) A myogenic basis for the overactive bladder. Urology 50 (suppl 6A): 57-60

6. Dorschner W, Stolzenburg J U, Neuhaus J (2001) Anatomische Grundlagen der Harninkontinenz. Urologe A 40: 223-233

7. Elbadawi A, Yalla SV, Resnick NM (1993) Structural basis of geriatric voiding dysfunction. III. Detrusor overactivity. J Urol 150: 1668-1680

8. Elbadawi A (1993) Functional pathology of urinary bladder muscularis: The new frontier in diagnostic uropathology. Sem Diagn Pathol 10: 314-354

9. Fidas A, Elton RA, Mclnnes A, Chisholm GD (1987) Neurophysiological measurement of the voiding reflex arcs in patients with functional disorders of the lower urinary tract. Brit J Urol 60, 205-207

10. Grünewald V, Jonas U (1995) Neurologic abnormalities. In: Fitzpatrick JM, Krane RJ (ed) The Bladder, Churchill Livingstone Edinburgh London Melbourne New York Tokio, 195-211

11. Hampel C, Gillitzer R, Pahernik S, Hohenfellner M, Thüroff JW (2003) Epidemiologie und Ätiologie der instabilen Blase. Urologe A 42: 776-786

12. Höfner K, Jonas U (2001) Praxisratgeber Harninkontinenz. UNI-MED Verlag Bremen London Boston

13. Höfner K, Wiedemann A, Zumbé J, Füsgen I (1999) Neue Aspekte der Therapie der Harndranginkontinenz. Kassenarzt 12: 37-40

14. Jonas U, Heidler H, Höfner K, Thüroff, JW (1998) Urodynamik - Diagnostik der Funktionsstörungen des unteren Harntraktes. 2. Auflage, Ferdinand Enke Verlag Stuttgart

15. Palmtag H, Goepel M, Heidler H (2004) Urodynamik. Springer Verlag Berlin Heidelberg New York

16. Petri E (1996) Gynäkologische Urologie. Georg Thieme Verlag Stuttgart New York

17. Schumacher S (2003) Wann ist eine urodynamische Abklärung beim Syndrom der überaktiven Blase (OAB) indiziert? Urologe A 6: 801-806

18. Wein AJ (2002) Neuromuscular dysfunction of the lower urinary tract and its management. In Walsh P C, Retik AB, Vaughan D, Wein AJ, Campbell's Urology, Saunders Philadelphia London New York, 931-1026

## 4.4. Detrusorhyperaktivität, Detrusor-Sphinkter-Dyssynergie (Dyskoordination)

### 4.4.1. Normale Steuerung der Harnspeicherung und Blasenentleerung

Allgemein bekannt ist, dass bei zunehmender Blasenfüllung - im Erwachsenenalter ab 300-400 ml - vermehrt afferente Impulse aus der Harnblase, der hinteren Harnröhre und ihrer Umgebung an das zentrale Nervensystem gesendet werden und dort beim Gesunden ein "Harndrang-Gefühl" induzieren (Details ☞ Kap. 3.) (4, 5, 13). Gesunde sind dann in der Lage, die afferenten Impulse zu kontrollieren und zu modulieren, sodass die Harnblase bei Bedarf willkürlich gesteuert und zu geeigneter Zeit, am geeigneten Ort aktiv entleert werden kann. Anders ausgedrückt, über das pontine Miktionszentrum können durch willkürliche Hemmung des Miktionsreflexes die Detrusorkontraktionen so lange unterdrückt werden, bis die äußeren Bedingungen eine Blasenentleerung erlauben. Andererseits müssen zur Miktion die inhibierenden Einflüsse, welche verschiedene Areale im Gehirn, vor allem im Kortex und Subkortex, auf das pontine Miktionszentrum ausüben, aufgehoben werden, so dass die efferenten Impulse zur Harnblase und für die Entleerung freigegeben werden. Damit im Normalfall auch die Entleerungsphase ungestört ablaufen kann, ist eine Koordination zwischen Detrusor vesicae und Sphincter externus notwendig, welche im Hirnstamm erfolgt. Bei geordnetem Zusammenspiel bedeutet dies, dass während der Miktion gleichzeitig die Detrusorkontraktionen mit einer Relaxation der quergestreiften Harnröhrenverschluss- und Beckenbodenmuskulatur einhergehen (Details ☞ Kap. 3.) (8, 13).

Eine zusätzliche, vor allem modulierende Rolle über die parasympathische Innervation der Harnblase kommt dem Sympathikus zu (☞ Abb. 4.7), der teils direkt über β-Rezeptoren-Stimulation, zum Teil indirekt durch Modulation der Reizübertragung in den Ganglien des Plexus pelvicus zusätzlich für die Ruhigstellung des Detrusor vesicae und damit für die suffiziente Harnspeicherung sorgt (8, 9, 10). Im Rahmen des Blasenentleerungsreflexes kommt es umgekehrt zu einer Aufhebung der sympathikotonen Hemmung der Harnblase.

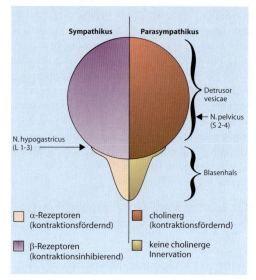

*Abb. 4.7:* Verteilung der parasympathischen und sympathischen (α- und β-) Rezeptoren in Harnblase und Harnröhre.

### 4.4.2. Definition, Terminologie und Klassifikation

Detrusorhyperaktivität bedeutet unwillkürliche Detrusorkontraktionen während der Füllungsphase, die spontan oder durch Provokation auftreten (4, 5, 8). Man unterscheidet qualitativ die phasische Detrusorhyperaktivität, die wellenförmig auftritt, von der terminalen Form, die am Ende der Speicherphase vorkommt. Ursächlich kann man die neurogene Detrusorhyperaktivität von der nicht-neurogenen differenzieren. Der Terminus "neurogene Detrusorhyperaktivität" ersetzt dabei den bisherigen Begriff der Detrusorhyperreflexie, der nach der "alten Nomenklatur" (der International Continence Society) (Abrams 1988) unkontrollierte, reflektorische Detrusorkontraktionen auf dem Boden einer neurogenen Funktionsstörung bedeutete (☞ Tab. 4.9). Wenn die Genese unbekannt ist, so sprach man früher von Detrusorinstabilität, heute heißt dies nicht-neurogene Detrusorhyperaktivität.

Desweiteren ist nach dem vorhandenen Harndranggefühl zu fragen, welches in Abhängigkeit von der zugrundeliegenden Störung vorliegen kann oder teilweise bzw. gänzlich ausgefallen ist.

Grundsätzlich muss die Detrusorhyperaktivität nicht mit einem Urinverlust einhergehen. Ist dies jedoch der Fall, so spricht man aktuell von Detrusorhyperaktivitätsinkontinenz (2).

| Neue Terminologie | Alte Terminologie |
|---|---|
| Neurogene Detrusorhyperaktivität | Detrusorhyperreflexie |
| Nicht-neurogene (idiopathische) Detrusorhyperaktivität | Detrusorinstabilität |
| Neurogene Detrusorhyperaktivitätsinkontinenz | Reflexinkontinenz (spastische Blase) |

***Tab. 4.9:*** Nomenklatur für die Detrusorhyperaktivität in Anlehnung an die Kriterien der International Continence Society (ICS 2002) (3, 8).

Die bisherigen Ausführungen berücksichtigen nur die Funktion der Blasenmuskulatur. Ferner kann eine Störung des Zusammenspiels von Detrusor und Blasenauslass vorliegen. Allgemein können diese funktionellen subvesikalen Störungen im Bereich des Blasenhalses oder des externen urethralen Sphinkters vorkommen (4, 5, 8). Zu unterscheiden ist auch hier zwischen neurogener oder nicht-neurogener Genese. Die Detrusor-Sphinkter-Dyssynergie (DSD) entsteht auf dem Boden einer neurologischen Erkrankung mit einer Entkopplung des sakralen Miktionszentrums vom pontinen Zentrum, welches das Zusammenspiel von Detrusor und Sphinkter koordiniert. Demgegenüber liegt definitionsgemäß (nach der neuen Nomenklatur) bei der Detrusor-Sphinkter-Dyskoordination kein (nachweisbares) neurologisches Korrelat vor (2, 8).

Zusammenfassend ist festzuhalten, dass die Nomenklatur und die Einteilungen der neurogenen Blasenfunktionsstörungen mehrfach geändert wurden und allgemein die Terminologie als komplex anzusehen ist (8). Grundsätzlich unterscheidet man folgende neurogene Blasenfunktionsstörungen (7, 10, 11):

- nach der Lokalisation der neurologischen Schädigung zwischen infra- und supranukleärer Läsion (unter- oder oberhalb des sakralen Miktionszentrums)

- nach der Qualität zwischen sensorischer und motorischer Störung

- nach der Quantität zwischen kompletter und inkompletter Veränderung und

- nach der Suffizienz der Blasenentleerung zwischen balancierter und nicht-balancierter Miktion, d.h. ohne oder mit Restharnbildung.

### 4.4.3. Neurogene Detrusorhyperaktivität

Als Ursachen sind zerebrale (suprapontine), spinale und subsakrale (Cauda equina- und periphere Nerven-) Läsionen möglich. Es kann sich um Patienten mit sehr unterschiedlichen Erkrankungen wie Querschnittsyndrom, Multiple Sklerose oder Morbus Parkinson handeln (☞ Abb. 4.8 und Kap. 5.9.4.2.), wobei die Läsionen auch verteilt (an mehreren Loci) im Nervensystem vorkommen können (6, 9, 11, 12).

### 4.4.3.1. Suprapontine Detrusorhyperaktivität

Liegt die Läsion im Hirnstamm oberhalb der Zentren, die den Sphinkter und den Detrusor koordinieren (suprapontin), so ist die Willkürkontrolle über die Harnblase nicht möglich, aber das Zusammenspiel zwischen Detrusor vesicae und Sphinkter bleibt erhalten. Ursachen für eine solche Reflexblase sind zerebrovaskuläre Läsionen und/oder neurologische Erkrankungen (z.B. Morbus Parkinson oder Multiple Sklerose). Bisher sprach man in solchen Fällen von einer zerebral enthemmten (Reflex)-Blase (1).

Bei der suprapontinen Detrusorhyperaktivität klagt der Patient meist über imperativen Harndrang (überaktive Blase, OAB) bishin zur Dranginkontinenz (Detrusorhyperaktivitätsinkontinenz mit Drang) (6, 8). Die Blasenentleerung ist im Allgemeinen bei suprapontinen Läsionen ohne Restharn möglich (balanciert), sofern nicht ein unabhängiges mechanisches Abflusshindernis (z.B. eine Prostatahyperplasie, wie häufig bei älteren Männern) oder eine Detrusorschwäche vorliegt.

### 4.4.3.2. Spinale Detrusorhyperaktivität

Liegt eine (komplette oder teilweise) Unterbrechung der auf- und absteigenden spinalen Bahnen vor, so ist nicht nur die Willkürkontrolle über die Harnblase defekt, sondern die Koordination (im Hirnstamm) zwischen Detrusor vesicae und Sphincter externus ist auch nicht oder nicht mehr in ausreichendem Maße gegeben. Bisher sprach man von einer spinalen Reflexblase (1, 4). Da der normale Synergismus zwischen Detrusor und Sphinkter fehlt, liegt hier eine Detrusor-Sphinkter externus-Dyssynergie (DSD) vor. Aus dieser DSD resultiert eine mehr oder weniger ausgeprägte funktionelle infravesikale Obstruktion, die wesentlich dazu beiträgt, dass die Blase nicht restharnfrei entleert werden kann. (☞ Kap. 5.9.4.2.4.).

Klinisch ist die spinale Reflexblase dadurch gekennzeichnet, dass bei kompletter Unterbrechung aller auf- und absteigenden Bahnen (komplettes Querschnittsyndrom) weder Harndrang verspürt wird, noch die Willkürsteuerung über den Detrusor vesicae besteht (4, 5, 11, 13). Sobald die Harnblase eine gewisse Füllung erreicht hat, wird sich der Detrusor reflektorisch kontrahieren, sodass ein willkürlich nicht beeinflussbarer Harnabgang erfolgt (Reflexinkontinenz). Nach der aktuellen Terminologie spricht man von Detrusorhyperaktivitätsinkontinenz ohne Sensation (3, 8). Da eine Koordination zwischen Detrusor vesicae und Sphinkter auch nicht mehr vorhanden ist, erfolgt die Blasenentleerung (meist) mit Restharn (ist also nicht balanciert).

Ist die Läsion inkomplett, so kann der Patient zwar einen gewissen Harndrang verspüren, er ist jedoch auch nicht in der Lage, diesen zu steuern. Aufgrund der unwillkürlichen Detrusorkontraktionen liegt auch hier in der Regel eine Inkontinenz vor. Man sprach bisher von einer spinal enthemmten (Reflex-) Blase (4, 13).

Die Kontraktionen der Reflexblase können in Abhängigkeit von der Dauer der Schädigung und von weiteren Einflussfaktoren normo-, hyper-, aber auch hypokontraktil sein. Hyperkontraktil kann die Blasenmuskulatur beispielsweise sein, wenn die DSD bei der spinalen Läsion die Detrusorhyperaktivität verstärkt; demgegenüber kann es durch die funktionelle subvesikale Obstruktion auf Dauer zu einer Dekompensation und damit zu einer Hypokontraktilität der Blasenmuskulatur, also zu einer "schwachen" Reflexblase kommen.

### 4.4.4. Subsakrale und periphere Läsionen

Hier handelt es sich um die Konus-Kauda-Läsion, die von Neurologen als subsakral eingestuft wird, während Urologen hier eher eine sakrale spinale Störung annehmen (6, 8).

Handelt es sich um eine komplette Konusschädigung, so kann eine vollständige Akontraktilität des Detrusor vesicae kombiniert mit einer schlaffen Lähmung des Sphincter urethrae externus vorliegen, so dass (als eine Besonderheit) eine neurogen bedingte Belastungsinkontinenz auftritt (☞ Abb. 4.8). Alternativ können aber auch bei subsakralen Läsionen andere kombinierte vesikourethrale Störungen resultieren, so z.B. wenn außer der Läsion des Konus auch der Epikonus tangiert ist und neben einer Akontraktiliät des Blasenmuskulatur eine Hyperreflexie des Sphinkters zu verzeichnen ist. Die Harninkontinenz kann alternativ auch darauf beruhen, dass eine neurogene Detrusorhyperaktivität zusammen mit einer Areflexie des äußeren Schließmuskels besteht (13).

Des Weiteren treten Läsionen der peripheren Nerven meist als Folgen von Operationen im kleinen Becken auf. Hier können Störungen des Detrusor vesicae, nicht dagegen des quergestreiften Sphinkters resultieren. Daher ist der willkürliche Schließmuskel meist normal innerviert und bleibt untangiert, während der Blasenmuskel hyper- oder areflexiv reagiert in Abhängigkeit von der Lokalisation und dem Ausmaß der Läsion (6, 8, 10).

Typische (weitere) Beispiele für die unterschiedlichen Läsionen und konsekutiven Krankheitsbilder werden (zusätzlich) im Zusammenhang mit den urodynamischen Befunden vorgestellt (☞ Kap. 5.9.4.).

### 4.4.5. Literatur

1. Abrams P, Blaivas JG, Stanton SL, Andersen JT (1988) The standardisation of terminology of lower urinary tract function. The International Continence Society Committee an Standardisation of Terminology. Neurourol Urodyn 7:403-426

2. Abrams P, Cardozo L, Fall M, Griffiths D, Rosier P, Ulmsten U, Van Kerrebroeck P, Victor A, Wein A; Standardisation Sub-Committee of the International Continence Society (2002) The standardisation of terminolo-

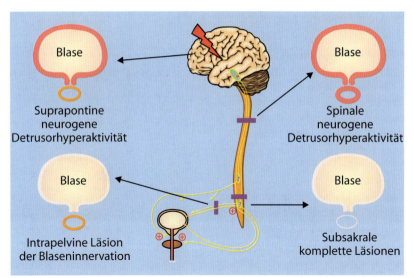

**Abb. 4.8:** Ursachen der neurogenen Funktionsstörungen: Schema in der Mitte mit Angaben zur Lokalisation der Läsionen (= Balken oder "Blitz"); die vier äußeren Blase-Sphinkter-Schemata symbolisieren die urodynamischen Befundmuster (dicke Linien = Hyperaktivität; dünne Linien = Hypo- oder A-Kontraktilität; braune dicke Linie = Normalbefund; + = stimulierend) (nach 8).

gy in lower urinary tract function: report from the standardisation sub-committee of the International Continence Society. Neurourol Uroyn 21: 167-178

3. Hampel C, Gillitzer R, Pahernik S, Hohenfellner M, Thüroff J W (2003) Epidemiologie und Ätiologie der instabilen Blase. Urologe A 42: 776-786

4. Höfner K, Jonas U (2001) Praxisratgeber Harnkontinenz. UNI-MED Verlag Bremen London Boston

5. Knispel H (2003) Harnkontinenz. In Jocham D, Miller K Praxis der Urologie. Thieme Verlag Stuttgart New York 336-357

6. Madersbacher H (1998) Videourodynamics. World J Urology 6: 14-17

7. McGuire EJ, Woodside JR, Borden TA, Weiss RM (1981) Prognostic value of urodynamic testing in myelodysplastic patients. J Urol 126: 205-209

8. Palmtag H, Goepel, M, Heidler H (2004) Urodynamik, Springer Verlag Berlin Heidelberg New York

9. Palmtag H (2000) Dysurie und Harnkontinenz. In: König B, Reinhardt D, Schuster H-P. Kompendium der praktischen Medizin, Springer Verlag Berlin Heidelberg New York 1235-1239

10. Restorick JM, Mundy AR (1989) The density of cholinergic and alpha and beta adrenergic receptors in the normal and hyperreflexic human detrusor. Br J Urol 63: 32-35

11. Stöhrer M (2003) Neurogene Blasenfunktionsstörungen. In Jocham D, Miller K Praxis der Urologie. Thieme Verlag Stuttgart New York 317-335

12. Thüroff JW (1995) Harnkontinenz. In Thüroff JW (Hrsg) Urologische Differentialdiagnose. Thieme Verlag Stuttgart New York, 220-226

13. Wein AJ (2002) Neuromuscular dysfunction of the lower urinary tract and its management. In Walsh P C, Retik AB, Vaughan D, Wein AJ, Campbell's Urology Saunders Philadelphia London New York, 931-1026

## 4.5. Weitere Harninkontinenz-Formen

### 4.5.1. Überlaufinkontinenz (Inkontinenz bei chronischer Harnretention)

Eine chronische Harnretention mit Inkontinenz liegt dann vor, wenn der intravesikale Druck den der Urethra infolge "Überfüllung" der Harnblase übersteigt (1, 2).

Die Häufigkeit einer Inkontinenz bei chronischer Harnretention wird bei inkontinenten Frauen lediglich mit 0,5 % angegeben (11), während sie bei geriatrischen Patienten bis auf 10 % ansteigt (9, 15). "Typisch" ist sie für den Mann mit obstruktiver Prostatahyperplasie (3, 4).

#### 4.5.1.1. Terminologie und Klassifikation

Zu unterscheiden sind zwei Formen:

- Entweder führt eine mechanische Obstruktion mit hohen Restharnmengen zur Blasenwandüberdehnung (mit pathologisch hohen intravesikalen Druckwerten); dies ist die obstruktive Form der Überlaufinkontinenz (☞ Abb. 4.9).

- Oder es handelt sich um eine eingeschränkte Dehnbarkeit bei meist neurogenen Blasenfunktionsstörungen (low compliance Blase) in Kombination mit (relativ) hohen Restharnvolumina; hier handelt es sich um die funktionelle Form der Überlaufinkontinenz (3, 4, 7, 8).

Das klassische klinische Krankheitsbild ist die benigne Prostatahyperplasie (BPH), bei der auf Grund der mechanischen Obstruktion hohe Restharnmengen zu einer Überdehnung der Harnblase führen und dadurch die Überlaufinkontinenz (Ischuria paradoxa) entsteht (3, 6, 16). Allerdings können bei geriatrischen Patienten Stuhlretention, neurogene Blase oder anticholinerge Medikamente weitere (fördernde) Ursachen für diese Inkontinenzform sein. Mit letzter Sicherheit ist nicht geklärt, ob es sich bei dem obstruktiven Überlaufmechanismus um eine rein passive Detrusorüberdehnung handelt, die nur aufgrund der übervollen Harnblase kritische Druckwerte über diejenige der Urethra erzeugt (echter Überlaufmechanismus), oder ob ab Erreichen einer bestimmten kritischen Blasenkapazität nicht doch unwillkürliche Detrusorkontraktionen (scheinbarer Überlaufmechanismus) die Inkontinenz erzeugen (10, 13).

Die funktionelle Form der Inkontinenz bei chronischer Harnretention findet man typischerweise bei Kindern mit Myelomeningozele (7, 12); hier kann die Überlaufinkontinenz im Zusammenhang mit einer low compliance Blase auftreten, wobei in solchen Situationen ein hohes Risiko für die Schädigung des oberen Harntraktes besteht (☞ Kap. 5.9.4.2.6.) (6, 7).

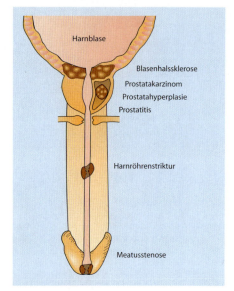

**Abb. 4.9:** Wesentliche Ursachen für die subvesikale Obstruktion des Mannes.

### 4.5.2. Extraurethrale Inkontinenz

Definiert wird die extraurethrale Inkontinenz als unwillkürlicher Urinabgang unter Umgehung der Harnröhre. Bei Mädchen muss immer daran gedacht werden, wenn ein permanenter Urinverlust (tags und nachts) ohne eine regelrechte Miktion vorliegt (5, 6, 14, 15). Hier kann es sich am ehesten um einen ektop mündenden Harnleiter in die Vagina handeln. In einem solchen Fall kann die Diagnose manchmal durch zu "oberflächliche" Diagnostik (nicht exakte Sonographie mit Darstellung der Doppelniere, ungenaue Beurteilung des Urogrammes) verschleppt werden, oder es wird einfach die Möglichkeit einer solchen Fehlbildung nicht in Erwägung gezogen, was für das Kind einen langen Leidensweg bedeuten kann (7).

Als weitere (wesentlich seltenere) Fehlbildungen kann es sich auch um einen Sinus urogenitalis oder auch, zumindestens im erweiterten Sinne der Definition, um eine Epispadie bzw. eine Blasenexstrophie handeln.

Während bei Kindern Harntrakt-Fistelbildungen extrem selten sind, findet man sie bei Erwachsenen (Frauen) als häufigste Ursache für die extraurethrale Inkontinenz; zu unterscheiden sind je nach Lokalisation Blasen-Scheiden- oder Harnleiter-Scheiden-Fisteln; zusätzlich kann auch eine Verbindung zum Rektum vorliegen (Rektum-Vaginalfistel, Kloake). Verursacht werden diese (weiblichen) Harntrakt-Fisteln am ehesten iatrogen, sei es durch einen operativen Eingriff (z.B. Hysterektomie) oder durch Radiatio. In der Regel ist hier eine operative Korrektur erforderlich, die abhängig von der Genese und Ausdehnung der Fistel sehr anspruchsvoll sein kann (6, 7, 11, 14).

### 4.5.3. Mischinkontinenz

Bisher sprach man auch von kombinierter oder gemischter Inkontinenz und meinte in der Regel die Stress-Drang- (Urge-) Inkontinenz. Prinzipiell kann es sich aber bei der Mischinkontinenz auch um weitere "Kombinationen" handeln, z.B. eine Belastungs- und Reflex-Inkontinenz, ebenso um eine Belastungs- bzw. eine Detrusorhyperaktivitätsinkontinenz (mit Drang) kombiniert mit einer Überlaufinkontinenz; die letztgenannten Formen sind allerdings wesentlich seltener als die "klassische" Stress-Dranginkontinenz. Auch bei dieser häufigsten Form der Mischinkontinenz sind unterschiedliche Varianten möglich: Einerseits kann es sich um zwei unabhängige Erkrankungen handeln (2, 7, 15). Andererseits kann die Drangsymptomatik auf dem Boden von pathomorphologischen Veränderungen im Bereich der proximalen Urethra und des Blasenhalses beruhen, die für die Belastungsinkontinenz verantwortlich sind. Durch die Aktivierung von dort befindlichen Dehnungsrezeptoren infolge einer unwillkürlich aufrechterhaltenen Öffnung bzw. einer Eröffnung der proximalen Urethra und des Blasenhalses durch kleine Druckprovokationen kommt es konsekutiv zu ungehemmten Detrusorkontraktionen. Diese Befundkonstellation ist aus therapeutischer Sicht wichtig zu differenzieren (☞ Kap. 5.9.4.2.3.), da durch die operative Korrektur des anatomischen Defektes nicht nur die Belastungsinkontinenz, sondern auch die Drang-Komponente der Mischinkontinenz erfolgreich behandelt werden kann.

### 4.5.4. Nicht kategorisierbare Inkontinenz

Hierzu zählen alle Formen des Harnverlustes, die auf Grund der Symptomatik, aber auch der klinischen Befunde einer der bisher genannten Kategorien nicht zuzuordnen sind (2, 7).

### 4.5.5. Literatur

1. Abrams P, Blaivas JG, Stanton SL, Andersen JT (1988) The standardisation of terminology of lower urinary tract function. The International Continence Society Committee an Standardisation of Terminology. Neurourol Urodyn 7:403-426

2. Abrams P, Cardozo L, Fall M, Griffiths D, Rosier P, Ulmsten U, Van Kerrebroeck P, Victor A, Wein A; Standardisation Sub-Committee of the International Continence Society (2002) The standardisation of terminology in lower urinary tract function: report from the standardisation sub-committee of the International Continence Society. Neurourol Uroyn 21: 167-178

3. Altwein J, Aumüller G, Berges R, Dreikorn K, Eickenberg U, Engelmann U, Gratzke P, Harzmann R, Haupt G, Höfner K (1999) Leitlinien der Deutschen Urologen zur Therapie des BPH-Syndroms. Urologe A 38:529-536

4. Christensen MM, Bruskewitz RC (1990) Clinical manifestations of benign prostatic hyperplasia and indications for therapeutic intervention. Urol Clin North Am 17:509-516

5. Höfner K, Jonas U (2001) Praxisratgeber Harninkontinenz. UNI-MED Verlag Bremen London Boston

6. Jocham D, Miller K Praxis der Urologie. Thieme Verlag Stuttgart New York

7. Palmtag H, Goepel, M, Heidler H (2004) Urodynamik. Springer Verlag Berlin Heidelberg New York

8. Palmtag H (2000) Dysurie und Harninkontinenz. In: König B, Reinhardt D, Schuster H-P. Kompendium der praktischen Medizin. Springer Verlag Berlin Heidelberg New York 1235-1239

9. Pannill Fd, Williams TF, Davis R (1988) Evaluation and treatment of urinary incontinence in long term care. J Am Geriatr Soc 36:902-910

10. Parys BT, Machin DG, Woolfenden KA, Parsons KF (1988) Chronic urinary retention-a sensory problem? Br J Urol 62:546-549

11. Petri E (1996) Gynäkologische Urologie. Georg Thieme Verlag Stuttgart New York

12. Stöhrer M (2003) Neurogene Blasenfunktionsstörungen in Jocham D, Miller K Praxis der Urologie. Thieme Verlag Stuttgart New York 317-335

13. Styles RA, Neal DE, Griffiths CJ, Ramsden PD (1988) Long-term monitoring of bladder pressure in chronic retention of urine: the relationship between detrusor activity and upper tract dilatation. J Urol 140: 330-334

14. Thüroff JW (1995) Harninkontinenz. In Thüroff JW (Hrsg) Urologische Differentialdiagnose. Thieme Verlag Stuttgart New York, 220-226

15. Wein AJ (2002) Neuromuscular dysfunction of the lower urinary tract and its management. In Walsh P C, Retik AB, Vaughan D, Wein AJ, Campbell's Urology Saunders Philadelphia, London New York, 931-1026

16. Zwergel U. Sökeland J. (1999) Benigne Prostatahyperplasie. Springer Verlag Berlin Heidelberg New York

# Urologische Diagnostik

# 5. Urologische Diagnostik

## 5.1. Anamnese

Eine ausführliche Anamnese ist immer Voraussetzung für eine exakte Symptomerfassung. Selbstverständlich gehört dazu eine detaillierte Miktionsanamnese (☞ Tab. 5.1).

| Miktionsanamnese |
| --- |
| • Blasenfüllungsgefühl (vorhanden, aufgehoben, imperativer Harndrang, vegetative Reaktionen) |
| • Miktionsfrequenz am Tag und während der Nacht |
| • Blasenentleerungsgefühl (aufgehoben, Brennen, Schmerzen, Restharngefühl) |
| • Blasenentleerungsmodus (Startschwierigkeiten, Miktion mit Bauchpresse, Miktion nach Triggerung) |
| • Harnstrahlqualität (stark, abgeschwächt, tröpfelnd) |
| • Harnstrahlkontinuität (kontinuierliche oder unterbrochene Miktion, Nachträufeln, zweite Miktion) |
| • vorhandene Hilfsmittel: intermittierender Katheterisimus, transurethraler oder suprapubischer Dauerkatheter |

***Tab. 5.1:*** Miktionsanamnese mit Möglichkeiten der Variationen.

Im Rahmen der speziellen Anamnese werden weitere Einflussfaktoren auf die Miktion erhoben (1, 4, 9). Gedacht werden muss vor allem an Medikamente (☞ Tab. 5.2), besonders an solche mit stimulierenden oder blockierenden Eigenschaften auf die Rezeptoren des unteren Harntraktes; so kann durch Erhöhung der Detrusorkontraktilität und/oder Erniedrigung des Auslasswiderstandes eine Harninkontinenz provoziert oder zumindest verstärkt werden.

Auch Fragen der Stuhlentleerung gehören zur Anamnese des Vegetativums. Menstruationszyklus und Menopausenstatus sind wichtige Anhaltspunkte bei der Klärung der Hormonsituation. Die Anzahl der Schwangerschaften, die Dauer und Art der Entbindung (z.B. mit Dammriss, Episiotomie) beeinflussen den Beckenbodentonus und damit die Kontinenzfunktion. Sie sind gleichfalls wichtige prädisponierende Faktoren der Harninkontinenz oder auch anderer Miktionsstörungen. Jede abdominale Operation im kleinen Becken oder jeder vaginale Eingriff am weiblichen Genitaltrakt kann für eine Blasenfunktionsstörung verantwortlich sein, ebenso wie allgemeine Erkrankungen, beispielsweise Multiple Sklerose oder Diabetes mellitus.

In vielen Fällen lassen die geschilderten Symptome bereits eine Verdachtsdiagnose zu, die durch klinische und insbesondere durch weitere, meist interventionelle Untersuchungen (Urodynamik) geklärt werden muss (6, 7).

## 5.2. Miktionstagebuch

Um das Miktionsverhalten besser "quantifizieren" zu können - sowohl im Rahmen der (Erst-) Untersuchung als auch zur Therapiekontrolle - sollte der Patient einen Miktionskalender (☞ Abb. 5.1) bzw. ein Miktionstagebuch führen, in dem er Uhrzeit, Miktionsvolumen und das Auftreten eines unwillkürlichen Urinverlusts über einen längeren Zeitraum protokolliert. Aus diesen Aufzeichnungen lassen sich z.B. Anhaltspunkte über die Blasenkapazität, Schweregrad der Inkontinenz, die Umstände beim Urinverlust und die Anzahl der Vorlagen ermitteln (3, 6). Durch die (am besten gleichzeitig mitprotokollierte) Trinkmenge kann auch leicht die Polydipsie von der Pollakisurie bzw. Nykturie differenziert werden.

Die durchschnittliche normale Miktionsfrequenz liegt zwischen 5 bis 8 mal pro Tag. Als unangenehm wird in der Regel eine Frequenz über 10 mal pro Tag empfunden. Dabei sollte berücksichtigt werden, dass mit zunehmendem Lebensalter die Miktionsfrequenz sowohl bei Frauen als auch Männern geringfügig ansteigt.

Häufig geht eine erhöhte Miktionsfrequenz (Pollakisurie) auch mit einer Nykturie einher. Vorwiegend tritt sie bei Blasenfunktionsstörungen (Drangsymptomatik, obstruktive Blasenentleerungsstörungen) auf. Sie kann aber auch Harntrakt-unabhängig sein, wenn sie z.B. durch eine Herzinsuffizienz oder die Einnahme von Diuretika hervorgerufen wird (1, 9).

## 5.2. Miktionstagebuch

| Medikamentengruppe | Medikamente (Auswahl, ohne Anspruch auf Vollständigkeit) | Wirkmechanismus/-men | Wirkungen auf den Harntrakt |
|---|---|---|---|
| Direkte Parasympathomimetika | Carbachol, Bethanechol | Erhöhung der Detrusorkontraktilität | Dranginkontinenz |
| Indirekte Parasympathomimetika | Physostigmin, Neostigmin, Distigmin, Pyridostigmin | | |
| β-Sympatholytika (β-Rezeptorenblocker) | Atenolol, Metoprolol, Propranolol, Sotalol | | |
| Prostaglandine | Prostaglandin E 1 oder 2 α | | |
| α-Sympatholytika (α-Rezeptorenblocker) | Phentolamin, Phenoxybenzamin, Prazosin | Verminderung des Sphinktertonus und Erniedrigung des Blasenauslasswiderstandes | Belastungs (Stress)-Inkontinenz |
| Muskelrelaxantien | Baclofen, Dantrolen, Flavoxat | | |
| Hydrierte Mutterkornalkaloide Direkte α-Sympatholyse | Dihydroergotamin | | |
| Parasympatholytika Anticholinergika | Atropin, Scopolamin, Oxybutynin, Tolterodin, Trospiumchlorid, Propiverin | Hemmung des Detrusors über eine direkte oder indirekte anticholinerge Wirkung, Relaxation der glatten Muskulatur | Restharnbildung, Harnverhalt, Überlaufinkontinenz (chronische Harnretention mit Inkontinenz) |
| Trizyklische Antidepressiva | Amitryptilin, Imipramin, Clomipramin, Noxiptilin | | |
| Neuroleptika Phenothiazinderivate | Chlorpromazin, Promethazin, Triflupromazin, Perphenazin, Thioridazin, Periciazin | | |
| Butyrophenonderivate Thioxanthene | Haloperidol, Droperidol Chlorproxithen | | |
| Hypnotika Barbitursäurederivate Benzodiazepine Alkohole und Aldehyde Chinazoline | Hexobarbital, Pentobarbital Nitrazepam, Flurazepam, Diazepam Chloralhydrat, Paraldehyd Methaqualon | | |
| Sympathomimetika | Adrenalin, Noradrenalin, Etilefrin, Norfenefrin | | |
| α-Sympathomimetika | Phenylefrin, Synefrin | | |
| β-Sympathomimetika | Isoprenalin, Orciprenalin | | |
| Kalziumkanalantagonisten | Verapamil, Nifedipin, Diltiazem | | |
| Alkohol | | Sedierung, Relaxation der glatten Muskulatur, gesteigerte Diurese | Harnverhalt, Überlaufinkontinenz, Verstärkung der Inkontinenz |
| Diuretika | Furosemid, Etacrynsäure, Triamteren, Amilorid | gesteigerte Diurese | Verstärkung einer Inkontinenz |

*Tab. 5.2:* Medikamente mit Einfluss auf die Miktion.

Die Ursachen für eine reduzierte Blasenkapazität, die mit pathologischen Miktionsfrequenzen einhergeht, sind mannigfaltig. Eine reduzierte strukturelle Blasenkapazität findet sich beispielsweise bei einer ausgeprägten Muskelhypertrophie des Detrusor vesicae, einer postinfektiösen, radiogenen oder interstitiellen Fibrose der Blase (Schrumpfblase) und nach operativen Eingriffen wie Blasenteilresektionen. Eine reduzierte effektive Blasenkapazität kann sekundäre Folge einer erhöhten Blasensensibilität, z.B. bei einer Zystitis, einem Tumor, einem intravesikalen Fremdkörper

**Miktionskalender** GIH

| Datum | | | | | | | | | | | | | | | | |
|---|---|---|---|---|---|---|---|---|---|---|---|---|---|---|---|---|
| Uhrzeit | K (kontrolliert) | UK (unkontrolliert) | Trinkmenge | Bemerkungen | K (kontrolliert) | UK (unkontrolliert) | Trinkmenge | Bemerkungen | K (kontrolliert) | UK (unkontrolliert) | Trinkmenge | Bemerkungen | K (kontrolliert) | UK (unkontrolliert) | Trinkmenge | Bemerkungen |
| 0:00 | | | | | | | | | | | | | | | | |
| 1:00 | | | | | | | | | | | | | | | | |
| 2:00 | | | | | | | | | | | | | | | | |
| 3:00 | | | | | | | | | | | | | | | | |
| 4:00 | | | | | | | | | | | | | | | | |
| 5:00 | | | | | | | | | | | | | | | | |
| 6:00 | | | | | | | | | | | | | | | | |
| 7:00 | | | | | | | | | | | | | | | | |
| 8:00 | | | | | | | | | | | | | | | | |
| 9:00 | | | | | | | | | | | | | | | | |
| 10:00 | | | | | | | | | | | | | | | | |
| 11:00 | | | | | | | | | | | | | | | | |
| 12:00 | | | | | | | | | | | | | | | | |
| 13:00 | | | | | | | | | | | | | | | | |
| 14:00 | | | | | | | | | | | | | | | | |
| 15:00 | | | | | | | | | | | | | | | | |
| 16:00 | | | | | | | | | | | | | | | | |
| 17:00 | | | | | | | | | | | | | | | | |
| 18:00 | | | | | | | | | | | | | | | | |
| 19:00 | | | | | | | | | | | | | | | | |
| 20:00 | | | | | | | | | | | | | | | | |
| 21:00 | | | | | | | | | | | | | | | | |
| 22:00 | | | | | | | | | | | | | | | | |
| 23:00 | | | | | | | | | | | | | | | | |

***Abb. 5.1:*** Miktionskalender (Material von der Deutschen Kontinenz Gesellschaft (ladbar bei www.gih.de).

(Blasenstein), einer Detrusor**hyper**aktivität oder bei hohen Restharnmengen als Folge einer Detrusor**hypo**aktivität sein (6).

## 5.3. Tests zur Inkontinenz-Quantifizierung

### 5.3.1. Inkontinenz-Fragebögen

Fragebögen dienen der objektiveren Erfassung von Symptomen. Sie sind auch hilfreich bei der Überprüfung eines Therapieerfolges, da man die Symptome vor und nach einer Therapie effizienter vergleichen kann (4, 6, 7).

Abhängig vom gewählten Fragebogen erfassen sie außer den Beschwerden der Miktion bzw. der Harninkontinenz auch Beeinträchtigungen der Lebensqualität oder Veränderungen der sexuellen Funktion im Falle der Inkontinenz. Zur Verfügung stehen mehrere anerkannte, validierte und praktikable Fragebögen (beispielsweise für Frauen: Incontinence Impact Questionnaire (IIQ), Stress Incontinence Questionnaire (SIQ); für Männer: ICS Quality of Life Questionnaire; für beide Geschlechter: Quality of Life in Persons with urinary incontinence) (3).

Der im deutschsprachigen Raum häufig verwendete Inkontinenzfragebogen (Stress-Urge-Incontinence-Questionnaire (SUIQ)) stammt von Gaudenz (2) mit der Möglichkeit, zwischen einer Drang- und Stress (Belastungs)- Harninkontinenz zu unterscheiden (☞ Tab. 5.3).

16 Fragen zur Miktion, Inkontinenz und Lebensqualität werden für den Urge- und Stress-Score jeweils mit maximal 26 Punkte bewertet. So kann bei der Auswertung beispielsweise der Urge-Score zwischen 13 und 26 liegen, während der Stress-Score nur 0 bis 6 Punkte beträgt, in diesem Fall besteht mit einer statistischen Wahrscheinlichkeit von 97 % eine motorische Urge-Inkontinenz. Liegt der Stress-Score zwischen 13 und 26, der Urge-Score nur zwischen 0 und 6, ist mit einer statistischen Wahrscheinlichkeit von 87 % eine Belastungsinkontinenz anzunehmen. Nachteilig ist allerdings, dass eine kombinierte Form der Inkontinenz nicht sicher diskriminiert wird.

### 5.3.2. Vorlagenwiegetest (PAD-Test)

Der Vorlagenwiegetest, auch PAD-Test genannt, dient der exakteren Quantifizierung des Harnverlustes pro Stunde und ist der sonst üblichen anamnestischen Erhebung der Anzahl an täglich ver-

## 5.3. Tests zur Inkontinenz-Quantifizierung

| Stress-Urge-Incontinence-Questionnaire (SUIQ) | Urge-Score | Stress-Score |
|---|---|---|
| 1. Wie oft verlieren Sie ungewollt Urin? | | |
| selten | | |
| gelegentlich | | |
| täglich | | |
| mehrmals täglich | | |
| dauernd | | |
| 2. Wie groß sind die Urinmengen, die Sie verlieren? | | |
| einige Tropfen | | |
| größere Mengen | | |
| 3. Das Verlieren von Urin | | |
| stört mich nur gelegentlich | | |
| behindert mich enorm | | |
| 4. In welchen Situationen verlieren Sie Urin? | | |
| beim Husten und Niesen | | |
| beim Sitzen | | |
| im Liegen | | |
| 5. Frauen: Haben Sie Kinder geboren? Männer: Hatten Sie Operationen an der Prostata? | | |
| Ja | | |
| Nein | | |
| 6. Wie häufig müssen Sie täglich Wasserlassen? | | |
| alle 3-6 Stunden | | |
| alle 1-2 Stunden | | |
| 7. Müssen Sie auch nachts Wasser lassen? | | |
| nie | | |
| 1mal | | |
| 2-4mal | | |
| häufiger | | |
| 8. Verlieren Sie auf dem Weg zur Toilette Urin? | | |
| niemals | | |
| selten | | |
| fast immer | | |
| 9. Wenn Sie Harndrang verspüren, müssen Sie dann sofort gehen oder können Sie noch abwarten? | | |
| kann warten | | |
| muss bald (innerhalb von 10-15 Min.) gehen | | |
| muss sofort gehen | | |
| 10.Verspüren Sie plötzlich starken Harndrang, und verlieren Sie kurz darauf Urin, ohne dass Sie es verhindern können | | |
| nie | | |
| gelegentlich | | |
| häufig | | |
| 11. Verlieren Sie nachts im Schlaf Urin? | | |
| nie | | |
| häufig | | |
| regelmäßig | | |

| 12. Besteht häufiger, kaum unterdrückbarer Harndrang? | | | |
|---|---|---|---|
| eigentlich nie | | | |
| gelegentlich | | | |
| oft | | | |
| behindert mich sehr | | | |
| 13. Der häufige, kaum unterdrückbare Harndrang ist für mich | | | |
| eigentlich kein Problem | | | |
| stört | | | |
| behindert mich sehr | | | |
| 14. Haben Sie das Gefühl, dass die Blase nach dem Wasserlassen vollkommen leer ist? | | | |
| Ja | | | |
| Nein | | | |
| 15. Können Sie den Harnstrahl willkürlich unterbrechen? | | | |
| Ja | | | |
| Nein | | | |
| 16. Wie ist Ihr Gewicht? | | | |
| über 70 kg | | | |
| unter 70 kg | | | |
| Gesamtsumme | | | |

*Tab. 5.3:* Inkontinenzfragebogen nach Gaudenz zur Unterscheidung zwischen Stress- und Urge-Inkontinenz.

wendeten Vorlagen überlegen. Er ist wenig aufwendig, die Durchführung sollte allerdings standardisiert erfolgen (☞ Tab. 5.4). Dann kann er eine Hilfe bei der Bestimmung des Inkontinenzausmaßes und konsekutiv bei der Festlegung des therapeutischen Prozedere sein (5, 6, 9).

| PAD-Test: Ein-Stunden-Kurztest |
|---|
| • Einlegen einer ausreichend dimensionierten, vorab gewogenen Vorlage |
| • orale Flüssigkeitsaufnahme von 500 ml innerhalb von 15 min |
| • Bewegung (spazieren gehen, einschl. Treppen steigen) für 60 min |
| • gezielte Bewegungen: 10 mal Aufstehen vom Sitzen |
| • 10 mal heftiges Husten |
| • 5 mal zum Boden bücken |
| • 1 min auf der Stelle laufen (abhängig vom jeweiligen Leistungsvermögen) |
| • Hände unter laufendem Wasser waschen |
| • zum Abschluss: erneutes Wiegen der Vorlage |

*Tab. 5.4:* Vorlagenwiegetest (sog. PAD-Test): Ein-Stunden-Kurztest.

Das Testergebnis kann gemäß einer Empfehlung der Deutschen Kontinenz Gesellschaft verschiedene Schweregrade unterscheiden lassen (☞ Tab. 5.5).

| Grad | Inkontinenz-schweregrad | Menge des Harnverlusts (ml/ Std) |
|---|---|---|
| 1 | Sporadisch | < 10 |
| 2 | Belastend | 10 bis < 25 |
| 3 | Schwer | 25 bis < 50 |
| 4 | Absolut | > 50 |

*Tab. 5.5:* Einteilung der Inkontinenzschweregrade an Hand des PAD-Testes.

## 5.4. Klinische Untersuchung der Frau

Die klinische Untersuchung sollte mit einer Inspektion des äußeren Genitales beginnen (9, 11). So kann man beispielsweise einfach einen ausgeprägten Vaginalprolaps entdecken (☞ Abb. 5.2). Geachtet werden sollte auf Verklebungen der Labien, eine Meatusstenose und Hautveränderungen wie Craurosis vulvae und/oder Hautmazerationen. Bei einem Sinus urogenitalis, aber auch bei einem lediglich engen Introitus vaginae kann eine

Inkontinenz durch einen vaginalen Influx vorgetäuscht werden. Die rektale Untersuchung dient neben einem möglichen Hinweis auf Hämorrhoiden oder auf einen Tumor im Rektum der Prüfung des analen Sphinktertonus und einer willkürlich möglichen Levatorkontraktion. Dieser einfache Tastbefund gibt erste Hinweise auf eine intakte oder gestörte Innervation des Beckenbodens. Nach Aufforderung zum Husten und zur abdominellen Drucksteigerung kann man bereits bei der ersten Inspektion eine (noch geringe) Zystozele, Rektozele, einen Descensus uteri und vaginae mit oder ohne gleichzeitigen Urinverlust leichter (durch Verstärkung des Befundes) feststellen.

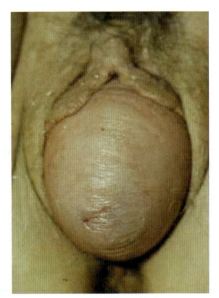

**Abb. 5.2:** Originalbild eines ausgeprägten Vaginalprolapses.

## 5.4.1. Stress-Tests

Durch Inspektion und vaginale Palpation bzw Elevation kann der Situs des weiblichen Genitales und die Kontinenzsituation zusätzlich beurteilt werden.

### 5.4.1.1. Husten-Stress-Test nach Bonney

Bei dem 1923 erstmals von Bonney beschriebenen Test (1) wird die Harnblase der Patientin bis zum Erreichen des Harndranges aufgefüllt; die Patientin wird anschließend aufgefordert zu husten, und der dabei durch die Harnröhre abgehende Urin wird visuell erfasst. Der Test wird meist initial in Steinschnittlage durchgeführt. Wird in dieser Situation kein Urinverlust beobachtet, sollte die Untersuchung in stehender Position oder am besten gleichzeitig während der Zystometrie wiederholt werden.

Zur ersten groben Einschätzung wird, wie folgt, unterschieden: Der simultan zum Husten abgehende Urin deutet auf eine Belastungsinkontinenz hin, ein verzögert auftretender oder ein verlängerter Urinverlust ist eher verdächtig auf eine Dranginkontinenz.

### 5.4.1.2. Blasenhals-Elevationstest nach Marshall-Marchetti-Krantz

Der Blasenhals-Elevationstest (☞ Abb. 5.3), erstmals von Marshall, Marchetti und Krantz 1949 beschrieben (8), wird üblicherweise im Anschluss an den Husten-Stresstest durchgeführt. Er soll eine abnorme Mobilität des Blasenhalses und/oder der proximalen Urethra als Ursache einer Belastungsinkontinenz nachweisen. Beim Vorliegen eines hustensynchronen Urinverlustes werden bei weiterhin gefüllter Harnblase der Zeige- und Mittelfinger des Untersuchers vaginal (paraurethral) eingeführt, so dass der Blasenhals eleviert wird. Sistiert daraufhin der hustensynchrone Urinverlust, besteht eine abnorme Lage und Beweglichkeit des unteren Urogenitaltraktes.

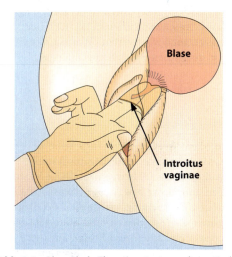

**Abb. 5.3:** Blasenhals-Elevationstest: schematische Darstellung (nach 7).

Die Test-Ergebnisse sind jedoch nicht sehr zuverlässig, schon gar nicht, um die Auswahl des Opera-

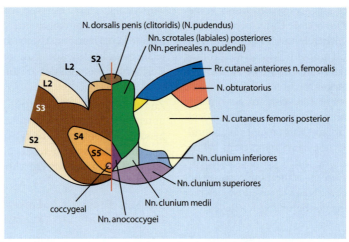

**Abb. 5.4:** Radikuläre und periphere Innervation des Beckenbodens (aus 10).

tionsverfahrens und eine Vorhersage des Operationserfolges zu ermöglichen. Mittlerweile wird der Elevationstest weithin sogar als obsolet angesehen (11), insbesondere wenn man bedenkt, dass die digitale, transvaginale Elevation des Blasenhalses auch immer mit einer Kompression der Urethra und/oder mit einer Verlängerung der funktionellen Harnröhre einhergeht und so das Test-Ergebnis verfälscht.

Ergänzend sei erwähnt, dass weitere Tests zu Beurteilung der Situation des Urogenitaltraktes von Interesse sind: So lässt sich z.B. die Östrogenabhängigkeit der Urothelepithel-Proliferation diagnostisch im karyopyknotischen Index (KPI) oder dem Oberflächenindex bewerten. Werte unter 50 % sind klare Zeichen eines Östrogenmangels.

## 5.5. Klinische Untersuchung des Mannes

Beim Mann werden durch Inspektion des Penis eine Meatusstenose, eine Meatusdystopie (Hypospadie, Epispadie) bzw. entzündliche Veränderungen aufgedeckt bzw. ausgeschlossen. Bei der rektalen Untersuchung wird neben der Beurteilung des analen Sphinktertonus die Prostata digital untersucht und ihre Größe, Form, Konsistenz und Empfindlichkeit beurteilt. Darüberhinaus können so, wie bei der Frau, Veränderungen im Bereich des Enddarmes (Hämorrhoiden, Darmtumoren) nebenbefundlich entdeckt oder zumindest vermutet werden (12).

Allgemein ist nochmals zu betonen, dass diese Angaben nur grobe indirekte Zeichen für eine Blasenentleerungsstörung (z. B für eine Überlaufinkontinenz, chronische Harnretention mit Inkontinenz) sein können. Aber man muss bedenken, dass es sich um einfach zu erhebende Befunde handelt, die wegweisend für die Entdeckung von Krankheiten sein können, auch wenn sie nicht im Zusammenhang zur Inkontinenz stehen (müssen).

## 5.6. Neurologische Untersuchung

Eine orientierende neurologische Untersuchung der sakralen Segmente S2 bis S4, die für die Innervation des unteren Harntraktes verantwortlich sind, gibt erste Hinweise auf die Intaktheit oder Störungen der verantwortlichen Reflexbahnen (☞ Abb. 5.4) (6, 10). Diese sollte auch vom Urologen vorgenommen werden. Weitere Details sind dem Kap. 6. zu entnehmen.

### 5.6.1. Literatur

1. Bonney V (1923) A diurnal incontinence of urine in women. J. Obstet Gynaecol 62: 696-699

2. Gaudenz R (1979) Der Inkontinenz-Fragebogen mit einem Urge-Score und Stress-Score. Geburtshilfe Frauenheilk 39: 784-792

3. Groutz A, Blaivas J G, Chaikin D C, Resnick N M, Engelmann K, Anzalone D, Bryzinski B, Wein A J (2000) Noninvasive outcome measures of urinary incontinence and lower urinary tract symptoms: a multicenter study of micturition diaries and pad tests. J Urol 164: 698-701

4. Füsgen I, Melchior H (1997) Inkontinenzmanual. Springer Verlag Berlin Heidelberg New York

5. Hahn I, Fall M (1991) Objective quantification of stress urinary incontinence: A short, reproducible provocative pad-test. Neurourol Urodyn 10: 475-481

6. Höfner K, Jonas U (2001) Praxisratgeber Harninkontinenz. UNI-MED Verlag Bremen London Boston

7. Knispel HH (2003) Harninkontinenz In: Jocham D, Miller K. Praxis der Urologie. Band 2 Thieme Verlag Stuttgart New York, 336-357

8. Marshall VF, Marchetti A, Krantz K (1949) The correction of stress incontinence by simple vesicourethral suspension. Surg Gynecol Obstet 88: 509-514

9. Petri E (1996) Gynäkologische Urologie. Thieme Verlag Stuttgart New York

10. Sobotta J, Becher H (1982) Untere Extremität. Atlas der Anatomie des Menschen. Urban und Schwarzenberg Verlag München Wien Baltimore 261

11. Shull BL, Halaska M, Hurt G, Kinn A, Laycock J, Palmtag H, Reilly N, Yang Y, Zubieta R (1999) Physical examination. In: Abrams P, Khoury S, Wein A. Incontinence. Plymbridge Distr. Ltd. 335-349

12. Zwergel U, Sökeland J (1999) Benigne Prostatahyperplasie Springer Verlag Stuttgart New York

## 5.7. Allgemeine klinische Untersuchungen

### 5.7.1. Urinstatus

Die Untersuchung des Urins umfasst die makro- und mikroskopische Analyse sowie die chemische und mikrobiologische Untersuchung (mit Resistenzbestimmung).

Verunreinigungen bei der Uringewinnung sind zu vermeiden. Bei Männern ist Mittelstrahlurin zu befürworten, allerdings muss beachtet werden, dass dieser durch eine Phimose verunreinigt sein kann. Bei der Frau sollte bevorzugt steril gewonnener Katheterurin verwendet werden, da nur so eine Kontamination (am ehesten) vermieden wird. Diese kann bei Verwendung von Mittelstrahlurin durch z.B. fehlende Reinigung des Introitus vaginae oder durch eine Craurosis vulvae auftreten. Als Konsequenz kann eine Harnwegsinfektion vorgetäuscht werden. In der täglichen Praxis wird der Wunsch nach routinemäßigem Katherismus der Frau zwar sicher nicht zu realisieren sein, zumindest sollte aber daran gedacht werden, insbesondere wenn rezidivierende Infekte (vermeintlich) nachgewiesen werden.

Urinfarbe und -beschaffenheit können bereits erste Hinweise auf pathologische Veränderungen liefern. So deutet trüber Urin auf eine Proteinurie oder einen Harnwegsinfekt hin, Rotfärbung des Urins auf eine Makrohämaturie oder eine medikamentös bedingte Verfärbung (16).

Die chemischen Daten (pH, Nitrit, Glucose, Keton, Eiweiß, evtl. Bilirubin, Urobilinogen) werden im klinischen Alltag meist mit semiquantitativen Teststreifenmethoden bestimmt. Viele dieser handelsüblichen Teststreifen weisen auch ein Feld für den Nachweis von Leukozyten auf. Allerdings darf nur bei negativem Teststreifenergebnis auf eine mikroskopische Untersuchung verzichtet werden.

Die mikroskopische Untersuchung (am besten des Urinsediments) ermöglicht vor allem Leukozyten und Erythrozyten, sowie Eiweißzylinder, Harnlipoide, Kristalle und Bakterien zu erfassen. Diese Untersuchung beinhaltet den größten qualitativen Informationsgehalt. Der Nachweis von Leukozyten lässt immer einen Harnwegsinfekt vermuten. Eine Erythrozyturie ist solange verdächtig auf einen Tumor im gesamten Harntrakt, bis "das Gegenteil bewiesen ist" (1, 3).

Grob qualitativ kann ein Bakterienwachstum im Urin durch den Nitrittest eines Teststreifens erfolgen. Zur semiquantitativen Keimzahlbeurteilung eignet sich die mikroskopische Untersuchung des Urinsedimentes. Nur frisch gewonnener Urin darf hierzu verwendet werden, da sich Bakterien im stehenden Harn schnell vermehren. Zum genaueren Nachweis (bzw. Ausschluss) eines Bakterienwachstums werden Urinkulturen angelegt. Heute verwendet man kommerziell hergestellte Fertignährböden (Uricultverfahren). Im Falle einer "positiven" Kultur wird das gesamte Gefäß zur Keimaustestung in ein bakteriologisches Institut gesandt (10, 11).

### 5.7.2. Sonographie des oberen Harntraktes, Restharn

Zur orientierenden Beurteilung des Harntraktes wird der Ultraschall überall als einfaches und nicht invasives bildgebendes Verfahren eingesetzt (1, 2, 11). Er dient einer ersten Beurteilung der Nieren (Erkennen von Nierenzysten oder malignen Nierentumoren, Harnstauung) (1, 3), darüberhinaus auch der Erstbeurteilung der Blase. Im Gegensatz zu früher, als das Restharnvolumen mittels (Einmal)-Katheters bestimmt wurde, gelingt seine Bestimmung aktuell relativ exakt mit dem suprapubischen Schall des Unterbauches vor und nach Miktion. Dabei verfügen heutzutage moderne Ultraschallgeräte über eine Messfunktion, die nach Markierung der Blasengrenzen die Restharnmenge automatisch berechnet und angibt. Ist in dem Ultraschallgerät diese Messfunktion nicht integriert, so kann nach dem Ausmessen der Distanzen zwischen den Blasenwänden das Blasenvolumen mit ausreichend zuverlässigen Näherungsformeln errechnet werden (☞ Abb. 5.5) (5, 7).

- Restharnvolumen (cm³) =
  Breite (cm) x Höhe (cm) x Tiefe (cm) x 0,5
  (exakter Faktor: 0,5236) (7)

oder

- Restharnvolumen (cm³) =
  Breite (cm) x Höhe (cm) x 12,56 (cm)
  (nach Orgaz) (7)

Geringfügige Mess-Ungenauigkeiten werden dabei akzeptiert: Da die Blase bei kleinen Volumina eine eher unregelmäßige Form aufweist, werden die Restharn-Volumina überschätzt (zu viel Restharn angenommen). Bei großer Füllung nimmt die Blase dagegen ein eher rechteckiges Format an, wodurch der Restharn nach den angegebenen Formeln als etwas zu gering geschätzt wird (11).

### 5.7.3. Nierenfunktion, Laborparameter

#### 5.7.3.1. Serum-Retentions-Werte

Zu den wesentlichen, für den Harntrakt wichtigen Serumparametern gehören Kreatinin, Harnstoff und Elektrolyte. Diese Werte geben Aufschluss über mögliche Nierenschädigungen, speziell wichtig bei Harnstauung (z.B. bei Überlaufinkontinenz auf dem Boden einer Prostatahyperplasie) (1, 11).

#### 5.7.3.2. Prostataspezifisches Antigen (PSA)

PSA dient der Differenzialdiagnostik zwischen benigner Prostatahyperplasie (BPH) und Prostatakarzinom, beides wesentliche männliche Erkrankungen mit Miktionsstörungen, allerdings mit unterschiedlichen therapeutischen Konzepten.

PSA wird von allen Prostata-Epithelzellen (also bei gut- und bösartigen Prostataveränderungen) exprimiert. Daher können erhöhte PSA-Werte das Vorliegen eines Prostatakarzinoms anzeigen, sind aber nicht automatisch als Malignom-verdächtig einzustufen. Um Fehlinterpretationen zu vermeiden, müssen die PSA-Befunde zusammen mit anderen Parametern (z. B. Patientenalter, Volumen der Prostatadrüse, Prostataentzündung) beurteilt werden. Im Zweifelsfall müssen bei erhöhten, aber oft auch bei grenzwertig pathologischen PSA-Werten und/oder bei unklaren Prostata-Tast (-Ultraschall) -Befunden Biopsien entnommen werden (1, 11).

#### 5.7.3.3. Uroflowmetrie (Harnflussmessung)

Die Uroflowmetrie ist eine einfache nichtinvasive Methode, um die Entleerung der Blase als Funktion der Zeit aufzuzeichnen. Vor Beginn des Tests sollte die Blase möglichst maximal gefüllt sein. Die Harnflussmessung sollte mehrmals wiederholt werden, um ein reproduzierbares Ergebnis der Blasenentleerung zu erhalten (5).

Bei der Auswertung werden unter Berücksichtigung des Miktionsvolumens insbesondere der ma-

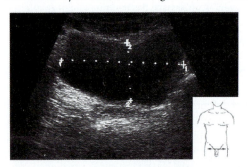
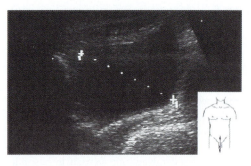

**Abb. 5.5:** Sonographische Restharnbestimmung: Suprapubische Darstellung der Harnblase im Längs- und Querschnitt mit Schema der Schallkopf-Position.

ximale und mittlere Harnfluss, die Flow-Anstiegsgeschwindigkeit und das Flowmuster beurteilt (3, 4) (☞ Tab. 5.6).

Auf diese Weise gewinnt man erste Hinweise auf eine obstruktive und/oder neurogene Miktionsstörung (4, 6) (☞ Abb. 5.6).

Der maximale Harnfluss ist der klinisch wichtigste Parameter bei der Uroflowmetrie. Da eine direkte Korrelation zwischen maximalem Harnfluss und der entleerten Urinmenge besteht, sind Normwerte nur in Relation zum Volumen sinnvoll. Es empfiehlt sich, die Auswertung anhand eines Nomogrammes durchzuführen (2, 5) (☞ Abb. 5.7).

| Parameter | Bedeutung | Einheit |
|---|---|---|
| Harnflussrate (Q) | Flüssigkeitsvolumen, das in der Zeiteinheit durch die Urethra ausgeschieden wird | ml/s |
| Miktionszeit (t) | Zeit vom Miktionsbeginn bis zum Miktionsende | s |
| Flusszeit | Zeit des eigentlichen Harnflusses (bei einzeitiger Miktion = Miktionsdauer) | s |
| Maximaler Harnfluss ($Q_{max}$) | Maximal gemessener Harnfluss während der Miktion | ml/s |
| Mittlerer Harnfluss ($Q_{ave}$) | Miktionsvolumen dividiert durch Flusszeit | ml/s |
| Flussanstiegszeit | Zeit vom Flussbeginn bis zum Flussmaximum | s |
| Miktionsvolumen (V) | Gesamtvolumen, das per vias naturales ausgeschieden wird | ml |

**Tab. 5.6:** Uroflowmetrie: Definitionen der Parameter. (ml = Milliliter, s = Sekunde).

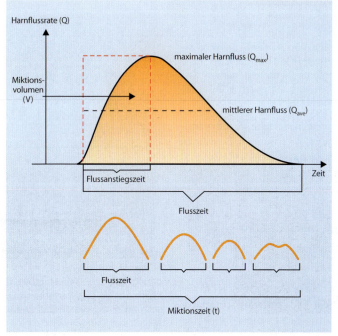

**Abb. 5.6:** Parameter der Uroflowmetrie. Oben: normale Harnflusskurve. Unten: intermittierende Harnflusskurve.

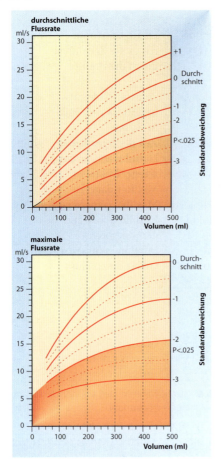

**Abb. 5.7:** Harnfluss-Volumen-Nomogramme für die durchschnittliche und maximale Flussrate nach Siroky (8, 9). Sicher pathologische Werte bestehen ab zwei Standardabweichungen vom Mittelwert (dunkle Bereiche der Nomogramme) (aus 2).

Darüberhinaus empfehlen manche "Urodynamiker", einen Flow-Index zu verwenden. So werden mit dem Flow-Index nach Höfner (2) (☞ Abb. 5.8) klinische Beeinträchtigungsgrade des Uroflows bestimmten Zahlenwerten zugeordnet:

- normal: > 8
- geringgradig eingeschränkt: 5-8
- mittelgradig eingeschränkt: 3-5
- hochgradig eingeschränkt: < 3

Für den klinischen Alltag werden mit Hilfe der Uroflowmetrie verschiedene pathologische Harnflusswerte und -muster beschrieben. Ein hoher Harnfluss hat keinen Krankheitswert. Ein erniedrigter Harnfluss kann durch ein zu geringes Blasenvolumen oder durch das Alter des Patienten (kindliche Blasenkapazität) vorgetäuscht werden. Der reduzierte Uroflow kann aber Folge einer infravesikalen Obstruktion, einer Hypokontraktilität des Detrusors sein bzw. dem Vorliegen beider Umstände entsprechen (dekompensierter Detrusor bei infravesikaler Obstruktion) (☞ Abb. 5.9). Weitere Details sind den Ausführungen im Rahmen des Kap. 5.9 (Urodynamik) zu entnehmen.

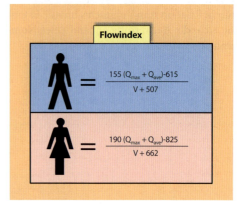

**Abb. 5.8:** Geschlechtsspezifischer Flow-Index nach Höfner (aus 2). $Q_{max}$ = maximaler Harnfluss; $Q_{ave}$ = mittlerer Harnfluss (aus 2).

$$\text{Mann} = \frac{155(Q_{max} + Q_{ave}) - 615}{V + 507}$$

$$\text{Frau} = \frac{190(Q_{max} + Q_{ave}) - 825}{V + 662}$$

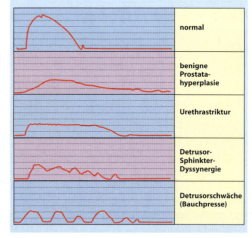

**Abb. 5.9:** Die Form der Harnflusskurve kann bereits Hinweise auf die Ursache der Harnstrahlabschwächung geben: Bei Prostatahyperplasie und Urethrastriktur sind die Kurven ähnlich. Die Miktion unter Einsatz der Bauchpresse (bei Detrusorschwäche) zeigt keinen eindeutigen Unterschied zu dem Kurvenverlauf bei der Miktion eines Patienten mit Detrusor-Sphinkter-Dyssynergie.

## 5.7.4. Literatur

1. Hautmann RE, Huland H (2001) Urologie Springer Verlag Berlin Heidelberg New York

2. Höfner K, Jonas U (2001) Praxisratgeber Harninkontinenz. UNI-MED Verlag Bremen London Boston

3. Jocham D. Miller K (2003) Praxis der Urologie. Thieme Verlag Stuttgart New York

4. Jonas U, Heidler H, Höfner K, Thüroff JW (1998) Urodynamik. Diagnostik der Funktionsstörungen des unteren Harntraktes. Ferdinand Enke Verlag Stuttgart

5. Knispel HH (2003) Harninkontinenz In Jocham D, Miller K. Praxis der Urologie, Band 2 Georg Thieme Stuttgart New York, 336-357

6. Palmtag H (2000) Dysurie und Harninkontinenz In: König B, Reinhardt D, Schuster H-P Kompendium der praktischen Medizin. Springer Verlag Berlin Heidelberg New York 1235-1248

7. Rassweiler J, Merkle W (1997) Ultraschall in der Urologie Thieme Verlag Stuttgart New York

8. Siroky MB, Olsson CA, Krane RJ (1979) The flow rate nomogram: I. Development. J Urol 122: 665-668

9. Siroky MB, Olsson CA, Krane RJ (1980) The flow rate nomogram: II. Clinical correlation. J Urol 123: 208-210

10. Zwergel U (2000) Urologie der Frau. In: König B, Reinhardt D, Schuster H-P. Kompendium der praktischen Medizin, Springer Verlag Berlin 1415-1423

11. Zwergel U, Sökeland J (1999) Benigne Prostatahyperplasie. Springer Verlag Stuttgart New York

## 5.8. Bildgebende Verfahren

### 5.8.1. Konventionelles Röntgen (Abdomen-Leeraufnahme, Ausscheidungsurogramm)

Röntgenuntersuchungen des Abdominalraumes sind im Rahmen einer allgemeinen Inkontinenzabklärung nicht (mehr) obligat. Zur Beurteilung der Nieren und des Harnabflusses ist in der Regel die sonographische Bildgebung ausreichend. Lediglich bei vermuteten ossären Defekten (Spina bifida occulta, anderen Wirbelbogenschlussanomalien) kann eine konventionelle Röntgenaufnahme sinnvoll sein (8, 10). Ein Ausscheidungsurogramm ist fast immer entbehrlich. Als einzige Ausnahme ist die extraurethrale Inkontinenz mit Doppelniere(n) und ektop (in die Vagina) mündendem Ureter zu nennen. Heute ist das Urogramm in Abhängigkeit von Anamnese und weiteren Befunden auch noch eventuell indiziert, wenn anamnestisch eine Hämaturie aufgetreten ist und/oder ein Tumor im Harntrakt bzw. eine Urolithiasis oder eine ursächlich unklare Harnstauung vermutet werden, in der Regel allerdings unabhängig von der Inkontinenzsymptomatik.

### 5.8.2. Retrogrades Urethrogramm

Mit dem retrograden Urethrogramm können bei Hinweisen auf eine subvesikale Obstruktion Kaliberunregelmäßigkeiten der männlichen Harnröhre bzw. Art und Ausdehnung der Urethrastriktur erfasst werden (10).

### 5.8.3. Miktionszyst(o)urethrogramm

Das konventionelle Miktionszyst(o)urethrogramm lässt bei der Blasenentleerung, sofern vorhanden, Blasen- und Harnröhrendivertikel und/oder einen vesikoureteralen bzw. vesikorenalen Reflux erkennen. Desweiteren können während der Miktion auch Strikturen oder funktionelle Engen der Urethra vermutet und/oder Anhaltspunkte für Restharnmengen gefunden werden. Diese Röntgenuntersuchung (ebenso wie das retrograde Urethrogramm) spielt allerdings im Rahmen der Inkontinenzdiagnostik eine untergeordnete Rolle; lediglich bei Verdacht auf neurogener Blasenfunktionsstörung bzw. bei rezidivierenden Harnwegsinfekten kann es zur Klärung der Primärdiagnose beitragen, ohne aber im Normalfall weitergehende direkte Informationen für die Inkontinenzsymptomatik zu liefern (8, 10).

### 5.8.4. Laterales Zyst(o)(urethro)gramm

Im lateralen Zyst(o)(urethro)gramm werden bei der Frau in sagittaler und gedrehter (seitlicher) Perspektive die mit Kontrastmittel gefüllte Harnblase und die Harnröhre, die mit einem röntgenologisch sichtbaren Spezialkatheter geschient ist, dargestellt. Diese Untersuchung ermöglicht eine gute Beurteilung der topographischen Anatomie des vesikourethralen Überganges. Der Winkel zwischen der Harnröhre und dem Trigonum vesicae beträgt im Normalfall etwa 90 Grad, zwischen der Harnröhre und der Sagittalebene etwa 35 Grad (6, 9,12) (☞ Abb. 5.10).

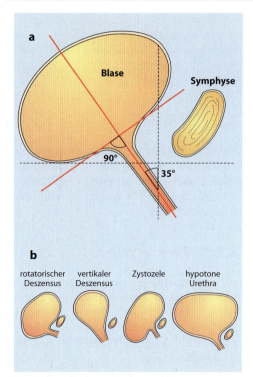

**Abb. 5.10:** Schematische Darstellung des lateralen Zyst(o)(urethro)gramms bei normaler Anatomie und bei Lageanomalie der Blase.
a) normal; b) verschiedene pathologische Befunde (nach 12).

So kann auch die Lageanomalie der Blase (mit Harnröhrenmarkierung) in Ruhe und unter starkem Pressen untersucht werden (☞ Abb 5.10). In Abb. 5.11 sind Art und Ausmaß der Situsveränderung in Originalröntgenbildern zu erkennen.

Folgende wichtige Befunde werden dabei erhoben: Ein Absinken der Blasenbasis unter den Ramus inferior des Os pubis geht häufig mit einem gleichzeitigen "Prolaps" von Blasenhals und Urethra einher und wird als rotatorischer Deszensus bezeichnet. Besteht eine verminderte Fixation des Blasenhalses nach kranial und dorsal, liegt ein vertikaler Deszensus vor, wobei es sich hier um ein Absinken der Blasenbasis, des Blasenhalses und der Urethra handelt. Bei ausgeprägter Schwäche der Beckenbodenmuskulatur kann der Deszensus zu einem (echten) Prolaps von Blase und vorderer Vaginalwand führen (☞ Abb. 5.10 u. 5.11) (8, 9, 11, 12).

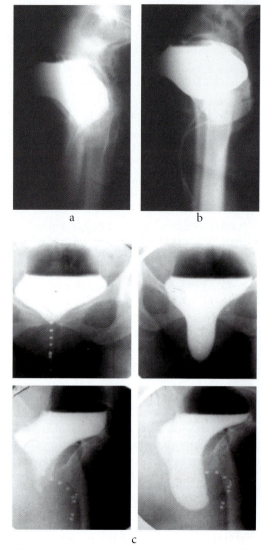

**Abb. 5.11:** Laterales Zyst(o)(urethro)gramm mit Harnröhrenmarkierung in Ruhe und unter Pressen (für a und b mit Doppelbelichtung).
a) Vertikaler Deszensus; b) Rotatorischer Deszensus (aus 9); c) Röntgenbild einer ausgeprägten prolabierenden Zystozele (obere Reihe: sagittale Aufnahmen in Ruhe bzw. unter Belastung (Pressen); untere Reihe laterale Aufnahmen (in Ruhe bzw. unter Belastung)).

### 5.8.5. Sonographie des Blasenhalses, der Harnröhre, der Vagina und des Beckenbodens

Diese Ultraschalluntersuchungen beeinhalten zum einen die Vaginal- und Rektalsonographie sowie die intraurethrale Sonographie. Andererseits kann auch eine externe Ultraschalluntersuchung vorgenommen werden, dann handelt es sich um die Introitus- und Perinealsonographie (2, 3, 7, 13, 19).

Dargestellt werden insbesondere die Position des Blasenhalses sowie die Form und Lage der Urethra und des Blasenbodens. Die Beurteilung dieser "Strukturen" erfolgt nicht nur in Einzelbildern, sondern auch *dynamisch*. Unter Pressen, Husten und Beckenbodenkontraktionen gewinnt man zusätzliche Informationen zum urethralen Widerlager, zur Urethraverschlussfunktion und zur Funktion der Beckenbodenmuskulatur.

Die Arbeitsgemeinschaft Urogynäkologie (AUG, Sektion der Deutschen Gesellschaft für Gynäkologie und Geburtshilfe) hat über die Sonographie des unteren Harntraktes im Rahmen der urogynäkologischen Funktionsdiagnostik vielfach publiziert (5, 7, 13, 17, 18). Besonders aus gynäkologischer Sicht werden die Vorzüge der genannten Ultraschalluntersuchungen gegenüber dem röntgenologischen Verfahren des lateralen Zyst(o)(urethro)gramms immer wieder hervorgehoben (16-18):

- keine Strahlenexposition
- kein potenziell allergenes Kontrastmittel
- hohe Verfügbarkeit der Ultraschallgeräte bei geringem zusätzlichen apparativen Aufwand
- keine Applikation eines Katheters, wodurch insbesondere unter Stress-Bedingung (Belastung durch Husten) der Harnröhrenverlauf nicht beeinflusst wird

Allerdings muss das Sonographie-Verfahren streng standardisiert ablaufen, um reproduzierbar zu sein. Dazu müssen einige Details besonders beachtet werden:

- die Bildrichtung (kraniale Strukturen werden im Bild oben, ventrale Strukturen rechts dargestellt)
- die Bilddarstellung (von Urethra, Blase, Symphyse und Vagina, evtl. Uterus und Rektum)
- die Auswertung (Beachtung der Position des Meatus urethrae internus zur Symphyse mittels Koordinatensystem, Bestimmung des retrovesikalen Winkels β) (☞ Abb. 5.12)
- die Untersuchungsposition der Patientin (in liegender oder stehender Position), außerdem

- die gewünschte Voraussetzung für die Blasenfüllung von etwa 300 ml (15).

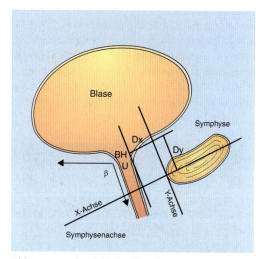

***Abb. 5.12:*** Schematische Darstellung der sonographischen Urethrozystographie (nach 9). Die Symphysenachse verläuft mittig zwischen Symphysenober- und -unterrand.
BH = Blasenhals; U = Urethra; Dy = Distanz zwischen BH und Symphysenachse; Dx = Distanz zwischen BH und Symphysenunterrand; β = retrovesikaler Winkel.

Sonographisch werden die gleichen Parameter (in Ruhe, beim Pressen, Husten und bei Beckenbodenkontraktion) wie bei der röntgenologischen Untersuchung des lateralen Zyst(o)(urethro)grammes beurteilt:

- Position des Meatus urethrae internus in Bezug zur Symphyse
- retrovesikaler Winkel β
- insbesondere die Trichterbildung des Blasenhalses, und außerdem
- die Form und Lage von Urethra und Blasenboden (9, 14)

Zusammenfassend ist festzuhalten: Sonographisch lässt sich die Anatomie durch die Nähe der untersuchten Strukturen zur Ultraschallsonde gut darstellen. Durch stärkeren Druck der Ultraschallsonde können aber auch anatomische Veränderungen vorgetäuscht werden (4, 16-18). Man darf also z.B. bei der Perinealsonographie die Sonde nur mit geringem Druck ansetzen, damit der Blasenhals nicht nach kranial angehoben und der Winkel β verkleinert wird. Diese vorgetäuschten Veränderungen treten vor allem bei Frauen mit Deszensus auf, da Blase und Urethra näher zur Sonde liegen. Insgesamt ist die Auswertung der sonographischen Urethrozystographie nicht einfach. Sie bedarf einer erheblichen Erfahrung. Dies wird exemplarisch auch an der Abb. 5.13 und der Abb. 5.14 deutlich. Mit vergleichbaren Resultaten gegenüber der röntgenologischen Diagnostik (des Zyst(o)(urethro)grammes) ist dann zu rechnen, wenn im klinischen Alltag die Sonographie des unteren Urogenitaltraktes von Erfahrenen durchgeführt wird (3, 5, 13, 14, 18).

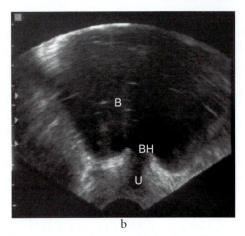

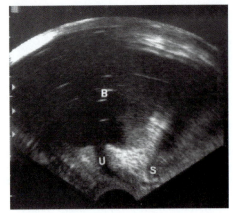

**Abb. 5.13:** Introitussonographie.
B = Blase; U = Urethra; S = Symphyse (aus 9).

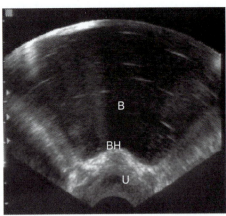

**Abb. 5.14:** Perinealsonographische Darstellung der Blase in der Sagittalebene in Ruhe (a) und bei Beckenbodenkontraktion mit deutlicher Anhebung des Blasenhalses (b). B = Blase; U = Urethra; BH = Blasenhals (aus 9).

### 5.8.6. Literatur

1. Abrams P, Khoury S, Wein A (1999) Proceedings of the 1st Internat Consultation on Incontinence, Health Publication Ltd.

2. Bader W, Degenhardt F, Kauffels W, Nehls K, Schneider J (1995) Sonomorphologische Parameter der weiblichen Stressharninkontinenz. Ultraschall Med 16: 180-183

3. Bergmann A, McKenzie CJ, Richmond J, Ballard CA, Platt LD (1988) Transrectal ultrasound versus cystography in the evaluation of anatomical stress urinary incontinence. Br J Urol 62: 228-230

4. Creighton SM, Pearce JM, Stanton SL (1992) Perineal video-ultrasonography in the assessment of vaginal prolapse: early observations. Br J Obstet Gynaecol 99: 310-313

5. Fink D, Schaer G, Köchli OR, Perucchini D, Haller U (1995) Auswertung der perinealsonographischen Untersuchung: Sind die Resultate reproduzierbar? Geburtshilfe Frauenheilk 55:699-702

6. Füsgen I, Melchior H (1997) Inkontinenzmanual. Springer Verlag Berlin Heidelberg New York

7. Grischke E, Anton HW, Dietz P, Schmidt W (1989) Perinealsonographie und röntgenologische Verfahren im Rahmen der weiblichen Harninkontinenzdiagnostik. Geburtshilfe Frauenheilk 49:733-736

8. Hautmann RE, Huland H (2001) Urologie. Springer Verlag Berlin Heidelberg New York

9. Höfner K, Jonas U (2001) Praxisratgeber Harninkontinenz. UNI-MED Verlag Bremen London Boston

10. Jocham D. Miller K (2003) Praxis der Urologie. Georg Thieme Verlag Stuttgart New York

11. Jonas U, Heidler H, Höfner K, Thüroff JW (1998) Urodynamik. Diagnostik der Funktionsstörungen des unteren Harntraktes. Ferdinand Enke Verlag Stuttgart

12. Knispel HH (2003) Harninkontinenz. In Jocham D, Miller K. Praxis der Urologie, Band 2 Georg Thieme Verlag Stuttgart New York, 336-357

13. Kölbl H, Bernascheck G (1990) Introital sonography-a new method in the diagnostic of bladder function. Geburtshilfe Frauenheilkd 50:295-298

14. Peschers U, Jundt K, Tunn R (2003) Fortschritte in der Diagnostik und Therapie der weiblichen Harninkontinenz. Dt Ärzteblatt 50: 2764-2767

15. Petri E (1996) Gynäkologische Urologie. Thieme Verlag Stuttgart New York

16. Schaer GN, Koechli OR, Haller U (1996) Perineal ultrasound - determination of reliable examination procedures. Ultrasound Obstet Gynecol 7: 347-351

17. Schaer GN, Koechli OR, Schüssler B, Haller U (1995) Perineal ultrasound for evaluating the bladder neck in urinary stress incontinence. Obstet Gynecol 85: 220-224

18. Schaer GN, Kölbl H, Voigt R, Merz E, Anthuber C, Niemeyer R, Ralph G, Bader W, Fink D, Grischke E, Hanzal E, Koechli OR, Köhler K, Munz E, Perucchini D, Peschers U, Sam C, Schwenke A (1996) Empfehlungen der Arbeitsgemeinschaft Urogynäkologie zur Sonographie des unteren Harntraktes im Rahmen der urogynäkologischen Funktionsdiagnostik. Ultraschall Med 17 ; 38-41

19. Schwenke A, Fischer W (1994) Urogenitalsonographie bei weiblicher Harninkontinenz. Gynäkol Praxis 18: 683-687

## 5.9. Urodynamik

### 5.9.1. Allgemeines zur urodynamischen Untersuchung bei Harninkontinenz

#### 5.9.1.1. Indikationen

Vor einer urodynamischen Untersuchung (Blasendruckmessung) sollte ein Miktionsprotokoll mit Erfassung des Inkontinenzausmaßes ebenso vorhanden sein wie Ergebnisse einer Uroflow-Messung und Restharnbestimmung(en). Es wird (nochmals) betont, dass letztere nicht als Nachweismethoden der Harninkontinenz anzusehen sind; sie bieten allerdings Hinweise auf eine Blasenentleerungsstörung mit etwaiger sekundärer Dranginkontinenz (z.B. bei benigner Prostatahyperplasie) oder Hinweise auf eine Überlaufinkontinenz bei Detrusorüberdehnung (beispielsweise infolge mechanischer Obstruktion oder bei neurogen bedingter low compliance Blase) (8, 24).

Indikationen zur urodynamischen Untersuchung liegen bei Harninkontinenz auf Grund unterschiedlicher Gesichtspunkte und Ausgangssituationen vor (☞ Tab. 5.7) (1, 9, 11, 14, 19, 20).

| Indikationen |
|---|
| • bei Verdacht auf eine neurogene Inkontinenzform (Detrusorhyperaktivitäten, Mischinkontinenz) |
| • bei wirkungsloser konservativer Therapie (nach angemessenem Behandlungsversuch, etwa 4 Wochen, zumindest bei der medikamentösen Behandlung) |
| • vor (geplanter) chirurgischer Behandlung (besonders bei Rezidiv-Inkontinenz, Verdacht auf Mischinkontinenz) |

***Tab. 5.7:*** Indikationen zur urodynamischen Untersuchung bei Harninkontinenz.

Nur so kann die Ätiologie der Inkontinenz geklärt werden, was auch aus forensischer Sicht oft notwendig ist. Ganz besonders ist die Durchführung der Urodynamik vor einer Operation (zwingend) notwendig, insbesondere wenn eine Rezidiv-Inkontinenz vorliegt oder wenn angenommen werden muss, dass es sich um eine Mischform handelt.

#### 5.9.1.2. Technische Voraussetzungen

Bei der heute üblichen Flüssigkeits-Zystometrie sollten (als Minimalforderung) zwei Druckkanäle (zur Messung des Blasen- und Rektaldruckes) vorhanden sein. In den neuen modernen Messplätzen findet man in der Regel sogar drei oder mehr Druckkanäle, um z.B. gleichzeitig den Differenzdruck aus intravesikalem und rektalem Druck zu erfassen (☞ Kap. 5.9.2.2.). Mit einem solchen urodynamischen Messplatz lassen sich wichtige ("einfache") Blasenfunktionsstörungen problemlos auch in der Praxis analysieren (3, 4, 21).

Komplexe Krankheitsbilder, wie beispielsweise nach Voroperationen oder bei neurogenen Blasenfunktionsstörungen, sollten allerdings an einem "großen Urodynamik-Messplatz" in einem Zentrum abgeklärt werden. Dort sollte außer der erwähnten "Basis"-Urodynamik ein EMG des Beckenbodens sowie die gleichzeitige röntgenologische Diagnostik, d.h. die zeitgetreue Röntgenbildkopplung mit den Messkurven (Video-Urodynamik), erfolgen (11, 13, 15).

## 5.9.2. Zystometrie (konventionelle Urodynamik)

### 5.9.2.1. Messtechnische Ausstattung, Patientenvorbereitung, Untersuchungsbedingungen und -ablauf

Zur Druckmessung wird ein spezieller Messkatheter (6-12 Charr) verwendet, der unter sterilen Kautelen transurethral oder suprapubisch eingelegt wird. Die dabei registrierten hydrodynamischen Druckwerte (-änderungen) werden in elektrische Signale umgewandelt. Dies kann über Statham-Elemente erfolgen. Alternativ werden Mikrotipkatheter verwendet, bei denen sich der elektronische Druckwandler direkt im Katheter befindet (4, 9).

Die rektale Druckerfassung erfolgt über einen einlumigen Rektal- bzw. Ballonkatheter. Wird zusätzlich das Elektromyogramm des Beckenbodens erfasst, so werden Klebe- bzw. Nadelelektroden im Dammbereich platziert und fixiert (☞ Kap. 6.5.).

Der Patient befindet sich während der Untersuchung in liegender, am ehesten sitzender oder selten stehender Position. Liegt der Patient (z.B. bei Querschnittslähmung), ist die simultane Uroflowmetrie allerdings nicht möglich.

Der Ablauf der Urodynamik erfolgt in klar definierten Schritten: Nach Ausschluss eines akuten Harnwegsinfektes und nach Blasenentleerung (vor Beginn der Untersuchung) muss vor jeder Messung ein Nullpunktabgleich erfolgen, deren Referenzlinie in Höhe der Symphysenoberkante gelegt wird.

Bei der heute üblichen Flüssigkeitszystometrie wird körperwarme Kochsalzlösung (ohne oder mit Kontrastmittel-Zusatz) verwendet. Die Harnblasenfüllung erfolgt vorzugsweise über eine Rollenpumpe, die eine kontinuierliche Füllung gewährleistet und zugleich das eingefüllte Volumen registriert. Bei Routineuntersuchungen sollte die Füllungsgeschwindigkeit nicht über 30 ml/min gewählt werden (bei Erwachsenen am ehesten 20 ml/min), da sonst Detrusorkontraktionen provoziert werden können, die das Ergebnis verfälschen.

Insgesamt sind standardisierte Untersuchungsbedingungen (Zugang, Kathetertyp, Position des Patienten, Messmedien, Temperatur) und ein schematisch vorgegebener Untersuchungsablauf (Blasenfüll-Modus, -Geschwindigkeit) unabdingbare Voraussetzungen, um vergleichbare Messdaten zu erzielen. Damit die Ergebnisse reproduzierbar sind, sollten Mehrfachmessungen erfolgen. Unerlässlich ist auch die unmittelbare Markierung sämtlicher Beobachtungen, da diese später nicht mehr (sicher) nachzutragen sind (1, 2, 19, 20).

Man unterscheidet bei der Zystometrie eine Füllungs- und eine Entleerungsphase.

Zu Beginn der Untersuchung wird die leere Harnblase kontinuierlich langsam gefüllt. Während dieser Füllungsphase (auch Speicherphase genannt) empfiehlt es sich Provokationstests (z.B. Husten, Beklopfen der Bauchdecke) durchzuführen, um zusätzliche Hinweise auf eine mögliche Fehlfunktion (Belastungs-, neurogene Inkontinenz) zu erhalten (☞ Kap. 5.9.4.). Die Blasenfüllung wird bis zum Erreichen eines starken Harndranggefühls fortgesetzt, bevor die Entleerungsphase eingeleitet wird. Wenn der Patient das Gefühl der (sehr) stark gefüllten Harnblase hat, versucht er, die Blase willkürlich und vollständig zu entleeren, wobei neben dem intravesikalen und rektalen (abdominalen) Druck der Harnfluss, die Miktionszeit und das Miktionsvolumen als wesentliche weitere Parameter erfasst werden. Zusätzlich kann die Beckenbodenaktivität (mittels EMG) registriert werden. Auch können mit einer Röntgenbildkamera gegebenenfalls wichtige Miktions-Phasen festgehalten und eventuell videographisch aufgezeichnet werden (12, 19) (☞ Kap. 5.9.2.3.).

### 5.9.2.2. Messgrößen

#### 5.9.2.2.1. Parameter der Detrusorqualität

Der tatsächliche Druck des Detrusor vesicae ergibt sich aus der Differenz des Blasen- (intravesikalen) Druckes und des Rektum- (abdominalen) Druckes. Dieser wird auch als Differenz- oder Detrusordruck bezeichnet. Als standardisierte Messeinheit wird der Druck dabei stets in Zentimeter Wassersäule (cm $H_2O$) angegeben. Diese Einheit gilt übrigens für alle urodynamischen Druckwerte.

Für die Detrusoraktivität sind ferner der Miktionsdruck und die Compliance der Harnblase wichtig. Auf Detrusorinstabilitäten (-hyperaktivität) ist auch zu achten, da sie besonders im Krankheitsfall zu finden sind (☞ Tab. 5.8 und Abb. 5.15) (4, 11, 13, 19).

| Parameter | Bedeutung | Einheit |
|---|---|---|
| Detrusor-(Differenz-)Druck | Differenz des Blasen- und Rektumdruckes | cm $H_2O$ |
| Miktionsdruck | Intravesikaler Druck bei der Miktion | cm $H_2O$ |
| Detrusorkoeffizient (Compliance) | Dehnbarkeit des Detrusors; Quotient aus Füllungsvolumenzunahme und intravesikalem Druckanstieg | ml/cm $H_2O$ |
| Detrusorhyperaktivität | unwillkürlicher Detrusordruckanstieg mit oder ohne Inkontinenz | |

**Tab. 5.8:** Zystometrie: Kurz-Definitionen der wichtigen Parameter zur Detrusorqualität.

Der Detrusorkoeffizient (Synonym: Compliance) ist ein Maß zur Beurteilung der Blasendehnbarkeit bzw. des Muskeltonus der Blasenwand. Der Wert der Compliance (C) wird aus dem Quotienten der Füllungsvolumenzunahme ($\Delta V$ [ml]) und dem damit korrelierenden intravesikalen Druckanstieg ($\Delta P$ [cm $H_2O$]) (☞ Tab. 5.8) berechnet, er lautet damit C = $\Delta V / \Delta P$. Er wird ausschließlich in der Füllungsphase bestimmt, ohne dass die unwillkürlichen intravesikalen Druckerhöhungen (Detrusorhyperaktivitäten) erfasst werden. In der klinischen Praxis ist vorwiegend die Einschränkung der Blasendehnbarkeit von Interesse, da sie zur Ausbildung eines vesikalen Hochdrucksystems (einer Schrumpfblase, auch mit möglichen Konsequenzen für den oberen Harntrakt) führen kann (1, 19).

Als unwillkürliche Detrusorkontraktion (-hyperaktivität) ist jede isolierte Detrusordruckerhöhung zu definieren, unabhängig von ihrer Dauer und der Amplitudenhöhe, ob spontan oder nach Provokation. Messtechnisch ist sie als pathologisch einzustufen. Inwieweit allerdings dieser nachweisbare Befund von klinischer Bedeutung ist, muss vom Untersucher in Kenntnis der Anamnese und sonstiger klinischer Daten beurteilt werden. Manche Patienten zeigen bereits durch die Katheterirritation eine Detrusorhyperaktivität, ohne dass ein klinisch sicher pathologisches Korrelat besteht.

Zur Quantifizierung sollten die Anzahl der Druckerhöhungen, die Schwelle ihres ersten Auftretens (Blasenvolumen bei Beginn der ersten Kontraktion) und die maximale Kontraktionsamplitude erfasst werden (11, 19).

### 5.9.2.2.2. Parameter der Reservoirfunktion und Entleerung der Blase

Als wesentliche Parameter werden die in Tab. 5.9 und Abb. 5.15 genannten Parameter wie erster Harndrang, Blasenkapazität, Harnfluss (☞ Kap. 5.7.3.3.) und Restharn bestimmt.

| Parameter | Bedeutung | Einheit |
|---|---|---|
| Erster Harndrang | Blasenvolumen bei erstem Empfinden eines Harndranges | ml |
| Maximale Blasenkapazität | Volumen, bei dem der Patient starken Harndrang verspürt | ml |
| Effektive Blasenkapazität | maximale Blasenkapazität minus Restharn | ml |
| Restharn | Urinmenge in der Blase nach Miktion | ml |

**Tab. 5.9:** Zystometrie: Kurz-Definitionen der wichtigen Parameter zur Reservoirfunktion und Entleerung der Harnblase (ohne Harnfluss, ☞. Kap. 5.7.3.3.).

Im Normalfall wird ein erster und später ein starker Harndrang (zum Zeitpunkt der bevorstehenden Miktion) registriert, der nicht quantitativ messbar, aber auf Befragen eruierbar ist.

Auch nicht als Messparameter quantifizierbar, aber doch wichtig sind Angaben zur Blasensensitivität, welche auf der Kurve oder dem Auswertungsbogen eingetragen werden müssen. Fehlt die Blasensensitivität und/oder treten bei zunehmender Blasenfüllung vegetative Reaktionen wie Schwitzen, Blutdruck-Veränderungen auf, so spricht dies für das Vorliegen einer neurogenen Blasenfunktionsstörung.

Die maximale (zystometrische) Blasenkapazität ergibt sich entweder durch die Notwendigkeit des Beendens der Blasenfüllung bei starkem Harndrang und/oder durch die Einleitung der Miktion.

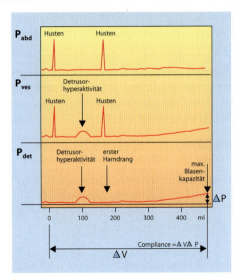

**Abb. 5.15:** Parameter der Zystometrie ($P_{abd}$ = Abdominaldruck; $P_{ves}$ = Blasen ([intra-] vesikaler) -Druck; $P_{det}$ = Detrusordruck; die "x-Achse" entspricht dem Füllungsvolumen der Blase). Hustenstöße sind als Spikes im Abdominal- und Blasendruck (obere und mittlere Kurve) zu erkennen und markiert. Bei korrekter Kalibrierung des Systems dürfen diese Druckzacken während des Hustens im Detrusordruck (untere Kurve) nicht auftreten. Eine Detrusorhyperaktivität ist als Druckwelle im intravesikalen und Detrusordruck erkennbar. Das Fehlen dieser Druckwelle in der Kurve des Abdominaldruckes zeigt, dass der Druckanstieg nicht durch Bauchpresse, sondern durch eine echte Detrusorkontraktion verursacht ist. Zur Berechnung der Compliance wird hier die gesamte Füllphase der Blase berücksichtigt (aus 11).

Die effektive Blasenkapazität errechnet sich aus der Differenz der maximalen Blasenkapazität und dem Restharn.

Die funktionelle Blasenkapazität beinhaltet das Füllungsvolumen bei einer urodynamischen Messung ohne Narkose, während die anatomische Blasenkapazität der Kapazität in Narkose entspricht. Vor allem bei Dranginkontinenz können sich die Messwerte der Blasenkapazitäten deutlich unterscheiden.

Das Restharnvolumen wird nach Miktion aus der Differenz des Blasenfüllungsvolumens und des Miktionsvolumens errechnet. Akzeptabel ist Restharn bis zu 15 % der maximalen Blasenkapazität (4, 11, 13, 19).

### 5.9.2.3. Video-Urodynamik, Langzeit-Urodynamik, PC-gestützte Auswertung

Bei komplexen, unklaren Miktionssymptomen bzw. zur genauen Klassifikation der Blasenfunktionsstörung kann die einfache Erfassung der Detrusorqualität, der Reservoirfunktion und der Blasenentleerung nicht (immer) ausreichen; dann kann eine erweiterte Urodynamik mit Erfassung der Beckenboden-Aktivität und/oder mit simultaner röntgenologischer Darstellung (die sog. Video-Urodynamik) zur weiteren Diagnosefindung beitragen (1, 13, 22). Hierzu stehen heute moderne Geräte zur Verfügung, die neben der Registrierung des intravesikalen Drucks, des Abdominaldrucks, der Uroflowmetrie und des Beckenbodenelektromyogramms eine füllungsadaptierte simultane röntgenologische Darstellung der Blasen- und Harnröhrenmorphologie erlauben (1, 19).

Auch kann beispielsweise bei Drang- oder Belastungs-Inkontinenz eine längere Beobachtung des Befundes im Sinne einer Langzeit-Urodynamik von Interesse sein.

Darüber hinaus verfügen die modernen Aufzeichnungsgeräte in urodynamischen Spezialzentren über Rechenprogramme, die z.B. neben der einfachen Uroflowmetrie eine komplexe Darstellung der Druck-Fluss-Verhältnisse ermöglichen (4, 21).

Auch wenn die bestimmten und errechneten Messparameter eine große Schwankungsbreite aufweisen, so sind zumindest Anhaltswerte von Interesse und der Tab. 5.10a und b zu entnehmen (4).

| Normalwerte der Füllungsphase | |
|---|---|
| Detrusordruckanstieg | 10-15 cm $H_2O$ |
| Compliance | ≥ 25 ml/cm $H_2O$ |
| Erster Harndrang | 350-550 ml |
| Maximale Blasenkapazität | 350-550 ml |
| Detrusoraktivität | Stabil |
| Beckenboden-EMG | Aktivität mit zunehmender Blasenfüllung ansteigend |
| Blasenhals | Geschlossen |
| Harnröhrenverschlussdruck | > Intravesikaler Druck |

**Tab. 5.10a:** Wichtige Normalwerte der Füllungsphase (Anhaltswerte).

| Normalwerte der Entleerungsphase | |
|---|---|
| Detrusor(kontraktions)druck | Mann: 65 cm H$_2$O, Frau: 45 cm H$_2$O |
| Miktionsdruck | Mann: 80 cm H$_2$O, Frau: 65 cm H$_2$O |
| Maximaler Harnfluss | >15 ml/s |
| Beckenboden-EMG | Aktivität abfallend |
| Blasenhals | Trichterförmig geöffnet |

***Tab. 5.10b:*** Wichtige Normalwerte der Entleerungsphase (Anhaltswerte).

### 5.9.2.4. Zusätzliche Provokationstests

Diese Zusatzuntersuchungen können ergänzende Informationen über die Blasenfunktionsstörung liefern (4, 21):

Einfache physikalische oder mechanische Reize (z.B. Husten, Niesen) dienen dazu, beispielsweise unwillkürliche Detrusorkontraktionen oder eine Belastungsinkontinenz nachzuweisen bzw. auszuschließen (☞ Kap. 5.9.4.1.).

Der **Carbacholtest** (Lapides-Test) beruht darauf, dass der denervierte Detrusor auf cholinerge Reize hypersensibel reagiert. Wird ein Cholinergikum injiziert, antwortet der Blasenmuskeltonus überschießend erhöht, sodass der Druck des Detrusors erheblich (um mehr als 20 cm H$_2$O) ansteigt.

Der **Eiswassertest** dient der Überprüfung einer zentralen Enthemmung bei intaktem sakralem Reflexbogen. Die Instillation von etwa 100 ml Eiswasser provoziert im "Krankheitsfall" unwillkürliche Detrusorkontraktionen mit konsekutivem Urinverlust; sind die Nervenbahnen dagegen intakt, wird diese Reaktion zentral gehemmt.

Die Bestimmung des **Valsalva leak point pressure** gibt zusätzliche Auskunft über den Grad einer Belastungsinkontinenz. Der Patient wird bei einem Blasenvolumen von etwa 200 ml aufgefordert, den abdominellen Druck durch ein Valsalva-Manöver zu erhöhen. Der Druck, bei dem der Patient Urin unwillkürlich verliert, wird als Valsalva leak point pressure bezeichnet.

### 5.9.3. Urethradruckprofil

Durch das simultane Messen von Blasen- und Urethradruck kann mit dem Urethradruckprofil (UDP, Synonyma: urethrales Druckprofil, Sphinktermanometrie) die Verschlussfähigkeit der Urethra in Ruhe und unter Stressbedingungen untersucht werden. Zum qualitativen Belastungsinkontinenznachweis reicht allerdings die Basis-Urodynamik (Zystomanometrie) für viele Fälle aus. Das UDP ist nur bei Patienten mit speziellen Fragestellungen wünschenswert (4, 10, 12).

### 5.9.3.1. Messtechnische Ausstattung, Patientenvorbereitung, Untersuchungsbedingungen und -ablauf

Das urethrale Druckprofil lässt sich an jedem urodynamischen Messplatz durchführen, sofern mindestens zwei Druckkanäle (für die intravesikale und die intraurethrale Druckregistrierung) zur Verfügung stehen (☞ Abb. 5.16).

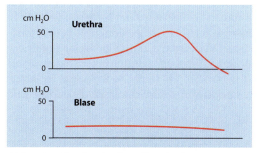

***Abb. 5.16:*** Urethradruckprofil: Gleichzeitige intraurethrale und intravesikale Druckregistrierung.

Zur Druckmessung finden (meist) Mikrotip- oder Perfusionskatheter Verwendung. Wie bei der Zystometrie sollte körperwarme Flüssigkeit verwendet werden. Die Druckprofilschreibung erfolgt durch eine Katheterzugeinrichtung, wobei der Katheter kontinuierlich maschinell (2-10 cm/min) zurückgezogen wird. Ein nicht-manueller Rückzug gilt heute als obsolet (4, 6, 16).

Vorzugsweise sollten die konventionelle Urodynamik und die Urethra-Druckmessung in einem aufeinander folgenden Untersuchungsgang durchgeführt werden, um die Belastung für den Patienten zu minimieren. Ähnlich wie bei der Zystometrie kann der Patient sitzend, liegend oder stehend untersucht werden, wobei es sich empfiehlt, für beide Untersuchungen die gleichen Positionen zu wählen.

Vor dem eigentlichen Messbeginn wird die Blase mit einem fest definierten Volumen gefüllt (bei Erwachsenen etwa 100 ml, bei Kindern etwa 50 ml), da die registrierten Druckwerte vom Füllungsgrad der Blase abhängig sind.

Zu Beginn der Messung müssen beide Druckaufnehmer in der Blase liegen und den gleichen Druckwert anzeigen, um später den urethralen Verschlussdruck berechnen zu können (☞ Kap. 5.9.3.2.1.).

Die Untersuchung kann in zwei Phasen eingeteilt werden, in ein Ruhe- und ein Stressprofil. Beim entspannten Patienten wird zunächst der Messkatheter unter den genannten standardisierten Voraussetzungen (Patientenposition, Blasenfüllung, Perfusattemperatur usw.) mit konstanter Rückzugsgeschwindigkeit durch die Harnröhre gezogen. Dabei werden im ersten Untersuchungsgang in *Ruhe* die intraurethralen Druckverhältnisse bestimmt (☞ Abb. 5.16). Während der anschließenden Stressprofilregistrierung wird der Patient aufgefordert, in Abständen von 2-3 Sekunden kurz zu husten, sodass der intraabdominelle bzw. intravesikale Druck ansteigt und dadurch eine zusätzliche Belastung für den Verschlussmechanismus entsteht (☞ Abb. 5.17) (16, 17). Aus den so registrierten beiden Druckkurven werden die nachstehend (im Kap. 5.9.3.2.) genannten Messgrößen bestimmt.

hedruck den intravesikalen übersteigt (☞ Tab. 5.11). Sie sollte bei der Frau 2-3 cm und beim Mann 4-5 cm nicht unterschreiten.

Der maximale Urethraverschlussdruck in Ruhe errechnet sich durch Subtraktion des intravesikalen Ruhedrucks vom maximalen Urethradruck. Er kann in normo-, hypo- oder hyperton eingestuft werden und ist altersabhängig. Nach einer Faustregel beträgt der Wert bei Frauen bis zum 50. Lebensjahr 50 cm $H_2O$ und danach 100 cm $H_2O$ minus Alter (4, 6).

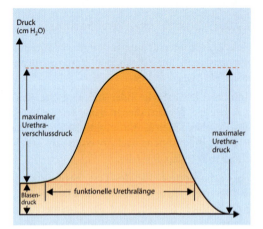

**Abb. 5.18:** Urethradruckprofil: Darstellung der wichtigen Parameter.

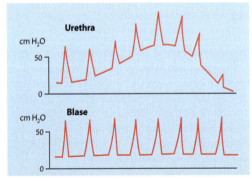

***Abb. 5.17:*** Urethrastressprofil: Gleichzeitige intraurethrale und intravesikale Druckregistrierung, in diesem Fall mit wiederkehrenden Druckanstiegen durch regelmäßige Hustenstöße (nach 19).

### 5.9.3.2. Messgrößen

#### 5.9.3.2.1. Ruheprofil

Mit dem Ruheprofil lassen sich als wichtigste Parameter die funktionelle Urethralänge und der maximale Urethraverschlussdruck bestimmen (☞ Abb. 5.18).

Die funktionelle Urethralänge entspricht dem Abschnitt der Urethra, in dem der intraurethrale Ru-

| Parameter | Bedeutung | Einheit |
|---|---|---|
| Maximaler Urethradruck | Maximaldruck des Urethradruckprofils | cm $H_2O$ |
| Intravesikaler Druck | simultan gemessener Blasendruck | cm $H_2O$ |
| Maximaler Urethraverschlussdruck | maximaler Urethradruck minus Blasendruck | cm $H_2O$ |
| Funktionelle Urethralänge | Strecke, auf der der Urethradruck den Blasendruck übersteigt | cm |

***Tab. 5.11:*** Urethradruckprofil: Kurz-Definitionen der wichtigen Parameter.

Prinzipiell zeigen sich deutliche Unterschiede in den Kurvenformen beider Geschlechter. Erkennt man bei der Frau ein glockenförmiges, eingipfliges Ruheprofil mit Punctum maximum des urethralen Verschlussdruckes in Sphinkterhöhe, so zeigt der Mann einen zweigipfligen Verlauf mit einem Gipfel in der prostatischen Harnröhre und einem Punctum maximum im externen Sphinkter (Beckenboden) -Bereich (☞ Abb.5.19) (4, 6, 19).

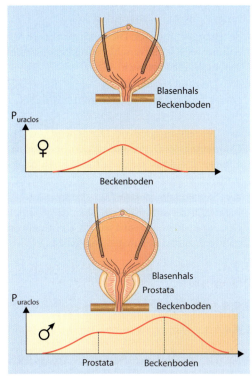

**Abb. 5.19:** Urethradruckprofil der Frau (glockenförmig) und des Mannes (zweigipflig). $P_{uraclos}$ = Urethraverschlussdruck (nach 13).

### 5.9.3.2.2. Stressprofil (Belastungsprofil)

Wenn sich mit dem Ruheprofil nur Vermutungen über die Suffizienz des Verschlussapparates äußern lassen, können mit dem Stressprofil (nach Hustenstößen) weitere Aussagen zum Kontinenz-Druckverhalten getroffen werden. Im Normalfall kann über die gesamte funktionelle Harnröhrenlänge ein positiver Verschlussdruck, auch unter Belastung (simuliert durch kurze Hustenstöße) aufrechterhalten und infolgedessen Harnkontinenz gewahrt werden (☞ Abb. 5.20a). Ist unter Stressbedingungen dies nicht der Fall, ist also kein positiver Verschlussdruck über die gesamte funktionelle Urethralänge mehr nachweisbar, muss eine Belastungsinkontinenz angenommen werden (☞ Abb. 5.20b) (4. 6, 11, 19).

Die durch Husten ausgelösten Druckspikes lassen sich in der Kurve der intravesikalen Druckregistrierung gut erkennen. Bei normalem Urethraverschluss unter Stressbedingungen (a) erfolgt die Druckübertragung auf die Urethra nahezu verlustfrei, so dass im Urethradruckprofil die Hustenspikes in nahezu gleicher Höhe erkennbar sind. Dementsprechend errechnet sich für den Urethraverschlussdruck (aus der Differenz des maximalen Verschlussdruckes und des intravesikalen Druckes) ein positiver Druckgradient. Liegt demgegenüber eine Belastungsinkontinenz vor (b), erfolgt keine suffiziente Druckübertragung auf die Urethra; man erkennt entsprechende Druckverluste bei der Profilregistrierung und zwar daran, dass die Längen der Druckzacken vermindert sind, die auf das Urethradruckprofil aufgesetzt sind. In diesen Fällen ist der Urethraverschlussdruck zum Zeitpunkt des Hustenstoßes null oder negativ, was als typisches Zeichen für eine Belastungsinkontinenz angesehen wird (11, 15, 19).

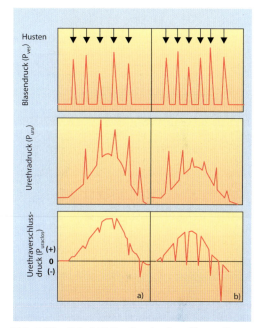

**Abb. 5.20:** Abb. 4.42: Urethradruckprofil unter Provokationsbedingungen (mit Hustenstößen) (aus 11). a: Normalbefund; b: Belastungsinkontinenz.

### 5.9.3.2.3. Drucktransmission

Mit der Erfassung der vesikourethralen (passiven und aktiven) Drucktransmission werden zusätzliche Erkenntnisse über die Ursachen einer Belastungsinkontinenz gewonnen (☞ Kap. 4.2.). Bei dieser Evaluation werden die durch Hustenstöße erzielten intraurethralen Druckzacken in Relation zu den simultan registrierten Blasendruckzacken gesetzt und anschließend zur Bestimmung des Drucktransmissionsprofils (in Prozentangaben) ausgedrückt. (☞ Abb. 5.21) (6, 20).

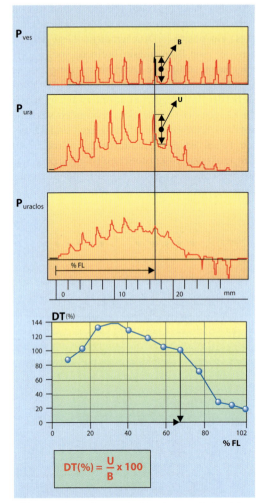

**Abb. 5.21:** Berechnung der Drucktransmission (oben 3 Kurven des Urethradruckprofils, unten Diagramm des Drucktransmissionsprofils). Bei der Berechnung der Drucktransmission werden die Druckspikes in der Blase (B) und der Urethra (U) in Relation gesetzt. Die Drucktransmission ergibt sich nach der angegebenen Formel: Quotient der Größe des Hustenspikes im Urethradruck (U) und der des Hustenspikes im Blasendruck (B) in Prozent. Für jeden Hustenstoß ergibt sich demnach eine Drucktransmission (DT), die abhängig von der "Lokalisation" des Hustenstoßes im Profil der funktionellen Urethralänge (FL) in Prozent zugeordnet wird (Druck-Transmissionsprofil) (aus 11).

Für "Spezialisten" können noch weitere Parameter interessant sein:

- der Transmissionsdruck: Dieser entspricht dem Anstieg des intraurethralen Drucks unter Belastung (Amplitude der Druckzacke)
- der Depressionsdruck: Dieser entspricht der Abnahme des Urethraverschlussdruckes unter Belastung (Differenzdruck)
- der Urethraverschlussdruck unter Belastung: Dieser entspricht dem Harnröhrenverschlussdruck minus Depressionsdruck
- der Depressionsquotient: Dieser wird aus den Quotienten des Depressionsdrucks und des maximalen Urethraverschlussdrucks in Ruhe ermittelt
- der Transmissionsfaktor (Drucktransmissions-Ratio): Dieser entspricht der oben dargestellten Drucktransmission, wird jedoch als Mittelwert mehrerer Einzelmessungen angegeben (19).

### 5.9.4. Urodynamik – Befunde nach Diagnosen

#### 5.9.4.1. Belastungsinkontinenz

##### 5.9.4.1.1. Nachweis in der Zystometrie mit Uroflowmetrie und EMG

Liegt eine höhergradige Belastungsinkontinenz vor, kann diese durch hustensynchronen Urinabgang zystomanometrisch verifiziert werden. Dass es sich tatsächlich um eine Belastungsinkontinenz handelt, ergibt sich aus dem Fehlen unwillkürlicher Detrusorkontraktionen zum Zeitpunkt der Inkontinenz und durch die Tatsache, dass ausschließlich im Zusammenhang mit abdominellen Druckerhöhungen (bei Hustenstößen) der Urinverlust auftritt (☞ Abb.5.22) (4, 5, 10, 15, 23).

## 5.9. Urodynamik

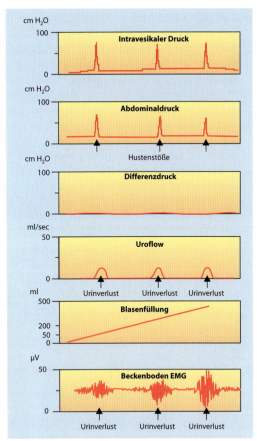

**Abb. 5.22:** Nachweis einer Belastungsinkontinenz durch hustensimultanen Urinverlust während der Füllungsphase der Zystometrie. Bei Stressprovokation (bei Hustenstößen, erkennbar an den Spikes in den Kurven des intravesikalen und rektalen Druckes) erfolgt jeweils Harnverlust (im Uroflow zu erkennen). Keine unwillkürlichen Detrusorkontraktionen (s. Differenz-Druck), normales Blasenvolumen (bis etwa 500 ml) und unauffälliges EMG.

Die messbare Menge des Urinverlustes tritt oft erst ab einer gewissen Blasenfüllung auf bzw. nimmt mit zunehmendem Blasenvolumen zu, dies lässt sich an ansteigenden Harnfluss-Werten des Inkontinenzereignisses erkennen. Öfters, zumindest bei Minimalbefunden, lässt sich eine Stressinkontinenz mit der Zystometrie nicht nachweisen, das kann z.B. auch daran liegen, dass der transurethrale Messkatheter den Urinverlust verhindert.

### 5.9.4.1.2. Nachweis im Urethradruckprofil

Normalerweise ist über die gesamte funktionelle Harnröhrenlänge ein positiver Verschlussdruck auch unter Stressbedingungen vorhanden (☞ Abb. 5.20a) (☞ Kap. 5.9.3.2.2.). Umgekehrt liegt typischerweise eine Belastungsinkontinenz dann vor, wenn beim Husten der Verschlussdruck null oder negativ ist (☞ Abb. 5.20b).

Betrachtet man auch die Ausführungen zur Drucktransmission (☞ Kap. 4.2.1.1.), so können als Ursachen der Belastungsinkontinenz verschiedene Konstellationen (bzw. deren Kombinationen) gefunden werden (4, 11, 17, 20):

▶ Der maximale Urethraverschlussdruck wird im Ruheprofil als vermindert nachgewiesen. Bereits in Ruhe ist also der urethrale Verschluss insuffizient, dies entspricht dem Befund einer hypotonen Urethra mit einem maximalen Urethraverschlussdruck von unter 30 cm $H_2O$ (☞ Abb. 5.23) (4, 6, 10, 16).

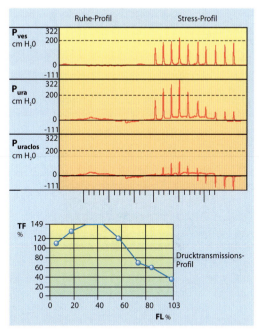

**Abb. 5.23:** Belastungsinkontinenz bei hypotoner Urethra (maximaler Urethraverschlussdruck in Ruhe hier bei etwa 27 cm $H_2O$). Oben 3 Kurven des Urethradruckprofils ($P_{ves}$ = Blasendruck, $P_{ura}$ = urethraler Druck, $P_{uraclos}$ = Urethraverschlussdruck), unten Diagramm des Drucktransmissionsprofils (aus 11).

Beim Stressprofil im Sitzen (rechter Teil der drei Kurven, ☞ Abb. 5.23) gelingt der Nachweis einer Belastungsinkontinenz nicht, da der Druckgradient in den proximalen Zweidritteln des Belastungsprofils positiv bleibt. Dem entspricht auch das normale Drucktransmissionsprofil, das bis ca. 65 % der funktionellen Urethralänge einen Transmissionsfaktor (TF) von über 100 % zeigt (s. linker Anteil des Diagrammes) (10, 16, 19) (TF: Transmissionsfaktor; FL: funktionelle Urethra).

▶ Die passive Drucktransmission im Stressprofil ist vermindert und zeigt eine Absenkung des Drucktransmissionsprofils im proximalen Drittel der funktionellen Urethralänge (auf unter 70 %) (☞ Abb. 5.24).

▶ Die aktive Drucktransmission im Stressprofil ist vermindert; es liegt eine reduzierte reflektorische Kontraktionsleistung, d.h. eine **Hypereaktivität** der Beckenboden/Sphinkter-Muskulatur vor. Abb. 5.25 zeigt ein typisches Drucktransmissionsprofil bei dieser Form der Belastungsinkontinenz, wobei die funktionelle Urethralänge in Ruhe annähernd normal ist, aber die aktive Drucktransmission pathologisch verändert ist. Das Drucktransmissionsprofil weist einen kontinuierlichen Abfall ab 40 % der funktionellen Urethralänge auf.

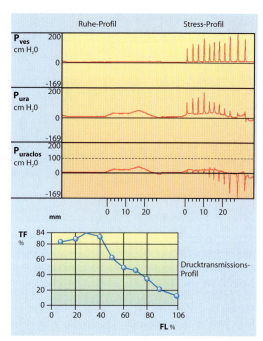

**Abb. 5.25:** Belastungsinkontinenz mit normaler funktioneller Urethralänge und Insuffizienz der aktiven Drucktransmission. Oben 3 Kurven des Urethradruckprofils ($P_{ves}$ = Blasendruck, $P_{ura}$ = urethraler Druck, $P_{uraclos}$ = Urethraverschlussdruck), unten Diagramm des Drucktransmissionsprofils (aus 11).

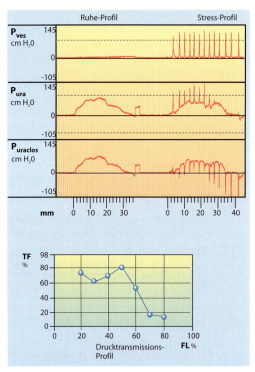

**Abb. 5.24:** Belastungsinkontinenz mit normaler funktioneller Urethralänge und Insuffizienz der passiven Drucktransmission. Oben 3 Kurven des Urethradruckprofils ($P_{ves}$ = Blasendruck, $P_{ura}$ = urethraler Druck, $P_{uraclos}$ = Urethraverschlussdruck), unten Diagramm des Drucktransmissionsprofils (aus 11).

Die genannten Ursachen bzw. Befundmuster der Urethradruckprofile können einzeln oder in Kombination auftreten. Bei ausgeprägteren Belastungsinkontinenzen liegt meist eine Kombination aus mehreren Pathologika vor. Das Beispiel eines solchen pathologischen Drucktransmissionsprofils zeigt die Abb. 5.26, wo zusätzlich zur insuffizienten aktiven Drucktransmission eine verkürzte funktionelle Urethralänge auf ca. 11 mm festzustellen ist.

## 5.9. Urodynamik

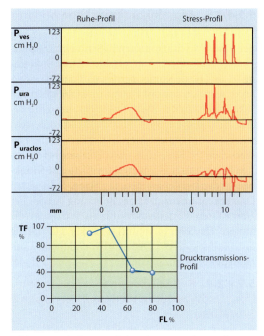

**Abb. 5.26:** Belastungsinkontinenz mit verkürzter funktioneller Urethralänge und Insuffizienz der aktiven Drucktransmission. Oben 3 Kurven des Urethradruckprofils ($P_{ves}$ = Blasendruck, $P_{ura}$ = urethraler Druck, $P_{uraclos}$ = Urethraverschlussdruck), unten Diagramm des Drucktransmissionsprofils (aus 11).

### 5.9.4.2. Dranginkontinenz

Die Dranginkontinenz ist urodynamisch in den Formenkreis der Detrusorhyperaktivität einzuordnen (1, 19), wobei der urethrale Verschluss intakt ist. **Klinisch** kann zwischen vermehrter Harndrangsymptomatik bis hin zur Dranginkontinenz unterschieden werden, wobei die Übergänge fließend sind. **Urodynamisch** wird zwischen verschiedenen nachfolgenden Formen unterschieden.

#### 5.9.4.2.1. Motorische Dranginkontinenz (Detrusorhyperaktivitätsinkontinenz mit Drang)

Eine motorische Dranginkontinenz liegt vor, wenn zystomanometrisch (spontan oder provoziert) nicht-unterdrückbare Detrusorkontraktionen nachzuweisen sind (☞ Abb. 5.27). Die Blasensensitivität ist allerdings in einem solchen Fall erhalten (Befund nur anamnestisch zu erheben) (4, 19, 21, 22).

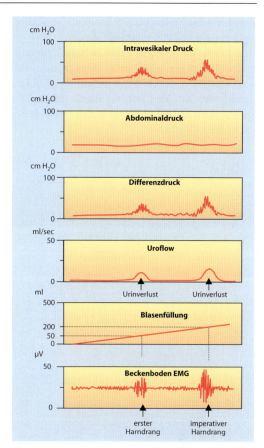

**Abb. 5.27:** Nachweis einer Detrusorhyperaktivitätsinkontinenz (mit Drang). Bei geringer Blasenfüllung (etwa 50 ml) plötzlich auftretende Detrusorkontraktion mit Erhöhung des intravesikalen Druckes im Sinne einer Detrusorhyperaktivität (s. Differenzdruck). Reflektorisch vermehrte EMG-Aktivität beim ersten Harndrang und beim imperativen Harndrang. Vermindertes Blasenvolumen (etwa 200 ml). Ansonsten unauffälliger Ablauf der Miktion (hier nicht dargestellt).

#### 5.9.4.2.2. Sensorische Dranginkontinenz (Urethrale Relaxierungs-Inkontinenz mit Drang)

Bei der urethralen Relaxierungs-Inkontinenz mit Drang tritt urodynamisch ein Urinverlust ohne (bzw. ohne wesentliche) Detrusorhyperaktivitäten auf, der meist mit steigendem Füllungszustand der Blase erkennbar ist. Als Ursache wird eine reizbedingte, reflektorische Abnahme des Urethradrucks (Relaxation) unter das Druckniveau der Harnblase angesehen, so dass durch den Druckausgleich zwischen Blase und Urethra Harninkontinenz auftritt

(14, 17). Gleichzeitig besteht meist ein sogenannter sensorischer Füllungsblock der Harnblase, so dass bereits bei geringsten Füllmengen Urin ohne (oder mit nur geringer Detrusorkontraktion) entleert wird (☞ Abb. 5.28). Die willkürliche Miktion erfolgt verfrüht, aber mit normalem Verlauf bei inadäquater Blasenfüllung und gleichzeitiger Beckenboden-Relaxation.

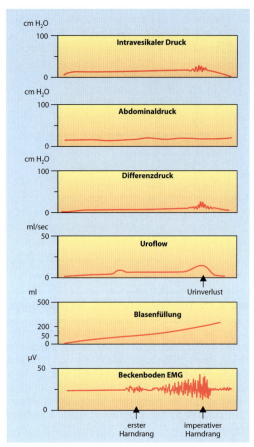

**Abb. 5.28:** Zystometrie einer urethralen Relaxierungsinkontinenz mit Drang (während der Füllungsphase). Durch vermehrte Anflutung von sensorischen Reizen kommt es zu verfrühtem ersten Harndrang (ab 50 ml) und imperativem Harndrang, konsekutiv zu einer funktionell verringerten Blasenkapazität (von etwa max. 150 ml). Urodynamisch keine (wesentlichen) ungehemmten Detrusorkontraktionen.

### 5.9.4.2.3. Mischinkontinenz (Kombinierte Inkontinenz)

Bei einer Mischinkontinenz (Synonyma: Stress-Drang-Inkontinenz, gemischte Harn-Inkontinenz) sind beide Komponenten vorhanden, sodass urodynamisch sowohl Detrusorinstabilitäten mit Inkontinenz in der Zystometrie als auch eine Belastungsinkontinenz im Urethradruckprofil nachweisbar sein können. Man unterscheidet im Wesentlichen (☞ Kap. 4.5.3.) zwei Formen, bei der ersten handelt es sich um zwei unabhängige Krankheitsbilder; bei der zweiten, der Stress-induzierten Dranginkontinenz, tritt bei Belastung (wegen der Harnröhren-Verschlussinsuffizienz) Urin in die hintere Harnröhre, wodurch starker Harndrang mit konsekutiver Detrusorhyperaktivität mit Dranginkontinenz entsteht.

### 5.9.4.2.4. Reflexinkontinenz (neurogene Detrusorhyperaktivitätsinkontinenz ohne Sensation)

Die Reflexinkontinenz ist rein urodynamisch kaum von der motorischen Dranginkontinenz zu unterscheiden, tritt jedoch nur bei neurologischen Erkrankungen als neurogene Harninkontinenz auf und ist durch die fehlende Sensitivität während der Blasenfüllung und Miktion gegenüber der Dranginkontinenz zu unterscheiden (12, 13, 14, 18). (☞ Abb. 5.29).

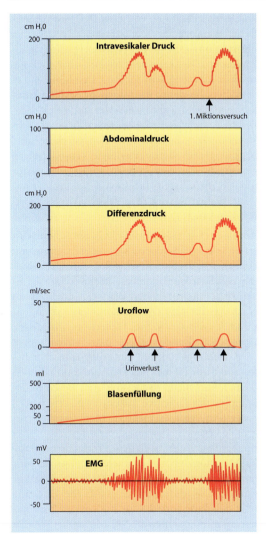

**Abb. 5.29:** Zystometrie einer neurogenen Detrusorhyperaktivitätsinkontinenz. Ab einem geringen Füllungsvolumen der Blase treten unwillkürliche Detrusorkontraktionen auf, die mit einer Inkontinenz einhergehen (können). Reflektorisch vermehrte EMG-Aktivitäten. Vermindertes Blasen-Volumen. Meist pathologischer Uroflow (hier nicht dargestellt).

### 5.9.4.2.5. Überlaufinkontinenz (chronische Harnretention mit Inkontinenz)

Eine Überlaufinkontinenz ist urodynamisch dadurch charakterisiert, dass infolge einer Blasenwandveränderung (-überdehnung) der intravesikale Druck den intraurethralen übersteigt. Entweder führt eine mechanische Obstruktion mit hohen Restharnmengen zur Blasenwandüberdehnung (mit pathologisch hohen intravesikalen Druckwerten) (obstruktive Überlaufinkontinenz), oder es handelt sich um eine eingeschränkte Dehnbarkeit bei meist neurogenen Blasenfunktionsstörungen (low compliance Blase) in Kombination mit (relativ) hohen Restharnvolumina (funktionelle Überlaufinkontinenz) (19, 24).

### 5.9.4.2.6. Schrumpfblase, low compliance Blase

Zu differenzieren ist zwischen einer Schrumpfblase (mit einer strukturellen Kapazitätsverminderung) und einer funktionell (sensorisch bedingten) Kapazitätseinschränkung der Harnblase (low compliance Blase [bladder], Synonyme: hypertone Blase, Hochdruckblase). Dieser Unterschied ist auch für die Therapieentscheidung wichtig.

Die Krankheitsbilder können dadurch kompliziert werden, dass auch Detrusorinstabilitäten vorliegen können (11, 18, 19, 22).

Speziell die low compliance Blase stellt in vielen Fällen nicht nur ein erhebliches therapeutisches, sondern auch ein diffiziles diagnostisches Problem dar (☞ Abb. 5.30). Zur Diagnostik bzw. Differenzialdiagnostik gehören die Blasen-Kapazitätsbestimmung und/oder die Zystomanometrie (eventuell sogar in Narkose). Allerdings sind diese Untersuchungsverfahren auch keine für die low compliance Blase beweisenden diagnostischen Maßnahmen, so dass letztendlich die Diagnose anhand einer meist umfangreichen Liste von Ein- bzw. Ausschlusskriterien gestellt wird. Besonders ist zu beachten, dass eine low compliance Blase Ursache für ein intravesikales Hochdrucksystem sein kann, welches die Gefahr des Harnrefluxes und/oder der supravesikalen Harnstauung mit allen negativen Konsequenzen für den oberen Harntrakt (bis hin zur Niereninsuffizienz) beinhaltet (18, 19).

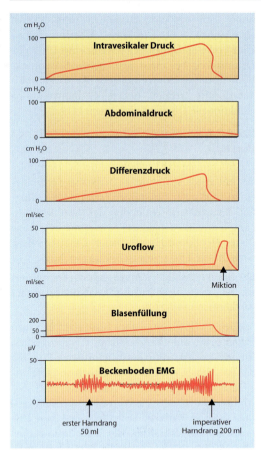

**Abb. 5.30:** Zystometrie bei low compliance Blase mit erheblicher Einschränkung der Blasendehnbarkeit (mit hohen intravesikalen Druckwerten). Die Einschränkung der Blasendehnbarkeit beginnt bereits bei einem geringen Blasenfüllungsvolumen, die Compliance nimmt kontinuierlich ab (auf weit unter den Normwert von 25 ml/cm $H_2O$), so dass auch die maximale Blasenkapazität erheblich eingeschränkt ist. Frühzeitiger Anstieg der Detrusoraktivität und somit des intravesikalen bzw. Detrusor-Druckes.

#### 5.9.4.2.7. Differenzialdiagnostische Probleme

#### Dranginkontinenz, Detrusorhyperreflexie neurogener oder nicht-neurogener Genese

Da urodynamisch die Genese einer registrierten unwillkürlichen Detrusorkontraktion messtechnisch nicht differenziert werden kann, ergeben sich vielfach differenzialdiagnostische und konsekutiv -therapeutische Probleme. So gilt es beispielsweise, eine motorische Dranginkontinenz (eine nicht neurogene Detrusorhyperaktivitätsinkontinenz mit Drang) von einer Detrusorhyperreflexie neurogener Genese bzw. von einer obstruktions-assoziierten Detrusorinstabilität abzugrenzen. Dies kann sehr wichtig, aber auch besonders schwierig sein für Patienten höheren Lebensalters, bei denen neurologische Begleiterkrankungen (z.B. M. Parkinson) oder zumindest degenerative zerebrale Prozesse, eine subvesikale Obstruktion (z.B. benigne Prostatahyperplasie) und physiologische alterungsbedingte Veränderungen gemeinsam vorliegen können, wobei jeder Faktor für sich allein bereits für die Auslösung einer unwillkürlichen Detrusorhyperaktivität verantwortlich sein kann (1, 4, 19).

Allgemein gibt es klare geschlechtsspezifische Unterschiede. Differenzialdiagnostisch insgesamt einfacher ist die Situation bei der Frau: Der simultan zur Detrusorinstabilität nachweisbare Urinverlust kann mit hoher Wahrscheinlichkeit als Nachweis für eine Dranginkontinenz gelten, zumindest solange keine weitere neurologische Grunderkrankung vorliegt bzw. angenommen wird. Demgegenüber ist ein urodynamischer Befund mit unwillkürlichen Detrusorkontraktionen beim Mann nicht zweifelsfrei zum Beschwerdekomplex des Patienten zuzuordnen. Wie bereits ausgeführt, gibt es mehrere Möglichkeiten zugrunde liegender Diagnosen. So können Kontraktionen bei einer benignen Prostatahyperplasie (BPH) schon durch die Katheterirritation der hinteren Urethra während der Messung ausgelöst werden. Das differenzialdiagnostische Dilemma setzt sich darin fort, dass in Studien von Prostatahyperplasie-Patienten (8, 19, 24) gezeigt werden konnte, dass die präoperative Inzidenz von Detrusorinstabilitäten bis zu 69 % beträgt und dass sie nach Beseitigung der infravesikalen Obstruktion durch transurethrale Resektion auf etwa 30 % reduziert wurde. Prinzipiell können daher die bei BPH geklagten Beschwerden (Pollakisurie, imperativer Harndrang, Urge-Inkontinenz) unterschiedlicher Genese sein, wobei sie allgemein in drei voneinander unabhängige Hauptbefunde (Obstruktion, Detrusorinsuffizienz und Detrusorhyperaktivität) unterteilt werden. Daraus muss zumindest aus diagnostischer Sicht gefolgert werden, dass bei unklaren Ausgangsbefunden die weiterführende Urodynamik sinnvoll ist.

## 5.9.5. Literatur

1. Abrams P. Urodynamics. (1997) Springer Verlag Berlin Heidelberg New York 130-130

2. Abrams P, Cardozo L, Fall M, Griffiths D, Rosier P, Ulmsten U, Van Kerrebroeck P, Victor A, Wein A; Standardisation Sub-Committee of the International Continence Society (2003) The standardisation of terminology in lower urinary tract function: report from the standardisation sub-committee of the International Continence Society. Urology 61: 37-49

3. Blaivas J, Chancellor M (1996) Atlas of Urodynamics. Williams & Wilkins, Baltimore Philadelphia London Paris

4. Braun PM, Jünemann KP (2003) Urodynamik. In Jocham D, Miller K. Praxis der Urologie Band 1 Georg Thieme Verlag Stuttgart New York, 195-221

5. Duggan P M, Wilson P D, Norton P, Brown A D, Drutz H P, Herbison P (2003) Utilization of preoperative urodynamic investigations by gynecologists who frequently operate for female urinary incontinence. Int Urogyn J and Pelvic Floor Dysfunction 14: 282-287

6. Eberhard J (1986) Standardisierte Urethradruckmessung mit Normwerten zur Stressinkontinenzdiagnostik. Geburtsh Frauenheilk 46:145-150

7. Hampel C, Wienhold D, Benken N, Eggersmann C, Thüroff JW (1997) Prevalence and natural history of female incontinence. Eur Urol 32(suppl 2): 3-12

8. Hautmann R, Huland H (2001) Urologie Springer Verlag Berlin Heidelberg New York

9. Füsgen I, Melchior H (1997) Inkontinenz Manual. Springer Verlag Berlin Heidelberg New York

10. Heidler H, Wölk H, Jonas U (1979) Urethral closure mechanism under stress conditions. Eur Urol 5:110-112

11. Höfner K, Jonas U (2001) Praxisratgeber Harninkontinenz. UNI-MED Verlag Bremen London Boston

12. Jonas U, Heidler H, Häfner K, Thüroff JW (1998) Urodynamik. Diagnostik der Funktionsstörungen des unteren Harntraktes. Ferdinand Enke-Verlag Stuttgart

13. Knispel H.H. (2003) Harninkontinenz In Jocham D, Miller K. Praxis der Urologie, Band 2, Georg Thieme Verlag Stuttgart New York 336-357

14. Kulseng HS, Kristoffersen M (1988) Urethral pressure variations in females with and without neurourological symptoms. Scand J Urol Nephrol Suppl 114:48-52

15. Lalos O, Burglund A L, Bjerle P (1993) Urodynamics in women with stress incontinence before and after surgery. Eur J Obstet Gynecol Reprod Biol 48: 197-205

16. McGuire EJ (1995) Urodynamic evaluation of stress incontinence. Urol Clin North Am 22:551-555

17. McGuire EJ, Fitzpatrick CC, Wan J, Bloom D, SanvordenkerJ, Ritchey M, Gormley EA (1993) Clinical assessment of urethral sphincter function. J Urol 150:1452-1454

18. McGuire EJ, Woodside JR, Borden TA, Weiss RM (1981) Prognostic value of urodynamic testing in myelodysplastic patients. J Urol 126:205-209

19. Palmtag H, Goepel, M, Heidler H (2004) Urodynamik. Springer Verlag Berlin Heidelberg New York

20. Petri E (1996) Gynäkologische Urologie. Thieme Verlag Stuttgart New York

21. Schäfer W (1990) Principles and clinical application of advanced urodynamic analysis of voiding function. Urol Clin N Amer 17: 553-566

22. Stöhrer M, MadersbacherH, Palmtag H (1997) Neurogene Blasenfunktionsstörung, neurogene Sexualstörung. Springer Berlin Heidelberg New York

23. Theofrastous JP, Bump RC, Elser DM, Wyman JF, McClish DK (1995) Correlation of urodynamic measures of urethral resistance with clinical measures of incontinence severity in women with pure genuine stress incontinence. The Continence Program for Women Research Group. Am J Obstet Gynecol 173:407-412

24. Zwergel U. Sökeland J. (1999) Benigne Prostatahyperplasie. Springer Verlag Berlin Heidelberg New York

## 5.10. Spezielle klinische Untersuchungen

### 5.10.1. Endoskopie (Urethrozystoskopie)

Sie ist notwendig, wenn eine Hämaturie anamnestisch angegeben wurde und ein Blasentumor auszuschließen ist (8, 9). Bei Verdacht auf Urethrastrikturen, iatrogene Harnröhrenverletzungen nach Katheterversuchen und nach Voroperationen an der Prostata kann die Blasenspiegelung Informationen über den patho-anatomischen Situs liefern. Routinemäßig ist sie bei der Abklärung einer Inkontinenz nicht notwendig (1, 3).

### 5.10.2. Beckenbodenelektromyographie (EMG)

Dazu werden Aktionspotenziale mittels Elektroden z.B. aus der perinealen Muskulatur, dem M. sphincter urethrae externus oder dem M. sphincter ani abgeleitet. Bei der im Rahmen der Zystometrie simultan durchgeführten EMG-Registrierungen interessieren neben der Ruheaktivität die Reflexantwort (beim Husten, auf den Bulbo-Kavernosus-Reiz) und insbesondere das Aktivitätsmuster bei und nach der Miktion (☞ Kap. 5.9.4.) (4).

Bei der Abklärung einer Harninkontinenz kommt nach aktueller Vorstellung der quantitativen Bewertung des Beckenboden-EMG keine vorrangige Bedeutung zu (2). Nur bei vermuteter neurogener Funktionsstörung (z.B. bei spinalen Läsionen) kann damit eine Detrusor-Sphinkter (Beckenboden)-Dyskoordination (Dyssynergie) (☞ Kap. 5.9.4.) verifiziert werden. Besonders therapeutisch interessant ist die Beckenbodenelektromyographie jedoch im Rahmen von Biofeedbackverfahren zur Beckenbodenrelaxation (☞ Kap. 7.3.4.).

## 5.10.3. Magnetresonanztomographie (MRT)

Da mit der Magnetresonanztomographie eine Feindiagnostik des Beckenbodens möglich ist, stellt sie eine moderne Methode dar, um die (patho-) morphologischen Details besser analysieren zu können, die an der Kontinenzerhaltung beteiligt sind. Mit einer genaueren Darstellung der Urethra, des M. levator ani und der endopelvinen Faszie kann beispielsweise die Wertigkeit der urethralen Trichterbildung bei Belastungsinkontinenz untersucht werden (7). Das MRT wird allerdings wegen des hohen apparativen und finanziellen Aufwandes sicher nicht routinemäßig in der Diagnostik eingesetzt werden können; es bleibt Forschungszwecken vorbehalten.

## 5.11. Diagnostik im Überblick

Aktuell wird allgemein die Diagnostik in obligatorische, empfohlene und optionale Prozeduren klassifiziert (☞ Tab. 5.12). Diese Einteilung kann als Leitlinie gelten, ist aber inhaltlich nicht unumstritten (2, 5, 8).

| Obligatorische Untersuchungen |
|---|
| • Anamnese |
| • Miktionsprotokoll |
| • Lebensqualität (Score) |
| • Klinische Untersuchung |
| • Urinstatus |
| • Restharn |
| **Empfohlene Untersuchungen** |
| • Fragebogen |
| • Detaillierte Untersuchung |
| • Nierenfunktion, allgemeine Laborparameter |
| • Uroflowmetrie |
| • Urodynamik/Zystometrie |
| • Bildgebende Verfahren (z.B. Introitus-, Perineal-, Vaginal und Rektal-Sonographie, Zyst(o)urethrographie) |
| **Optionale Untersuchungen** |
| • PAD-Test |
| • Erweiterte Urodynamik (Harnröhrendruckprofil, leakpoint-pressure, Videourodynamik) |
| • Beckenboden-EMG |
| • Endoskopie |
| • Spezielle bildgebende Verfahren (MRT, eventuell CT) |

***Tab. 5.12:*** Untersuchungen bei Harninkontinenz.

### 5.11.1. Literatur

1. Hautmann RE, Huland H (2001) Urologie. Springer Verlag Berlin Heidelberg New York

2. Höfner K, Jonas U (2001) Praxisratgeber Harninkontinenz. UNI-MED Verlag Bremen London Boston

3. Jocham D. Miller K (2003) Praxis der Urologie. Georg Thieme Verlag Stuttgart New York

4. Jonas U, Heidler H, Höfner K, Thüroff JW (1998) Urodynamik. Diagnostik der Funktionsstörungen des unteren Harntraktes. Ferdinand Enke Verlag Stuttgart

5. Knispel HH (2003) Harninkontinenz. In Jocham D, Miller K. Praxis der Urologie, Band 2, Thieme Verlag Stuttgart New York, 336-357

6. Palmtag H, Goepel M, Heidler H (2004) Urodynamik. Springer Verlag Berlin Heidelberg New York

7. Tunn R, Rieprich M, Beyersdorff D, Kaufmann O, Bettin S, Fischer W (1999) Diagnostic assessment of defects of the pubocervical fascia in urinary incontinence: Comparison of MR imaging and histological findings. Neurourol Urodyn 18: 315-316

8. Zwergel U (2000) Urologie der Frau. In: König B, Reinhardt D, Schuster H-P. Kompendium der praktischen Medizin. Springer Verlag Berlin Heidelberg New York 1415-1423

9. Zwergel U, Sökeland J (1999) Benigne Prostatahyperplasie. Springer Verlag Berlin Heidelberg New York

# Neurologische Diagnostik

# 6. Neurologische Diagnostik

## 6.1. Klinisch-neurologische Untersuchung

Bei der Anamnese und Diagnostik von Patienten mit Beschwerden im Urogenital- bzw. Anorektalbereich sollte immer berücksichtigt werden, dass die Fragen und Untersuchungen für die Patienten zumeist unangenehm und peinlich sind. Es sollte darauf geachtet werden, dass sich nur die notwendigen Personen im Raum befinden und Störungen während der Untersuchung auf das Mindestmaß reduziert werden. Die Intimsphäre des Patienten darf nicht unnötig verletzt werden. Es empfiehlt sich eine Umkleidekabine sowie eine ausreichende Beheizung der Räume.

Jeder neurophysiologischen Diagnostik sollte eine Anamnese und gründliche klinisch-neurologische Untersuchung vorangestellt werden. Der zuweisende Arzt sollte die Krankenunterlagen zur Verfügung stellen, aus denen mindestens Vorerkrankungen, aktuelle Erkrankungen, frühere und jetzige Medikation, Befunde der klinischen, apparativen und laborchemischen Untersuchungen und genaue Fragestellung hervorgehen.

Die **Anamnese** beinhaltet zwingend differenzierte Fragen nach Miktion, Defäkation und sexueller Funktion. Insbesondere Fragen nach dem Sexualleben, aber auch diesbezüglicher Traumata werden häufig vernachlässigt. Die Aussage, die Funktionen seien intakt, genügt nicht. Daneben muss insbesondere nach Erkrankungen, Operationen, Traumata und Schwangerschaften gefragt und/oder gesucht werden, welche die Funktionsstörung im Beckenbodenbereich erklären könnte. So kann ein Diabetes mellitus oder eine Alkoholabhängigkeit eine Polyneuropathie verursachen, aus der verschiedene Störungen resultieren können und bei der das EMG des M. sphincter ani externus nicht ausreicht, um eine adäquate Diagnose zu stellen.

Der Untersucher sollte sich die Krankenunterlagen des Patienten, besonders die durchgeführte Diagnostik und Therapie anschauen. Medikamente (in der Vergangenheit und/oder aktuell eingenommen) können zu Miktionsstörungen oder anderen Funktionsstörungen des Beckenbodens führen. Eine Marcumarbehandlung stellt eine Kontraindikation für eine EMG-Ableitung mit einer Nadelelektrode dar.

Bei der **klinischen Untersuchung** sollen vor allem die Haut, die Wirbelsäule und das Abdomen beachtet werden. Entsprechend der Fragestellung sollte auch der Neurologe die Genitalregion und Perianalregion ausreichend inspizieren und palpieren. Die Inspektion erfolgt zuerst in entspannter Lage des Patienten, danach beim Spreizen der Nates und beim Pressen. Die Untersuchung der Genitalregion ist für Neurologen sicherlich ungewöhnlich, sollte aber trotzdem vor jeder weiterführenden elektrophysiologischen Untersuchung stehen. Die Tatsache, dass der Patient von einem Urologen, Chirurgen oder Internisten zugewiesen wurde, ersetzt nicht die klinische Untersuchung. Die Suche gilt vor allem Prolapsen (rektal, vaginal, Hämorrhoiden), Knoten (Marisken, Tumoren, Warzen, Perianalthrombosen), Narben (!), Ulzerationen, Fisteln und Hautveränderungen. Ein klaffender Anus, deutliche Sphinkterdefekte und eine abnorme Beckenbodensenkung können zumeist prima vista erkannt werden. Ein wichtiger Befund ist auch die Verschmutzung der Unterwäsche und Perianalregion, die auf mangelnde Körperpflege, aber auch auf eine Inkontinenz deuten kann. Daneben sollte auf Spuren von Blut, Eiter und Schleim geachtet werden. Danach erfolgt die Untersuchung der Sensibilität der Perianalregion. Hierbei sollte beidseits sowohl die Genital- als auch Anorektalregion untersucht werden. Insbesondere eine Reithosenanästhesie, z.B. im Rahmen einer akuten Läsion des Conus medullaris, ist auszuschließen (☞ Abb. 6.1).

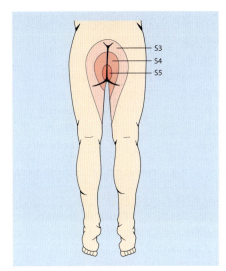

**Abb. 6.1:** Reithosenanästhesie.

Der Analreflex kann während der Untersuchung in Linksseitenlage ausgelöst werden. Durch Bestreichen der Perianalregion mit einem Holzstäbchen oder Stich mit einer Nadel kommt es zu einer Kontraktion des M. sphincter ani externus. Diese Kontraktion kann gesehen, getastet (durch den im Analkanal liegenden Finger) sowie gemessen werden. Der Analreflex sollte immer beidseitig ausgelöst werden. Beim Analreflex handelt es sich um einen Fremdreflex. Dieser ist abzugrenzen von der Kontraktion der quergestreiften Sphinkteren bei schneller Dilatation des Analkanals bzw. beim erhöhten intraabdominellen Druck (z.B. beim Husten). Hierbei handelt es sich um einen Muskeleigenreflex.

Als weiterer wichtiger Reflex ist der Kremasterreflex zu nennen. Dieser wird ausgelöst, in dem man mit einem Holzstäbchen die Oberschenkelinnenseite abwärts streicht. Folge ist eine Anhebung des ipsilateralen Hodens. Eine Seitendifferenz ist häufig und erlaubt noch keine differenzialdiagnostische Aussage. Wichtig zu wissen ist, dass der Kremasterreflex dem Segment L1-2, der Analreflex S3-5 zuzuordnen ist.

Die digitale Untersuchung des Analkanals ist natürlich wesentlich von der Erfahrung des Untersuchers abhängig, erlaubt jedoch auch dem proktologisch Unerfahrenen eine Beurteilung des Ruhetonus und des Kneifdrucks. Beim Kneifdruck kann die Funktion des M. sphincter ani externus und M. puborectalis differenziert werden. Weiterhin können morphologische Veränderungen des Analkanals wie tumoröse Veränderungen und narbige Muskeldefekte getastet werden. Daneben können seltener Befunde wie Rektozele und innere Invagination sowie der Füllungszustand der Rektumampulle erhoben werden. Daraus können auch Rückschlüsse auf die urogenitale Funktion gezogen werden.

Die **neurologische Untersuchung** unterscheidet sich nicht wesentlich von der Untersuchung anderer Patienten. Sie beinhaltet neben der Erhebung des psychopathologischen Befundes den gesamten Neurostatus:

- Hirnnerven
- Reflexstatus (☞ Tab. 6.1), Muskeleigenreflexe, Fremdreflexe, Pyramidenbahnzeichen
- Motorik
- Sensibilität
- Koordination
- Vegetative Funktionen

Einer umfassenden neurologischen Untersuchung kommt eine wesentliche Bedeutung zu, da sich bei fast allen neurologischen Erkrankungen eine Beteiligung des Beckenbodens findet. Oft bleiben diese Störungen klinisch ohne wesentliche Relevanz, können den Patienten jedoch stark belasten. So tritt beispielsweise bei der Multiplen Sklerose häufig eine Detrusor-Sphinkter-Dyssynergie, beim Parkinson-Syndrom eine schwere Obstipation und bei den Polyneuropathien eine erektile Dysfunktion auf. Andererseits sind die meisten Funktionsstörungen des Beckenbodens Folge einer neurogenen Störung, die zerebral, spinal oder peripher lokalisiert sein kann. Nur die gründliche klinisch-neurologische Untersuchung erlaubt eine differenzialdiagnostische Eingrenzung und eine gezielte und effiziente Diagnostik.

Sicherlich werden auch durch noch so umfangreiche neurologische Untersuchungen etliche neurogene Blasenentleerungsstörungen ungeklärt bleiben.

| Muskeleigenreflexe | | | |
|---|---|---|---|
|  | Nervenwurzeln | Peripherer Nerv | Muskel |
| Masseterreflex | Hirnstamm | N. trigeminus | M. masseter |
| Bizepssehnenreflex | C5-C6 | N. musculocutaneus N. radialis | M. biceps brachii |
| Radiusperiostreflex | C7 | N. radialis | M. brachioradialis |
| Trizepssehnenreflex | C6-C7 | N. radialis | M. triceps brachii |
| Patellarsehnenreflex | L2-L4 | N. femoralis | M. quadriceps femoris |
| Achillessehnenreflex | S1-S2 | N. tibialis | M. triceps surae |
| Fremdreflexe | | | |
|  | Nervenwurzeln | Peripherer Nerv | Muskel |
| Bauchhautreflex: - oberer - mittlerer - unterer | Th7-Th9 Th10-Th11 Th11-Th12 | Nn. intercostales, N. subcostalis, N. iliohypogastricus, N. ilioinguinalis | Bauchmuskulatur |
| Kremasterreflex | L1-L2 | N. genitofemoralis | M. cremaster |
| Bulbokavernosusreflex | S3-S4 | N. pudendus | M. bulbocavernosus |
| Analreflex | S3-S5 | N. pudendus | M. sphincter ani externus |

*Tab. 6.1:* Die wichtigsten Eigen- und Fremdreflexe.

## 6.2. Reflexlatenzen

### 6.2.1. Einleitung

Die Bestimmung von Reflexlatenzen nach elektrischer Stimulation im Versorgungsgebiet des N. pudendus, die man zusammenfassend Sakralreflexe nennen kann, hat in den letzten Jahren an Wichtigkeit verloren. Klinische Bedeutung erlangten Analreflex (9, 10, 13, 14) und Bulbokavernosusreflex (5, 13, 16, 18, 19, 20), wobei diese heute nur noch bei gewissen Fragestellungen abgeleitet werden. Bei der Bestimmung der Sakralreflexe wird die Afferenz und Efferenz, d.h. der gesamte Reflexbogen, gemessen. Die Nervenfasern laufen über die Segmente S2-S4 und werden polysynaptisch umgeschaltet. Daraus ergeben sich viele Möglichkeiten, weshalb eine Latenz verzögert sein kann. Als pathologisch sind verlängerte Latenzen und gegebenenfalls Seitenunterschiede anzusehen, die auf eine Schädigung der nervalen Versorgung hinweisen. Eine genaue Differenzierung zwischen Schädigung der Cauda equina und des N. pudendus ist damit allein nicht möglich.

### 6.2.2. Bulbokavernosusreflex

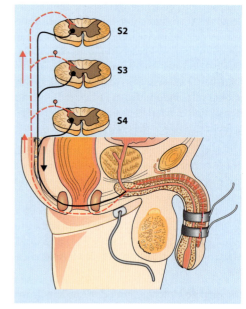

*Abb. 6.2:* Anordnung von Reiz- und Ableitelektroden beim Bulbokavernosusreflex sowie Darstellung der Afferenz (rot) und Efferenz (schwarz).

## 6.2. Reflexlatenzen

Klinisch wird der Bulbokavernosusreflex (BCR) durch Druck auf Glans penis oder Klitoris ausgelöst (2, 5). Der Reflex kann auch durch einen elektrischen Reiz des N. dorsalis penis evoziert und eine gute Antwort über dem M. bulbocavernosus abgeleitet werden (2, 16). Daneben kommt es außerdem zu einer Kontraktion des Blasen- und Analsphinkters (4, 6, 14, 21, 23).

Die Reize werden mittels Ringelektroden am Penis, bei Frauen mit Clip-Elektroden an der Klitoris (24) appliziert und die Antwort mit Oberflächenelektroden oder konzentrischen Nadelelektroden vom M. bulbocavernosus abgeleitet (6, 18). Alternativ kann auch vom Blasen- und Analsphinkter abgeleitet werden (7). Es müssen immer mehrere Messungen durchgeführt werden. Die Latenzen liegen zwischen 31 und 35 ms für die frühe Antwort. Die späte Antwort (60-120 ms) wird nicht gewertet. Die Seitendifferenz sollte nicht größer als 5 ms sein (1, 11, 18, 19). Ein einseitiges Fehlen des Reflexes ist als pathologisch anzusehen, wobei einige Autoren behaupten, dass eine definitive seitengetrennte Darstellung nicht möglich sei. Der BCR ist bei Frauen wesentlich schlechter zu evozieren als bei Männern (24). Die lange Latenzzeit, welche die Summe aus Afferenz und Efferenz überschreitet, ergibt sich, da der Bulbokavernosusreflex ein polysynaptischer Reflex ist (8).

Eine Indikation zur Ableitung des Reflexes besteht vor allem in einer differenzierten neurourologischen Abklärung von Blasenentleerungsstörungen und einer erektilen Dysfunktion. Daneben hilft der Reflex eventuell zur seitengetrennten Untersuchung des N. pudendus sowie zum Nachweis von Läsionen der Cauda equina und des Conus medullaris. Als alleinige Untersuchung liefert der Bulbokavernosusreflex meines Erachtens wenig Information (25), er hat jedoch in einer kompletten elektrophysiologischen Diagnostik seinen Stellenwert als zusätzliche Information in Problemfällen.

### 6.2.3. Analreflex

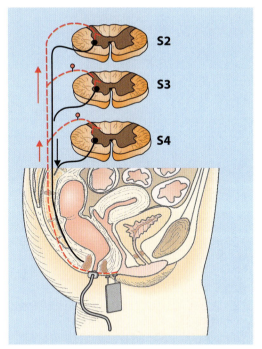

**Abb. 6.3:** Anordnung von Reiz- und Ableitelektroden beim Analreflex sowie Darstellung der Afferenz (rot) und Efferenz (schwarz).

Der Analreflex wird durch Bestreichen der Perianalregion mit einem Holzstäbchen oder Stich mit einer Nadel ausgelöst. Dies führt zu einer Kontraktion des M. sphincter ani externus. Klinisch kann diese Kontraktion gesehen und getastet werden.

Der Analreflex (15) ist ebenfalls ein polysynaptischer Reflex und kann auch durch eine elektrische Stimulation perianal ausgelöst und mit Oberflächenelektroden oder konzentrischen Nadelelektroden vom M. sphincter ani externus abgeleitet werden. Alternativ kann auch der N. dorsalis clitoridis bzw. N. dorsalis penis gereizt werden.

Es finden sich verschiedene Reizantworten. Die meisten Untersuchungen sprechen von 4 Reizantworten (R1-R4). Bewertet wird die Reizantwort langer Latenz (als R4 bezeichnet), welche eine große Streubreite von 35- 85 ms zeigt (☞ Tab. 6.2). Allgemein wird ein Mittelwert von 50 ms angenommen. Wegen der hohen Ruheaktivität des Sphinkters lässt sich das Potenzial häufig schlecht abgrenzen (10). Bei Reiz des N. dorsalis clitoridis bzw. N. dorsalis penis entsprechen die Reflexlatenzen in etwa dem Bulbokavernosusreflex (Latenz 35-45 ms).

| Autor | Bulboka-vernosus-reflex [ms] | Analreflex [ms] |
|---|---|---|
| Awad (3) | 35,2 | |
| Bilkey (4) | | 36 (Männer) 38,6 (Frauen) |
| Ertekin (6) | 36,1 | |
| Galloway (7) | | 38 |
| Jost* | 31,9 | 37,3 |
| Krane (11) | 35,3 | |
| Pedersen (13) | | 50 |
| Rushworth (16) | 35-40 | |
| Swash (17) | | 33,2 |
| Tackmann (18-20) | 32,8; 32,7; 31,4 | |
| Varma (21) | | 38,5 (Frauen) |
| Vodušek (22) | 30,8 | 56,8 |
| Vodušek (23) | 32,3 (R3) | 33 (Männer, R3) 33,6 (Frauen, R3) 56 (R4) |

*Tab. 6.2:* Latenzen des Anal- und Bulbokavernosusreflexes: Ausgewählte Arbeiten.
* Eigene Daten.

Eine Indikation besteht, wie auch beim Bulbokavernosusreflex, vor allem in einer differenzierten neurourologischen Abklärung von Blasenentleerungsstörungen und einer erektilen Dysfunktion, aber auch bei Funktionsstörungen des Analsphinkters. Daneben hilft der Reflex unter Umständen zur seitengetrennten Untersuchung des N. pudendus und in der Diagnose von Läsionen der Cauda equina und des Conus medullaris. Als alleinige Untersuchung liefert der Analreflex noch weniger Informationen als der Bulbokavernosusreflex, insbesondere da die Normalwerte stark schwanken. Trotzdem hat auch er in einer kompletten elektrophysiologischen Diagnostik noch einen gewissen Stellenwert bei Problemfällen.

### 6.2.4. Literatur

1. Amarenco G, Kerdraon J. Clinical value of ipsi- and contralateral sacral reflex latency measurement: a normative data study in man. Neurourol Urodyn. 2000;19: 565-576

2. Amarenco G, Ismael SS, Bayle B, Kerdraon J. Dissociation between electrical and mechanical bulbocavernosus reflexes. Neurourol Urodyn. 2003; 22: 676-680

3. Awad EA, Smith A, Bilkey W, Agre J. Bulbosphincteric reflex latency: technique. Prog Clin Biol Res 1981; 78: 145-150

4. Bilkey WJ, Awad EA, Smith AD. Clinical application of sacral reflex latency. J Urol 1983; 129: 1187-1189

5. Bors E, Blinn KA. Bulbocavernosus reflex. J Urol 1959; 82: 128-130

6. Ertekin C, Reel F. Bulbocavernosus reflex in normal men and patients with neurogenic bladder and/or impotence. J Neurol Sci 1976; 28: 1-15

7. Galloway NTM, Tainsh J. Minor defects of the sacrum and neurogenic bladder dysfunction. Br J Urol 1985; 57: 154-155

8. Ghezzi A, Callea L, Zaffaroni M, Monatanini R, Tessera G. Motor potentials of bulbocavernosus muscle after transcranial and lumbar magnetic stimulation: comparative study with bulbocavernosus reflex and pudendal evoked potentials. J Neurol Neurosurg Psychiatry 1991; 54: 524-526

9. Henry MM, Swash M. Assessment of pelvic-floor disorders and incontinence by elektrophysiological recording of the anal reflex. Lancet 1978; 1(8077): 1290-1291

10. Henry MM, Parks AG, Swash M. The anal reflex in idiopathic faecal incontinence; an electrophysiological study. Br J Surg 1980; 67: 781-783

11. Krane RJ, Siroky MB. Studies on sacral-evoked potentials. J Urol 1980; 124: 872-876

12. Parks AG, Porter NH, Melzak J. Experimental study of the reflex mechanism controlling the muscles of the pelvic floor. Dis Colon Rectum 1962; 5: 407-414

13. Pedersen E, Harving H, Klemar B, Tørring J. Human anal reflexes. J Neurol Neurosurg Psychiatry 1978; 41: 813-818

14. Pedersen E, Klemar B, Schrøder H D, Tørring J. Anal sphincter responses after perianal electrical stimulation. J Neurol Neurosurg Psychiatry 1982; 45: 770-773

15. Rossolimo G. Der Analreflex, seine Physiologie und Pathologie, Neurologisches Centralblatt 1891; 10: 257-259

16. Rushworth G. Diagnostic value of the electromyographic study of reflex activity in man. Electroenceph Clin Neurophysiol Suppl 1967; 25: 65-73

17. Swash M. Early and late components in the human anal reflex. J Neurol Neurosurg Psychiatry 1982; 45: 767-769

18. Tackmann W, Porst H. Der Bulbokavernosusreflex bei Kontrollen und Patienten mit Potenzstörungen. Z EEG EMG 1986; 17: 147-152

19. Tackmann W, Porst H. Diagnostik neurogener Potenzstörungen mit Hilfe des Bulbocavernosusreflexes und somatosensorisch evozierter Potentiale nach Stimulation des Nervus pudendus. Nervenarzt 1987; 58: 292-299

20. Tackmann W, Porst H, Van Ahlen H. Bulbocavernosus reflex latencies and somatosensory evoked potentials after pudendal nerve stimulation in the diagnosis of impotence. J Neurol 1988; 235: 219-225

21. Varma JS, Smith AN, McInnes A. Electrophysiological observations on the human pudendo-anal reflex. J Neurol Neurosurg Psychiatry 1986; 49: 1411-1416

22. Vodušek DB, Janko M, Lokar J. EMG, single fibre EMG and sacral reflexes in assessment of sacral nervous system lesions. J Neurol Neurosurg Psychiatry 1982; 45: 1064-1066

23. Vodušek DB, Janko M, Lokar J. Direct and reflex responses in perineal muscles on electrical stimulation. J Neurol Neurosurg Psychiatry 1983; 46: 67-71

24. Vodušek DB. Pudendal SEP and bulbocavernosus reflex in women. Electroenceph Clin Neurophysiol 1990; 77: 134-136

25. Wester C, FitzGerald MP, Brubaker L, Welgoss J, Benson JT. Validation of the clinical bulbocavernosus reflex. Neurourol Urodyn 2003; 22: 589-591

## 6.3. PNTML (Pudendal Nerve Terminal Motor Latency)

### 6.3.1. Einleitung

Der N. pudendus ist der wichtigste den Beckenboden versorgende motorische Nerv. Um eine Aussage über dessen Funktionsfähigkeit treffen zu können, empfiehlt sich, so wie dies auch für andere Nerven gilt, eine elektrische Stimulation und Ableitung der Latenzzeit bis zur Kontraktion des Zielmuskels.

Diese Latenzbestimmung nach elektrischer Reizung erlaubt eine Aussage bezüglich des morphologischen Zustands des Nervs. Grundlage hierfür waren die Arbeiten von Brindley (1), der eine Fingerelektrode zur Elektroejakulation entwickelte. Mittels einer Modifikation dieser Methode durch Kiff und Swash (8, 9) gelang die Bestimmung der Puduslatenz (handelsüblich als St. Mark's Pudendal Electrode). Es handelt sich hierbei um die Latenz nach elektrischer Stimulation des peripheren Teils des Nervs (Pudendal Nerve Terminal Motor Latency).

Aus der Latenzzeit kann keine Leitgeschwindigkeit errechnet werden, da in die Latenzzeit neben der eigentlichen Leitung auch die neuromuskuläre Übertragung, die Leitung in den terminalen Nervenaufzweigungen und in den Muskelfasern einfließen (insbesondere bei der Puduslatenz wird nur selten über der Endplattenzone abgeleitet).

### 6.3.2. Methode

Die Untersuchung wird mit einem handelsüblichen EMG-Gerät durchgeführt. Eine bipolare Reizelektrode wird auf die behandschuhte Fingerspitze und eine bipolare Ableitelektrode an die Fingerbasis des untersuchenden Fingers geklebt. Die Elektroden sind als komplette Einheit zu beziehen (☞ Abb. 6.4). Bedauerlicherweise ist der Preis für die Einmalelektrode relativ hoch.

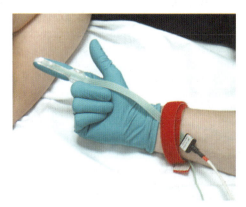

**Abb. 6.4:** Handelsübliche St. Mark's Pudendal Electrode, aufgeklebt auf den Finger des Untersuchers.

Das Erdkabel wird in der Regel um den Oberschenkel des Patienten oder den Arm des Untersuchers (s. u.) angebracht. Der Patient sollte entspannt in Linksseitenlage oder Steinschnittlage liegen.

Der Finger des Untersuchers wird in den Analkanal eingeführt und so weit wie möglich am Ursprung der N. pudendus gereizt. Falls der untersuchende Finger nicht weit genug nach rektal eingeführt wird, ergibt sich eine kurze Messstrecke, woraus eine zu kurze Latenz resultiert. Das EMG-Gerät wird eingestellt wie bei einer üblichen Elektroneurographie; die Verstärkung sinnvollerweise auf 200-500 µV/div, die Kippgeschwindigkeit auf 1 ms/div.

Alternativ zur obigen Technik kann auch vaginal stimuliert werden (13).

Bewährt hat sich eine Reizfrequenz von 1/s, bis bei steigender Reizstärke eine optimale Reizantwort (Amplitude und Latenz) abgeleitet werden kann. Die Latenz wird bei einer supramaximalen Reizstärke bestimmt, d.h. die Reizstärke wird erhöht, bis keine weitere Vergrößerung der Aktionspotenziale mehr erreicht wird, und danach wird mit etwa 30 % über dieser Stärke die Latenz bestimmt. Man sollte mindestens 3mal pro Seite die Latenz bestimmen, damit ein relativ sicheres Ergebnis erhalten wird. Bei Anfängern dauert es häufig mehrere Reize, bis man den optimalen Reizort gefunden hat. Die Reizstärke sollte nicht zu hoch gewählt werden.

Die Latenz ist die Zeit ab dem Reiz bis zum negativen Abgang des Potenzials von der Grundlinie (☞ Abb. 6.5). Da bei der handelsüblichen bipolaren Elektrode die differente und indifferente Elektrode nicht gewechselt werden können, ergibt sich bei Ableitung auf der rechten Seite das zu fordernde negative Potenzial (Ausschlag nach oben), bei Reiz des linken N. pudendus jedoch ein positives Potenzial (Ausschlag nach unten). Die Latenzen auf der linken Seite leiten das Potenzial somit nicht, wie normalerweise gefordert, mit der differenten Elektrode über der Endplattenregion ab. Dieser methodische Fehler kann nur dadurch gelöst werden, dass man für die beiden Seiten unterschiedliche Elektrodenkabel oder einen Adapter benutzt (5), bei denen indifferente und differente Elektroden entsprechend gepolt sind (☞ Abb. 6.6). Ein solcher Adapter ist handelsüblich nicht erhältlich, das Elektrodenkabel oder der Adapter müssen selbst angefertigt werden.

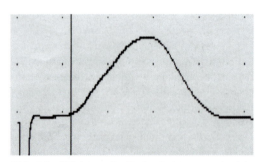

**Abb. 6.5:** Ableitung der Pudenduslatenz nach elektrischer Stimulation.

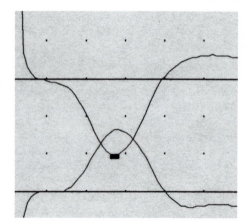

**Abb. 6.6:** Potenzial mit üblicher Ableitung (oben) und nach Einsatz eines Adapters (unten).

### 6.3.3. Ergebnisse

Bei den meisten Patienten lassen sich gut reproduzierbare Antworten ableiten. Die Untersuchungen von Kiff und Swash (8, 9) bestimmen den Normalwert bei 2,1±0,2 ms. Nach unseren Erfahrungen ist der Normalbereich größer und mit 2,1±0,4 ms zu definieren.

Die gleiche Untersuchung ist auch mit einer Ableitung der Muskelantwort vom M. sphincter vesicae möglich (Ableitelektrode befindet sich an einem Foley-Katheter). Die Latenz liegt bei 2,4±0,2 ms.

Eine Bewertung der Amplitude hat sich zum Nachweis axonaler Schädigungen nicht bewährt. Sie kann jedoch im Rahmen von Therapiebeurteilungen sinnvoll sein, z.B. Amplitudenzunahme unter einer konservativen Therapie (6), oder Abnahme nach Injektion von Botulinumtoxin (4).

### 6.3.4. Probleme der Methode

Die PNTML bedarf, wie alle elektrophysiologischen Untersuchungen, einer ausreichenden Erfahrung mit der Methode. Anfänglich findet man bei manchen Patienten kein Potenzial, bei vielen Patienten eine niedrige Amplitude und deutlich verzögerte Latenzen. Mit zunehmender Erfahrung lässt sich bei fast allen Patienten eine reproduzierbare Latenz bestimmen. Die Amplituden weisen fast stets eine ausreichende Höhe auf, und die Latenzen werden glaubhafter. Die PNTML sollte immer beidseits gemessen werden (11). Dabei ist auf den unterschiedlichen Abgang von der Nulllinie zu achten. Problematisch ist die Ableitung bei atrophen Muskeln, da hier das Potenzial häufig schlecht abzugrenzen ist. Wichtig ist zu wissen, dass insbesondere im Bereich des Beckenbodens ein atropher Muskel keineswegs Ausdruck einer Neuropathie sein muss.

Da der Abstand zwischen der auf den Handschuh geklebten Stimulations- und der Ableitelektrode festgelegt ist, kann bei ausreichender Erfahrung die Latenz mit Normalwerten verglichen werden. Die Elektrodenkabel liegen jedoch nicht dem Nerven an, weshalb die Latenz nur eingeschränkt zum Abstand der Elektroden in Relation gesetzt werden darf. Weiterhin bestimmt der Stimulationsort die Länge des gemessenen Nervenverlaufs. Je näher der untersuchende Finger an die Nervenwurzel geführt wird, desto länger ist die gemessene Strecke, da nicht das Ende des Nervs, sondern die Muskelantwort bestimmt wird (lediglich der Ort der Elektrode über dem Muskel wird verändert). Da die gemessene Entfernung sehr kurz ist, können bereits Millimeter den Wert verfälschen. Nach eigenen Erfahrungen kann die Latenz durch Änderung des Reizortes um bis zu 0,6 ms verändert werden. Wir nehmen deshalb bei mehreren Latenzbestimmungen die kürzeste Latenz. Weiterhin ist die Untersuchung für den Patienten schmerzhaft (mehrere Reize). Durch den Schmerz spannt der Patient häufig willkürlich an, wodurch ein hoher Artefakt entsteht und die Latenz nur beschränkt beurteilt werden kann. Eine sehr starke Muskelanspannung macht die Ableitung eines verwertbaren Potenzials unmöglich.

Nach unseren Erfahrungen stellt der Reizartefakt das größte methodische Problem dar. Anfänglich hatten wir Reizartefakte, die sich mit dem Potenzial überlappten, insbesondere bei einer Reizung des linken N. pudendus. Mit zunehmender Erfahrung tritt dieses Problem seltener auf. Hilfreich erweist sich häufig, die Erdelektrode am Arm des Untersuchers zu befestigen (hiermit wird dann auch das Elektrodenkabel fixiert).

Ein weiterer sehr wichtiger Punkt ist die Abhängigkeit der Methode von der Erfahrung des Untersuchers. Oftmals gelingt eine genaue Bestimmung der Latenz nicht (2). Bedauerlicherweise liegen Publikationen vor, bei denen Latenzen bis zu 10 ms beschrieben sind, dies erklärt sich nur aus der mangelnden Erfahrung. Genauso unglaubwürdig sind Studien, bei denen die Latenz präoperativ massiv verlängert war und sich nach Spaltung des Alcock'schen Kanals Latenzen um 1 ms (zu kurz!) finden (12) oder Studien, die enorme Latenzunterschiede im Tagesverlauf feststellten. Uns liegen auch Untersuchungen vor, bei denen die Latenz bis zum höchsten Punkt der Amplitude bestimmt wurde. Die Methode wird sich nicht etablieren, solange ein wesentlicher Anteil der Untersucher die Methode nicht beherrscht und falsch interpretiert.

### 6.3.5. Wann sollte die PNTML gemessen werden

Die PNTML ist sicherlich kein Screening-Verfahren. Hierzu trägt auch der hohe Preis für das Einwegmaterial bei. Ein Normalbefund schließt eine neurogene Schädigung nicht aus (☞ Abb. 6.7). Eine Indikation sehen wir bei einem pathologischen EMG und dem Verdacht auf eine Pudendusschädigung im peripheren Verlauf. In der Bewertung der Methode muss berücksichtigt werden, dass nur die periphere Strecke des N. pudendus erfasst wird, wodurch der klinische Wert erheblich limitiert ist.

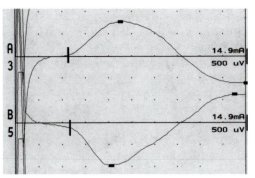

**Abb. 6.7:** Normwertige PNTML bei Patienten mit Inkontinenz für flüssigen Stuhl. Im EMG deutliche neurogene Schädigung.

Nur in Zusammenschau mit anderen Verfahren kann die PNTML bewertet werden.

Der Einsatz zur Diagnostik eines Pudendus-Kanal-Syndroms (12) ist sehr kritisch zu sehen, da sehr fraglich ist, ob der Finger oberhalb des Alcock'schen Kanals liegt. Hier bieten sich alternative Verfahren wie die Magnetstimulation des N. pudendus oder die direkte Nervstimulation der Sakralwurzel (s. u.) an. Außerdem ist ein pathologisches EMG mit Nachweis von Spontanaktivität und einem Umbau motorischer Einheiten erforderlich.

Bedauerlicherweise wird die PNTML in vielen proktologischen Kliniken zum Nachweis oder Ausschluss einer neurogenen Schädigung eingesetzt. Dies kann die terminale Pudenduslatenz natürlich nicht leisten, hierfür bedarf es einer differenzierten Diagnostik, insbesondere eines Elektromyogramms des M. sphincter ani externus.

### 6.3.6. Alternative Methoden

Neben der elektrisch stimulierten Pudenduslatenz bietet sich alternativ noch die magnetisch stimulierte Latenz an (MEPuL = magnetic evoked pudendal latency). Hierbei erfolgt eine Stimulation durch Entladung einer Magnetspule über den Sakralwurzeln (3). Die gemessene Gesamtstrecke des N. pudendus ist deutlich länger als bei der elektrischen Stimulation. Alternativ kann auch die Hochvolt-Stimulation eingesetzt werden, die jedoch von den Patienten als sehr unangenehm empfunden wird.

Als weiteres Verfahren kann in seltenen Fällen auch die direkte Stimulation der Sakralwurzel durchgeführt werden (SNS-PNE). Durch Vorschieben einer Nadel in das Foramen der Wurzel S3 kann die Nervenwurzel direkt stimuliert und somit die Latenzzeit des gesamten Nervenverlaufs erfasst werden (7, 10). Da dieses Verfahren invasiv ist und einer Narkose bedarf, empfiehlt es sich nur für spezielle Fragestellungen (☞ Abb. 6.8).

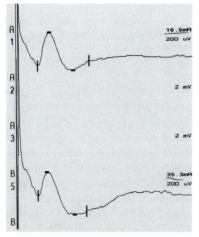

**Abb. 6.8:** Potenziale einer SNS-PNE.

### 6.3.7. Neurographie des sensiblen Nervens

Die Neurographie des sensiblen N. pudendus gelingt bisher nur mit großem Aufwand. Für die Routineanwendung sind weitere Modifikationen notwendig (☞ Abb. 6.9).

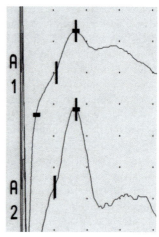

**Abb. 6.9:** Sensible Neurographie des N. pudendus (hoher Reizartefakt).

### 6.3.8. Literatur

1. Brindley GS. Electroejaculation: its technique, neurological implications and uses. J Neurol Neurosurg Psychiat 1981; 44: 9-18

2. Jorge JM, Wexner SD. Etiology and management of fecal incontinence. Dis Colon Rectum 1993; 36: 77-97

3. Jost WH, Schimrigk K. Magnetic stimulation of the pudendal nerve. Dis Colon Rectum 1994 ; 37 : 697-699

4. Jost WH. Influence of botulinum toxin injections on the sphincteric compound muscle action potential of the external anal sphincter. Dis Colon Rectum. 1997; 40: 995-996

5. Jost WH. Improved determination of terminal pudendal latency by modification of the standard electrode Int J Colorect Dis 1998; 13: 52

6. Jost WH. Electrostimulation in fecal incontinence: Relevance of the sphincteric compound muscle action potential. Dis Colon Rectum 1998; 41: 590-592

7. Jost WH, Duschka L, Herold A, Müller-Lobeck H, Stadelmaier U, Matzel KE. Neurography of the pudendal nerv in pudendal canal syndrome. Dis Colon Rectum 1999; 42: 281-282

8. Kiff ES, Swash M. Normal proximal and delayed distal conduction in the pudendal nerves of patients with idio-

pathic (neurogenic) faecal incontinence. J Neurol Neurosurg Psychiatry 1984; 47: 820-823

9. Kiff ES, Swash M. Slowed conduction in the pudendal nerves in idiopathic (neurogenic) faecal incontinence. Br J Surg 1984; 71: 614-616

10. Morren GL, Walter S, Lindehammar H, Hallböök O, Sjödahl R. Evaluation of the sacroanal motor pathway by magnetic and electric stimulation in patients with fecal incontinence. Dis Colon Rectum 2001; 44: 167-172

11. Sangwan YP, Coller JA, Barrett RC, Murray JJ, Roberts PL, Schoetz DJ. Unilateral pudendal neuropathy. Dis Colon Rectum 1996 ; 39 : 249-251

12. Shafik A: Pudendus-Kanal-Syndrom. Beschreibung eines neuen Syndroms und seine Behandlung. Bericht über sieben Fälle. Coloproctology 1991; 13: 102-109

13. Wiesner A, Jost WH. Vaginal versus anal stimulierte Pudenduslatenz – ein Vergleich. Akt Neurol 2001; 28: 388-390

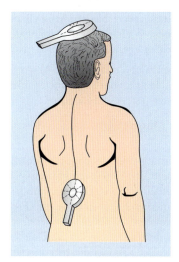

**Abb. 6.10:** Position der Magnetspule bei Stimulation über dem Motorkortex und dem Spinalkanal.

## 6.4. MEP/SSEP/pSHA

### 6.4.1. Motorisch evozierte Potenziale zum Beckenboden

#### 6.4.1.1. Einleitung

Die Magnetstimulation kommt bei Funktionsstörungen des Beckenbodens nur selten zum Einsatz, ist aber bei einigen Fragestellungen notwendig. Sie ist hilfreich in der Diagnostik, Lokalisation und Differenzierung spinaler Leitungsstörungen. Hierfür empfiehlt sich die Stimulation über dem Motorkortex und dem Spinalkanal (☞ Abb. 6.10). Bei kortikaler Stimulation kann man meist gut reproduzierbare Potenziale erreichen (☞ Abb. 6.11). Hilfreich ist die Methode auch in der Diagnostik peripherer Störungen, da die gesamte Efferenz gemessen werden kann. Mittlerweile hat sich die magnetische Stimulation des N. pudendus (s.u.) an etlichen Institutionen bewährt (14).

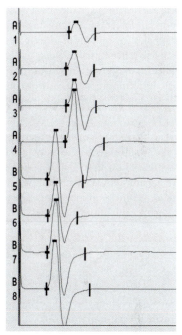

**Abb. 6.11:** Normale Potenziale bei kortikaler Stimulation und Ableitung über dem M. tibialis anterior (Ableitung 1-4) und dem Analsphinkter (Ableitung 5-8).

Die Ableitung mit Oberflächenelektroden ist gegenüber Nadelelektroden zu bevorzugen, da bei der Oberflächenelektrode eine größere Anzahl motorischer Einheiten erfasst wird und man deshalb die kürzeste Latenz misst (12). Dem widersprechen auch nicht die Ergebnisse von Brostrom et al. (5), da dort verschiedene Muskeln mit Oberflächen- oder Nadelelektroden untersucht wurden, was einen Vergleich unmöglich macht.

Beschrieben sind Verfahren mit Magnetstimulation und Ableitung vom M. sphincter ani externus, M. sphincter vesicae und Detrusor.

### 6.4.1.2. Magnetstimulation des N. pudendus

Zur Abklärung einer neurogenen Schädigung ist insbesondere die Untersuchung der peripheren Nerven relevant. Die elektrische Stimulation des N. pudendus beinhaltet einige methodische Mängel, insbesondere wird nicht der gesamte Verlauf des Nervs gemessen, sondern nur die terminale Endstrecke. Der N. pudendus tritt durch das Foramen infrapiriforme aus dem Becken aus, zieht bogenförmig dorsal um die Spina ischiadica und das Lig. sacrospinale herum und gelangt durch das Foramen ischiadicum minus in die Fossa ischiorectalis (17). Von klinischer Bedeutung dürfte der kaudale Verlauf des N. pudendus durch den sogenannten Alcock'schen Kanal (Canalis pudendalis), einer Duplikatur der Faszie des M. obturatorius internus, sein. Ein Kompressionssyndrom des Nervs in dem Kanal wurde mehrfach klinisch beschrieben (1, 2, 28).

Von diagnostischem Vorteil gegenüber der PNTML ist deshalb eine Bestimmung der Latenzzeit nach Stimulation in Höhe des Austritts der Nervenwurzel aus dem Wirbelkanal und Muskelaktion des M. sphincter ani externus. Dies gelingt mit der Magnetstimulation.

### 6.4.1.3. Methodik der Magnetstimulation

Routinemäßig erfolgt eine Magnetstimulation über dem Motorkortex und Ableitung der Latenzzeit bis zur Kontraktion des willkürlichen Analsphinkters. Bei der Stimulation des N. pudendus bieten sich die Reizung des Motorkortex im gleichen Untersuchungsgang und eine Bestimmung der zentralen motorischen Leitungszeit an. Benutzt werden können alle handelsüblichen Magnetstimulationsgeräte, die an ein handelsübliches EMG-Gerät angeschlossen werden. Die Geräteeinstellungen werden wie folgt gewählt: 5 ms/div, 100 µV/div, oGF 10 kHz, uGF 20 Hz. Gereizt wird mit einer Feldstärke von 70 bis 100 % MO (maximum output of the device). Die Reizantwort wird mit Oberflächenelektroden über dem willkürlichen Sphinkter abgeleitet.

Alternativ können die MEP auch vom Blasensphinkter abgeleitet werden (27). Hierbei sollte die gleiche Untersuchungsanordnung wie oben gewählt und z.B. mit einer handelsüblichen Elektrode (an einem Foley-Katheter befestigt) abgeleitet werden. Diese Methode ist jedoch aufwendiger und wird deshalb nur in wenigen Labors eingesetzt.

Ob eine Magnetstimulation zum Detrusor (3) sinnvoll ist und verwertbare Resultate zeigt, ist bisher nicht eindeutig geklärt.

### 6.4.1.4. Methodik der MEPuL

Bestimmt wird das Zeitintervall zwischen Magnetstimulation über der Nervenwurzel S3 und der ersten Muskelkontraktion des M. sphincter ani externus (13, 14).

Die magnetische Reizung (Kondensatorentladung) erfolgt wie oben beschrieben. Die Ableitung der Muskelaktion erfolgt mit Oberflächenelektroden in Höhe des Analkanals. Die Erdelektrode wird zwischen Reizort und Ableitstelle platziert. Dies geschieht durch eine auf die Fingerspitze des behandschuhten Zeigefingers aufgeklebte Erdelektrode. An der Fingerbasis werden 2 Ableitelektroden aufgeklebt, welche die Muskelkontraktion erfassen (☞ Abb. 6.12).

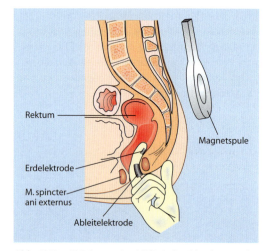

**Abb. 6.12:** Ableitung der MEPuL. Positionierung der Erdelektrode (Fingerspitze) zwischen Reizort und Ableitort (Fingerbasis).

Das EMG-Gerät wird folgendermaßen eingestellt: Verstärkung 200 μV/div, Kippgeschwindigkeit 2 ms/div, untere Grenzfrequenz 20 Hz, obere Grenzfrequenz 10 kHz.

Der untersuchende Finger wird in den Analkanal eingeführt, die Fingerspitze nach dorsal geführt, in gleicher Weise wie bei der üblichen Bestimmung der Pudenduslatenz (21). Die Latenz wird beidseits bestimmt, da auch eine einseitige Störung vorliegen kann.

Aus Gründen der Praktikabilität wird die handelsübliche Elektrode zur Messung der Pudenduslatenz modifiziert. Die Stimulationselektrode dient als Erdelektrode, die Ableitelektrode wird in üblicher Weise benutzt (☞ Abb. 6.13). Ein spezifischer Adapter muss angefertigt werden.

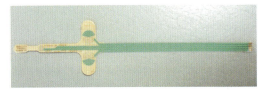

**Abb. 6.13:** Handelsübliche PNTML-Elektrode. Bei den MEPuL wird die Reizelektrode umgepolt zur Erdelektrode.

Gereizt wird über dem Vertex mit einer Feldstärke von 80 ± 10 % MO, über L1 mit 50 ± 10 % MO und über der Wurzel S3 mit einer Feldstärke von 30 ± 10 % MO (maximum output of the device).

Alternativ zu diesem Verfahren wurde von Morren et al. (22) ein Verfahren beschrieben, bei dem eine Plug-Elektrode im Analkanal und eine Erdelektrode im Rektum platziert wurden.

### 6.4.1.5. Ergebnisse

Als Normalwert empfehlen wir aufgrund unserer eigenen Ergebnisse und der Literatur (9, 10, 24), eine Gesamtlatenzzeit (TMCT) von 17,5-22 ms zum Analsphinkter (☞ Tab. 6.3). Die Latenzen nach magnetischer Stimulation über L1 haben eine Streubreite von 4,0 bis 7,0 ms. Die Werte der MEPuL (magnetisch evozierte Pudenduslatenz) liegen zwischen 2,5 ms und 3,5 ms.

| Autor | n | Ableitart | TMCT [ms] |
|---|---|---|---|
| Ghezzi et al. (8) | 17 | OFE | 22,9 (SD 1,8) |
| Herdmann et al. (9) | 10 | OFE | 24,5 (SD 2,1) |
| Osterhage et al. (23) | 12 | OFE | 18,9 (SD 0,9) |
| Jost et al. | 18 | OFE | 19,4 (SD 1,7) |
| Jost et al. | 22 | kNE | 23,2 (SD 4) |

**Tab. 6.3:** Vergleich der Ergebnisse verschiedener Studien (TMCT: total motor conduction time; OFE: Oberflächenelektroden; kNE: konzentrische Nadelelektrode; SD: Standardabweichung).

Die Ergebnisse von Morren et al. (22) weichen davon deutlich ab. Deren Latenzen liegen mit 1,7 bzw. 1,88 ms sogar unter den Normalwerten für die PNTML, woraus zu schließen ist, dass nicht der Gesamtverlauf des Nerven gemessen wurde.

Die MEP zum Blasensphinkter hat sich in einigen Studien ebenfalls bewährt. In der Studie von Eardley et al. (7) betrug die Latenz 26,4 ms (±2,21), Rodic et al. (25) fanden im Mittel Latenzen von 13 ms, bei den Untersuchungen von Schmid et al. (27) ergeben sich 19 ms für die spinale Latenz und 4,25 ms für die periphere Latenz. Auch bei den Ableitungen von der Blase differieren die Daten extrem, so dass beispielsweise Brodak et al. (4) eine Latenz von 27,9 ms, Bemelmans et al. (3) eine mittlere Latenz von 35,6 ms zur Blase angeben.

### 6.4.1.6. Diskussion

Die Latenz des N. pudendus (PNTML) wird üblicherweise mit einer handelsüblichen Elektrode nach Kiff und Swash bestimmt (16, 18, 19, 21). Dabei wird der N. pudendus mit einer an der Fingerspitze des Untersuchers befindlichen Elektrode gereizt. Die Latenz bis zum Einsetzen der Muskelaktion wird mit Elektroden an der Fingerbasis des im Analkanal befindlichen Fingers (21) abgeleitet. Es wird nicht die gesamte Strecke des N. pudendus, sondern ein Großteil der Gesamtlänge bestimmt.

Da der Abstand zwischen der auf den Handschuh geklebten Stimulations- und der Ableitelektrode festgelegt ist, kann die Latenz mit Normalwerten verglichen werden. Die Elektrodenkabel liegen jedoch nicht dem Nerven an, weshalb die Latenz nur eingeschränkt zum Abstand der Elektroden in Relation gesetzt werden darf. Weiterhin bestimmt der Stimulationsort die Länge des gemessenen

Nervenverlaufs. Je näher der untersuchende Finger an die Nervenwurzel geführt wird, desto länger ist die gemessene Strecke, da nicht das Ende des Nervs, sondern die Muskelantwort bestimmt wird (lediglich der Ort der Elektrode über dem Muskel wird verändert). Da die gemessene Entfernung sehr kurz ist, können bereits Millimeter den Wert verfälschen (☞ Kap. 6.3.). Wir nehmen deshalb bei mehreren Latenzbestimmungen die kürzeste Latenz. Weiterhin ist die Untersuchung für den Patienten schmerzhaft (mehrere Reize). Durch den Schmerz spannt der Patient häufig unwillkürlich an, wodurch ein hoher Artefakt entsteht und die Latenz nur beschränkt beurteilt werden kann.

Ein weiterer sehr wichtiger Punkt ist die Abhängigkeit der Methode von der Erfahrung des Untersuchers. Oftmals gelingt eine genaue Bestimmung der Latenz nicht (11).

Eine alternative Untersuchungsmethode stellt dementsprechend die Stimulation des N. pudendus bzw. der Nervenwurzel durch Entladung einer Magnetspule dar. Eine Latenzbestimmung zum Analsphinkter ist bei der Stimulation über dem motorischen Kortex zumeist möglich (8, 13, 24). Stimulationen thorakolumbal (13, 24) oder lumbosakral (13) erbringen jedoch nur bei wenigen Patienten reproduzierbare Ergebnisse. Bei Reiz über dem Motorkortex wird die gesamte motorische Leitungszeit bestimmt. Eine Differenzierung zwischen zentraler oder peripherer Störung ergibt sich hierbei nicht. Die Berechnung der zentral motorischen Leitungszeit gelingt nur, wenn die distale motorische Leitungszeit bestimmt werden kann.

Das schwerwiegendste Problem bei der distalen Reizung stellt der hohe Reizartefakt dar. Dies ist vorwiegend darauf zurückzuführen, dass die übliche Anordnung Stimulationsort - Erdelektrode - Ableitelektrode nicht eingehalten werden kann.

Durch das obengenannte Verfahren (MEPUL) wird die gesamte Strecke der Nervenfasern vom Austritt der Nervenwurzel aus dem Foramen bei S3 bis zum Eintritt in den Muskel bestimmt (die Bezeichnung Pudendus-Latenz trifft daher nicht ganz zu). Die Methode ist in geringerem Umfang von dem Untersucher und der Mitarbeit des Patienten abhängig. Da stets die kürzeste Latenz bestimmt wird, erhält man auch bei radikulären Störungen einen verwertbaren Wert. Durch Platzierung der Erdelektrode zwischen Reizort und Muskulatur kann der Reizartefakt erheblich reduziert werden, wodurch in fast allen Fällen eine reproduzierbare Latenzbestimmung ermöglicht wird. Daneben kann unter Umständen auch eine differenzialdiagnostische Beurteilung der Amplitude möglich werden, wodurch sich eine weitere Differenzierung zwischen axonaler und demyelinisierender Störung ergibt. Erforderlich ist eine Bestimmung der Pudenduslatenz auf beiden Seiten.

Diese Methode erweist sich auch sinnvoll bei der Elektrostimulation über dem Motorkortex und dem Rückenmark (geringerer Reizartefakt und mehrere Untersuchungsschritte in einem Ablauf). Es gelingt eine genauere Differenzierung zwischen zentralen und peripheren Störungen. Leitungsstörungen können besser lokalisiert und die zentrale Leitungszeit kann errechnet werden.

Durch diese Methode können valide elektrophysiologische Werte in der Diagnostik einer Pudendusneuropathie erhoben werden. Dies betrifft nicht nur die Differenzierung einer neurogenen Schädigung bei Blasen-, Mastdarm- oder Sexualstörung, sondern kann auch hilfreich sein zur Erkennung eines Pudenduskompressions-Syndroms (v.a. im Alcock'schen Kanal) und für die Verlaufskontrolle nach Therapie.

In unserer Untersuchung lag die gesamte Leitungszeit über den Befunden abgeleitet aus anderen Muskeln (20). Dieser Umstand ist nicht endgültig geklärt, könnte jedoch auch in Zusammenhang mit der "spinalen Umschaltung" zum motorischen Neuron des N. pudendus stehen. Im Kapitel Reflexlatenzen (☞ Kap. 6.2.) wurde bereits gezeigt, dass die Reflexlatenzen deutlich über der Summe von Afferenz und Efferenz liegen.

Bei anderen Untersuchungen der motorischen Leitungszeit zum Analsphinkter wurden etwas längere Latenzen gemessen (☞ Tab. 6.3). In Studien von Ghezzi et al. (n= 17) und Dressler et al. (n=6), welche die Latenz zum Bulbocavernosus untersuchten, wurden sogar noch längere Latenzen gemessen (6, 9). Die Ergebnisse nach Stimulation über L1 zeigen in der Literatur eine geringere Schwankungsbreite (☞ Tab. 6.4). Die Werte in unserer Untersuchung waren relativ niedrig, verglichen mit anderen Studien. Dies könnte durch die Fazilitation durch Aufdehnung des Analkanals bedingt sein (die anderen Untersucher leiteten ohne Aufdehnung ab). Auch Opsomer et al. (23) fanden in ihren Untersuchungen eine Reduktion der Latenz durch Fazilitation.

| Autor | TMCT | L1-CT | CMCT bis L1 [ms] |
|---|---|---|---|
| Ghezzi et al. (8) | 22,9 (SD 1,8) | 5,9 (SD 0,4) | 17,0 (SD 2,5) |
| Jost et al. | 19,4 (SD 1,71) | 5,6 (SD 0,66) | 13,8 (SD 1,13) |
| Osterhage et al. (23) | 18,9 (SD 0,88) | 5,4 (SD 0,6) | 13,5 (SD 0,45) |

***Tab. 6.4:*** TMCT, Leitungszeit bei Stimulation über L1 und CMCT vom Vertex bis L1 (TMCT: total motor conduction time; CMCT: central motor conduction time).

Die Amplitude erlaubt zurzeit noch keine differenzialdiagnostische Aussage.

Als alternatives Verfahren kann in seltenen Fällen auch die direkte Stimulation der Sakralwurzel durchgeführt werden (SNS-PNE). Durch Vorschieben einer Nadel in das Foramen der Wurzel S3 kann die Nervenwurzel direkt stimuliert und somit die Latenzzeit des gesamten Nervenverlaufs erfasst werden (15). Da dieses Verfahren invasiv ist und einer Narkose bedarf, empfiehlt es sich nur für spezielle Fragestellungen.

Außer der diagnostischen Anwendung wurde die Magnetstimulation bei verschiedenen Indikationen auch therapeutisch eingesetzt, unter anderem auch bei der Pudendusneuralgie (26). Die Aussagen der Publikationen sollten mit einem gewissen Vorbehalt interpretiert werden. Hier sind sicherlich noch weitere Untersuchungen notwendig.

Anders verhält es sich bei dem therapeutischen Einsatz der Magnetstimulation zur Therapie der hyperaktiven Blase (28). Dies hat nur wenig mit der obengenannten diagnostischen Methode zu tun und wird an anderer Stelle besprochen (☞ Kap. 7.1.).

### 6.4.1.7. Literatur

1. Amarenco G, Lanoe Y, Ghnassia RT, Goudal H, Perrigot M. Syndrome du canal d'Alcock et nevralgie perineale. Rev Neurol (Paris) 1988; 144: 523-526

2. Amarenco G, Le Cocquen-Amarenco A, Kerdraon J, Lacroix P, Adba MA. Les nevralgies perineales. Presse Medicale 1991; 20: 71-74

3. Bemelmans BL, Van Kerrebroeck PE, Notermans SL, Wijkstra H, Debruyne FM. Motor evoked potentials from the bladder on magnetic stimulation of the cauda equina: a new technique for investigation of autonomic bladder innervation. J Urol 1992; 147: 658-661

4. Brodak PP, Bidair M, Joseph A, Szollar S, Juma S. Magnetic stimulation of the sacral roots. Neurourol Urodyn 1993; 12: 533-540

5. Brostrom S, Jennum P, Lose G. Motor evoked potentials from the striated urethral sphincter: A comparison of concentric needle and surface electrodes. Neurourol Urodyn 2003; 22: 123-129

6. Dressler D, Schönle PW, Neubauer H. Central motor conduction time to bulbocavernosus muscle: evaluation by magnetic brain stimulation and testing of bulbocavernosus reflex. J Neurol 1990; 237: 239-241

7. Eardley I, Nagendran K, Kirby RS, Fowler CJ. A new technique for assessing the effent innervation of the human striated urethral sphincter. J Urol 1990; 144: 948-951

8. Enck P, Herdmann J, Zacchi P, Frieling T, Lübke HJ. News from the pelvic floor: Elektromechanische Kopplung am Analsphinkter. Kontinenz 1992; 1: 41-42

9. Ghezzi A, Callea L, Zaffaroni M, Montaniani R, Tessera G. Motor potentials of bulbocavernosus muscle after transcranial and lumbar magnetic stimulation: comparative study with bulbocavernosus reflex and pudendal evoked potentials. J Neurol Neurosurg Psychiatry 1991; 54: 524-526

10. Herdmann J, Bielefeldt K, Enck P. Quantification of motor pathways to the pelvic floor in humans. Am J Physiol 1991; 260: G720-G723

11. Jorge JM, Wexner SD. Etiology and management of fecal incontinence. Dis Colon Rectum 1993; 36: 77-97

12. Jost WH, Ecker K-W, Schimrigk K. Surface- versus needle-electrodes in determination of motor conduction to the external anal sphincter. Int J Colorect Dis 1994; 9: 197-199

13. Jost WH, Schimrigk K. A new method to determine pudendal nerve motor latency and central motor conduction time to the external anal sphincter. Electroenceph Clin Neurophysiol 1994; 93: 237-239

14. Jost WH, Schimrigk K. Magnetic stimulation of the pudendal nerve. Dis Colon Rectum 1994; 37: 697-699

15. Jost WH, Duschka L, Herold A, Müller-Lobeck H, Stadelmaier U, Matzel KE. Neurography of the pudendal nerv in pudendal canal syndrome. Dis Colon Rectum 1999; 42: 281-282

16. Jost WH. Neurophysiologische Untersuchungen bei anorektalen und urogenitalen Funktionsstörungen. Klin Neurophysiol 2000; 31: 9-15

17. Juenemann K-P, Lue TF, Schmidt RA, Tanagho EA. Clinical significance of sacral and pudendal nerve anatomy. J Urol 1988; 139: 74-80

18. Kiff ES, Swash M. Normal proximal and delayed distal conduction in the pudendal nerves of patients with idiopathic (neurogenic) faecal incontinence. J Neurol Neurosurg Psychiatry 1984; 47: 820-823

19. Kiff ES, Swash M. Slowed conduction in the pudendal nerves in idiopathic (neurogenic) faecal incontinence. Br J Surg 1984; 71: 614-616

20. Kloten H, Meyer B-U, Britton TC, Benecke R. Normwerte und altersabhängige Veränderungen magnetoelektrisch evozierter Muskelsummenpotentiale. Z EEG-EMG 1992; 23: 29-36

21. Lemieux MC, Kamm MA. Pudendal Nerve Terminal Motor Latency (PNTML): Ihre klinische Relevanz. Kontinenz 1992; 1: 85-86

22. Morren GL, Walter S, Lindehammer H, Hallbook O, Sjodahl R. Latency of compound muscle action potentials of the anal sphincter after magnetic sacral stimulation. Muscle Nerve 2001; 24: 1232-1235

23. Opsomer RJ, Caramia MD, Zarola F, Pesce F, Rossini PM. Neurophysiological evaluation of central-peripheral sensory and motor pudendal fibres. Electroenceph Clin Neurophysiol 1989; 74: 260-270

24. Osterhage J, Ludolph AC, Masur H. Evozierte Potentiale in der Diagnostik der erektilen Dysfunktion. Kontinenz 1993; 2: 175-181

25. Rodic B, Schlapfer A, Curt A, Knapp P, Dietz V, Schurch B. Magnetic stimulation of sacral roots for assessing the efferent neuronal pathways of lower urinary tract. Muscle Nerve 2002; 26: 486-491

26. Sato T, Nagai H. Sacral magnetic stimulation for pain relief from pudendal neuralgia and sciatica. Dis Colon Rectum 2002; 45: 280-282

27. Schmid DM, Curt A, Hauri D, Schurch. Motorisch evozierte Potenziale (MEP) des externen urethralen Sphinkters zur Abklärung der neurogenen Inkontinenz querschnittverletzter Patienten. Aktuel Urol 2001; 32: 256-265

28. Shafik A: Pudendus-Kanal-Syndrom. Beschreibung eines neuen Syndroms und seine Behandlung. Bericht über sieben Fälle. colo-proctology 1991; 13: 102-109

29. Takahashi S, Kitamura T. Overactive bladder: magnetic versus electrical stimulation. Curr Opin Obstet Gynecol 2003; 15: 429-433

## 6.4.2. Somatosensibel evozierte Potenziale (SSEP) im Pudendus-Innervationsgebiet

### 6.4.2.1. Einleitung

Stellen die MEP eine Untersuchungsmethode der efferenten Bahnen dar, können mit den SSEP die afferenten Bahnen untersucht werden (☞ Abb. 6.14).

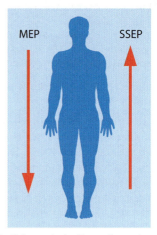

*Abb. 6.14:* Schematische Darstellung der untersuchten Strecken bei den MEP und SSEP.

Somatosensibel evozierte Potenziale (SSEP) gehören seit Jahren zu den Standarduntersuchungen in der Elektrophysiologie. Neben Bestimmung der Gesamtlatenz nach Reizung peripherer Nerven (z.B. N. medianus, N. tibialis) und Ableitung über dem Kortex (Cz+3 cm) liefert die Etagendiagnostik mit Ableitung über verschiedenen Rückenmarksegmenten wichtige Hinweise, ob es sich um eine periphere oder zentrale Läsion handelt.

In der neurologischen Abklärung von Kontinenzstörungen und erektiler Dysfunktion haben sich in den letzten Jahren Pudendus-SSEP als hilfreiche Untersuchungsmethode somatischer Afferenzen aus dem Pudendus-Innervationsgebiet erwiesen.

### 6.4.2.2. Historie

Erstmalig wurden somatosensibel evozierte Potenziale von Dawson (4) abgeleitet. Er beschrieb die Möglichkeit, nach peripher gesetztem Reiz Antwortpotenziale vom Kortex abzuleiten. Mit Hilfe der "averaging"-Technik gelang es, die Reizsignale von der EEG-Grundaktivität zu trennen. Das Prinzip des "averaging" beruht darauf, dass durch Aufsummieren der einlaufenden Reizantworten ein Summationspotenzial entsteht, während sich die zufällig positiven oder negativen EEG-Wellen zu Null addieren.

Spätere Untersuchungen versuchten herauszufinden, welche Strukturen die Reizsignale vom peripheren Reizort bis zum kortikalen Projektionsfeld durchlaufen. Man geht heute davon aus, dass die Signale über Hinter- und Vorderseitenstrang verlaufen (14) und ihre erste gemeinsame Umschaltstelle über den Lemniscus medialis in spezifischen Thalamuskernen (Nuc. ventralis posterolateralis et posteromedialis) finden (18). Von dort verlaufen thalamokortikale Fasern zu den kortikalen Projektionsfeldern.

Die SSEP nach Reizung peripherer Nerven werden heute zur Diagnostik und Lokalisation peripher bzw. zentral gelegener Läsionen des somatischen Nervensystems herangezogen. So finden sie Anwendung bei Myelopathien (8, 13), Polyneuropathien, Multipler Sklerose (20), Plexusläsion, Spondylosis (23) und in der Verlaufsbeobachtung komatöser Patienten (17). Axonale Schädigungen, die sich in Amplitudenreduktion zeigen, sind dabei von demyelinisierenden Läsionen, die eine Latenzverzögerung zur Folge haben, abzugrenzen.

Seit einigen Jahren gelingt auch die Ableitung kortikaler (9, 12, 15, 22) und spinaler (2, 14, 22) SSEP nach Stimulation des N. pudendus. Verschiedene Studien (6, 9, 14) zeigten, dass die Tibialis-SSEP und Pudendus-SSEP trotz erheblicher Streckendifferenzen eine ähnliche Gesamtlatenz aufweisen. Sowohl auf dem peripheren Abschnitt als auch im Verlauf der zentralen Weiterleitung der Potenziale scheinen also Fasertypen unterschiedlicher Leitgeschwindigkeit involviert zu sein. Das umfangreiche Innervationsgebiet des N. pudendus liefert vielfältige Einsatzmöglichkeiten der Pudendus-SSEP in der Diagnostik von Harn- und Stuhlinkontinenz (19, 26) sowie der erektilen Dysfunktion (1, 2, 6, 12, 22, 26).

### 6.4.2.3. Methodik

Während der Untersuchung sollte sich der Patient möglichst entspannt in Rückenlage befinden. Die Arme werden locker seitlich des Körpers gelagert, die Augen geschlossen, Schlucken und Sprechen sind zu vermeiden. Der Mund wird leicht geöffnet, um Muskelartefakte zu minimieren. Bei geschlossenen Augen sollten Bulbusbewegungen ebenfalls ausbleiben, da die Verschiebung des Dipols, den der Augapfel darstellt, zu nicht unerheblichen Störartefakten führt. Beim Mann werden zwei Ringelektroden um den Penisschaft gelegt im Abstand von 2 cm, wobei die Kathode proximal liegt. Diese übertragen den Reizstimulus (Frequenz 4 Hz, Impulsbreite 0,2 ms) perkutan auf den N. dorsalis penis. Bei weiblichen Probanden ist die Ableitetechnik schwieriger. Es gibt einerseits die Möglichkeit einer klitoralen Reizung (25), andererseits die Möglichkeit einer Dermatomreizung, indem Oberflächenelektroden im Bereich der großen Labien, oder weniger unangenehm und schmerzhaft, im Bereich des perianalen Hautareals oder im perinealen Versorgungsgebiet aufgeklebt werden (24, 25). Die Reizintensität wird nach Aufsuchen der Reizschwelle nach Möglichkeit auf das dreifache der Schwellenintensität festgelegt. Ein ausreichend starker Reizstimulus ist notwendig, um reproduzierbare Potenziale zu erhalten. Die Akzeptanz des elektrischen Stimulus ist dabei interindividuell stark abweichend. Beobachtet wird dagegen ein gewisser Habituationseffekt im Verlauf der Untersuchung, sodass sich empfiehlt, anfangs mit einer geringen Reizstärke zu reizen. Man sollte dabei peinlichst darauf achten, dass deutlich unterhalb der Schmerzgrenze stimuliert wird, sodass der Patient auch entspannen kann.

Die Ableitung der Potenziale kann sowohl auf spinaler als auch auf kortikaler Ebene erfolgen. Die lumbale Nadelelektrode wird intradermal über dem ersten Lendenwirbel positioniert (differente Elektrode). Die Ableitung erfolgt gegen eine 2. Nadelelektrode, die 5 cm oberhalb von L1 liegt (indifferente Elektrode). Alternativ können auch Oberflächenelektroden benutzt werden. Auf kortikaler Ebene befindet sich die differente Elektrode bei Cz + 3 cm, die indifferente bei Fz (Ableitpunkte nach dem 10-20-System). Die Erdungselektrode sollte sich idealerweise zwischen Reizort und Ableitort befinden. Ein befeuchtetes Klettband wird zu diesem Zweck zirkulär um die Hüften in Höhe der Spinae iliacae anteriores superiores, alternativ um den Unterarm gelegt.

Die Mittelung der etwa 250 bis 500 gegebenen Reize erfolgt gemäß der "averaging"-Technik mit Hilfe eines Rechners, der die Einzelreize zu einem Summationspotenzial aufaddiert. Das Signalfenster mit den Grenzfrequenzen 10 Hz bis 2 kHz für die kortikalen und 10 Hz bis 500 Hz für die lumbalen Potenziale eliminiert besonders nieder- bzw. hochfrequente Störfaktoren.

Zur Festlegung der Latenzen bedient man sich folgender Vorgehensweise: Bei den kortikalen SSEP wird die Zeit vom Reizartefakt bis zum ersten positiven Ausschlag gemessen (P1). Dieser befindet sich nach internationalem Standard umgekehrt zu normalen Koordinatenverhältnissen nach unten. Zur Latenzfestlegung bei den lumbalen SSEP wird der Abgang des ersten negativen Ausschlags gemessen (onset von N1). Bewertet werden reproduzierbare Potenziale (☞ Abb. 6.15).

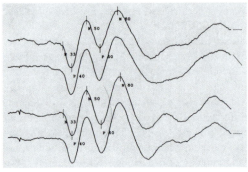

**Abb. 6.15:** Normwertige Pudendus-SSEP bei klitoraler Stimulation und kortikaler Ableitung.

### 6.4.2.4. Auswertung und Beurteilung

Wie oben bereits aufgeführt, entsprechen die Normalwerte der Pudendus-SSEP etwa den Tibialis-SSEP (P40). Es zeigte sich jedoch eine deutliche Latenzverzögerung zwischen der perianalen Ableitung und der penilen resp. klitoralen Ableitung (10, 11, 25). Auch die Latenzen bei perinealer Reizung (48,4±7,8 ms) weichen deutlich ab (24). Hier stellt sich natürlich die Frage, ob bei klitoraler resp. peniler Reizung die gleiche Afferenz wie bei analer Reizung untersucht wird und inwieweit wir eine erhebliche diagnostische Unschärfe haben. Streng genommen handelt es sich bei der perianalen Stimulation nicht um ein Pudendus-SSEP sondern ein Dermatom-SSEP. Eine anale Reizung ist zu präferieren (☞ Abb. 6.16).

Wie auch bei den Tibialis-SSEP sollten die Pudendus-SSEP größenkorrigiert werden, dies macht jedoch nur einen geringen Unterschied aus. Alterskorrelierte Normalbefunde liegen nicht vor. Die Errechnung der zentralen Latenz gibt einen Hinweis auf die Lage der Läsion, wobei durch die Inkonstanz der lumbalen Potenziale häufig die Berechnung der Zentrallatenz nicht möglich ist. Der Ausfall von Pudendus-SSEP kann nicht uneingeschränkt als pathologisch eingeordnet werden, da auch bei Normalpersonen eine Ableitung dieser Potenziale nicht immer gelingt. Leider fehlt beim N. pudendus die direkte Kontrolle der richtigen Lage der Reizelektrode, die bei Reizung der peripheren Nerven durch die Muskelantwort anterograd stimulierter motorischer Fasern angezeigt wird. So können Pudendus-SSEP bei insuffizientem Reizstimulus fehlen, ohne dass dafür ein pathologisches Korrelat vorliegt. In diesem Fall sollte die elektrophysiologische Diagnostik um die Tibialis-SSEP ergänzt werden. Fehlen die somatosensiblen Potenziale, ist auch hier eine Leitungsstörung der somatischen Afferenz wahrscheinlich (16).

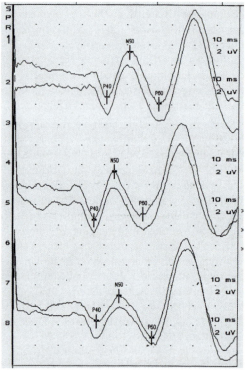

**Abb. 6.16:** Normwertige Pudendus-SSEP bei peniler und analer Stimulation und kortikaler Ableitung.
Spur 1 und 2: Reiz penil.
Spur 3 und 4: Reiz anal bei 3 Uhr SSL.
Spur 5 und 6: Reiz anal bei 9 Uhr SSL.

#### 6.4.2.4.1. Kortikale Pudendus-SSEP

In der Regel sind bei der Ableitung kortikaler Pudendus-SSEP gut reproduzierbare Potenziale erhältlich. Die gemessene Latenz stellt die Gesamtlatenz der afferenten Leitungsbahnen aus dem Pudendus-Innervationsgebiet dar. Sie umfasst sowohl die peripheren somatischen Nervenfasern als auch die zentralen Leitungsbahnen. Eine Latenzverzögerung ergibt sich aus der demyelinisierenden Schädigung von Nervenfasern im Verlauf der Leitungsstrecke. Die Diagnose von axonalen Nervenfaserläsionen aufgrund von Amplitudenreduktion fällt bei den sehr kleinen Potenzialen mit einer Verstärkung von 0,5-1 µV/div schwer. Der Ausfall von Potenzialen kann, wie bereits erörtert, nicht unbedingt als pathologisch gewertet werden. In diesem Fall sind weitere Untersuchungen notwendig.

#### 6.4.2.4.2. Lumbale Pudendus-SSEP

Die Ableitung der lumbal evozierten Potenziale über dem Wirbelsäulensegment L1 ist inkonstant und nur zu einem geringen Prozentsatz erhältlich. Häufig sind die Potenziale durch die knöchernen Wirbelkörper nicht ableitbar. Die kräftige Paravertebralmuskulatur verursacht darüber hinaus enorme Muskelartefakte, die die evozierten Potenziale überlagern und ihre störungsfreie Ableitung verhindern. Somit muss auf eine Stufendiagnostik wegen der nicht zu berechnenden Gesamtlatenz verzichtet werden. Die Beispiele lumbaler Potenziale zeigen jedoch, dass eine Ableitung prinzipiell möglich ist und im positiven Fall auch reproduzierbare Resultate liefert.

#### 6.4.2.4.3. Praktische Anwendbarkeit

Über Jahre blieben die nervale Versorgung des Pudendus-Innervationsgebiets und deren neurophysiologische Abklärung bei der Diagnostik von Kontinenz- und Potenzstörung unberücksichtigt. Die Übertragung bekannter Untersuchungstechniken auf diesen Bereich ermöglichten den Einsatz von Pudendus-SSEP zur Überprüfung der somatischen Afferenzen. Diese Untersuchung erlaubt die Integrität schnell leitender Fasern und deren zentrale Weiterleitung zu beurteilen. Unberücksichtigt bleibt jedoch das für die Aufrechterhaltung von Kontinenz und Potenz so wichtige autonome Nervensystem. Die Pudendus-SSEP sind ebenso wie die Untersuchungsverfahren der motorischen Versorgung (EMG, MEP, PNTML) nur ein Hilfsvehikel, um eine Aussage über die nervale Versorgung des Pudendus-Innervationsgebiets zu treffen. Lediglich die Ableitung der penilen sympathischen Hautantwort (5) und eventuell des Corpuscavernosum-EMG (21) können eine direkte Aussage über das autonome Nervensystem treffen. Die bisherigen Versuche durch Schleimhautstimulation im Bereich des Rektums und der Harnblase auch langsam leitende, autonome Nervenfasern zu stimulieren und über dem Kortex abzuleiten, lieferten bisher keine reproduzierbaren Potenziale. Häufig führt die Einführung des Untersuchungsinstruments (z.B. Zystoskop) alleine schon zu einem Reiz, der über autonome Fasern weitergeleitet wird. Daher ist der Rückgriff auf die Pudendus-SSEP verständlich und liefert verlässliche Resultate. In der Diagnostik der erektilen Dysfunktion zeigen ca. 30 % der untersuchten Probanden verlängerte kortikale Latenzen, wobei häufig Grunderkrankungen (Diabetes mellitus) und Risikofaktoren (Alkoholabusus) vorliegen, die bisher noch nicht zu klinisch relevanten Befunden geführt haben. Die Potenzstörung ist dann häufig das erste Beschwerdesymptom. Bei der klinisch-neurologischen Untersuchung sind ebenfalls bei ca. einem Viertel der untersuchten Patienten keine Auffälligkeiten zu erhalten, obwohl in den Pudendus-SSEP Latenzverlängerungen messbar sind. Die evozierten Potenziale des Pudendus-Innervationsgebiets vermögen somit neurogene Läsionen nachzuweisen, ohne allein als Kriterium auszureichen. Um weitere Informationen über die nervale Versorgung der Verschlussmechanismen von Harnblase und Enddarm sowie der erektilen Funktion zu erhalten sind ergänzende Untersuchungen notwendig. Die Pudendus-SSEP können also immer nur ein Baustein in der diagnostischen Kette bei einer neurogenen Läsion im Pudendus-Innervationsgebiet darstellen. Sie sind jedoch ein wichtiger Bestandteil bei der Abklärung von Harn- und Stuhlinkontinenz und der erektilen Dysfunktion.

#### 6.4.2.5. Literatur

1. Bemelmans BLH, Meuleman EJH, Anten BWM, Doesburg WH, Van Kerrebroeck PEV, Debruyne FMJ. Penile sensory disorders in erectile dysfunction: results of a comprehensive neuro-urophysiological diagnostic evaluation in 123 patients. J Urol 1991; 146: 777-782

2. Craig WM, Weinberg HJ, Brown J. Testing for neurogenic impotence: A challenge. Urology 1986; 27: 318-321

3. Dawson GD. Investigations on a patient subject to myoclonic seizures after sensory stimulation. J Neurol Neurosurg Psychiatry 1947; 10: 141-162

4. Dawson GD. A summation technique for the detection of small evoked potentials. Electroencephalogr Clin Neurophysiol 1954; 6: 65-84

5. Derouet H, Jost WH, Osterhage J, Eckert R, Frenzel J, Schimrigk K, Ziegler M. Penile sympathic skin response in erectile dysfunction. Eur Urol 1995; 28: 314-319

6. Ertekin C, Akyrekli Ö, Gürses AN, Turgut H. The value of somatosensory-evoked potentials and bulbocavernosus reflex in patients with impotence. Acta Neurol Scand 1985; 71: 48-53

7. Fowler CG, Fowler CJ. The investigation and treatment of impotence in neurological diseases. J R Soc Med 1988; 4: 1-5

8. Ganes T. Somatosensory conduction times and peripheral, cervical and cortical evoked potentials in patients with cervical spondylosis. J Neurol Neurosurg Psychiatry 1980; 35: 403-413

9. Haldeman S, Bradley WE, Bhatia N, Johnson BK. Pudendal evoked responses. Arch Neurol 1982; 39: 280-283

10. Jost WH. Somatosensory evoked potentials of the pudendal nerve in penile hypoesthesia. J Urol 1998; 159: 987

11. Kaiser T, Jost WH, Osterhage J, Derouet H, Schimrigk K. Penile and perianal pudendal nerve somatosensory evoked potentials in the diagnosis of erectile dysfunction. Int J Impot Res. 2001; 13: 89-92

12. Lin JT, Bradley WE. Penile neuropathy in insulindependent diabetes mellitus. J Urol 1985; 133: 213-215

13. Masur H, Elger CE, Render K, Fahrendorf G, Ludolph AC. Functional deficits of central sensory and motor function in patients with cervical spinal stenosis: A study of SEP and EMG responses to non-invasive brain stimulation. Electroenc Clin Neurophysiol 1989; 74: 450-457

14. Opsomer RJ, Caramia MD, Zarola F, Pesce F, Rossini PM. Neurophysiological evaluation of central-peripheral sensory and motor pudendal fibres. Electroencephalogr Clin Neurolphysiol 1989; 74: 260-270

15. Opsomer RJ, Guerit JM, Wiese FX. Pudendal cortical somatosensory evoked potentials. J Urol 1986; 135: 1216-1217

16. Osterhage J, Ludolph AC, Masur H. Evozierte Potentiale in der Diagnostik der erektilen Dysfunktion. Kontinenz 1993; 2: 141-148

17. Reisecker F, Witzman A, Löffler W, Leiblhuber F, Deisenhammer J, Valencak E. Zum Stellenwert früher akustischer und somatosensorisch evozierter Potentiale in der Überwachung und prognostischer Beurteilung des Komas unter Barbiturattherapie - vergleichende Untersuchung mit Klinik und EEG. EEG EMG 1987; 18: 36-42

18. Rose JD. Responses of midbrain neurons to genital an somatosensory stimulation in estrous an anestrous cats. Exp Neurol 1975; 49: 639-652

19. Sarica Y, Karacan I. Cerebral responses evoked stimulation of the vesico-urethral junction in normal subjects. Electroencephalogr Clin Neurolphysiol 1986; 65: 440-446

20. Small DG, Matthews WB, Small M. The cervical somato sensory evoked potential (SEP) in the diagnosis of multiple sclerosis. J Neurol Sci 1978; 35: 221-224

21. Stief CG, Mercks I. Single potential analysis of cavernous electric activity (SPACE)-experiences and refinements. Int J Impotence Res 1992 ; 4 : 131-141

22. Tackmann W, Porst H. Diagnostik neurogener Potenzstörungen mit Hilfe des Bulbuscavernosusreflexes und somatosensorisch evozierter Potentiale nach Stimulation des N. pudendus. Nervenarzt 1987; 58: 292-299

23. Thompson PD, Dick JPR, Asselmann P, Griffin GB, Day BL, Rothwell JC, Sheeny MP, Marsden CD. Examination of motor function in lesions of spinal cord by stimulation of the motor cortex. Ann Neurol 1987; 21: 389-396

24. Uchio EM, Yang CC, Kromm BG, Bradley WE. Cortical evoked responses from the perineal nerve. J Urology 1999; 162: 1983-1986

25. Vodušek DB. Pudendal SEP and bulbocavernosus reflex in women. Electroencephalogr Clin Neurophysiol. 1990;77:134-136

26. Vodušek DB. Evoked potential testing. Urol Clin North Am 1996;23:427-446

## 6.4.3. Penile Sympathische Hautantwort (pSHA)

### 6.4.3.1. Einleitung

In der Diagnostik von Funktionsstörungen des Beckenbodens (Blasenentleerungsstörungen, erektile Dysfunktion, anorektale Funktionsstörungen) können mit den vorhandenen Messmethoden nur somatische Nervenbahnen untersucht werden. Die Relevanz für die vielfältigen vegetativ gesteuerten Funktionen sind somit beschränkt. Zur Untersuchung vegetativer Bahnen stehen als einzige Verfahren die penile sympathische Hautantwort und das Corpus cavernosum-EMG zur Verfügung (4).

### 6.4.3.2. Grundlagen

Durch Hautwiderstandsmessungen nach Applikation eines Reizes ist es möglich, indirekt Aussagen über den Funktionszustand postganglionärer sympathischer markloser C-Fasern zu treffen (1, 8, 14-16), deren Leitgeschwindigkeit direkt nicht gemessen bzw. deren Funktionsfähigkeit nur durch die sehr aufwendige Mikroneurographie überprüft werden kann (8, 15). Die Latenzzeit der Afferenz über myelinisierte Fasern bei der Reizung kann vernachlässigt werden, da sie im Millisekundenbereich liegt (5, 6). Die Leitgeschwindigkeit liegt im Mittel bei etwa 1,3 m/s (0,5-2 m/s) (5, 8, 12), wobei ähnlich wie bei myelinisierten Fasern eine deutliche Temperaturabhängigkeit besteht (12). Die Hautwiderstandsänderung weist die gleiche Latenz wie das Einsetzen der Schweißreaktion auf, ist aber nicht identisch (16).

Die SHA kann zurückgeführt werden auf Féré, der 1888 Widerstandsänderungen der Haut auf definierte Reize nachwies (7). Zwei Jahre später wurde von dem russischen Physiologen Tarchanoff ein Oberflächenpotenzial der Haut beschrieben (18). Hagbarth et al. (8) und Kuno et al. (9) konnten zeigen, dass bereits ein schwacher emotionaler Stimulus ausreicht, um Schweißsekretionen auszulösen. Eingang in die Klinik fand die SHA, welche unter verschiedenen Bezeichnungen geführt wird, u.a. zur Bestimmung einer autonomen Neuropathie bei Diabetikern (5, 16). Daneben wurde die Methode Anfang des letzten Jahrhunderts häufig in der Psychologie und als sogenannter "Lügendetektor" eingesetzt (3). Eine Habituierung des Reflexes tritt erst bei sehr häufiger und schnell aufeinanderfolgender Reizung auf (16).

Bereits seit den 80er Jahren wurde die SHA zu den Extremitäten in der Diagnostik einer Erektionsstörung eingesetzt (13), wobei dies natürlich nicht die diagnostische Aussage einer penilen Ableitung hat.

Die sympathische Innervation erfolgt über die Spinalsegmente Th2-L2:

| Spinalsegment | Körperregion |
|---|---|
| Th 2-4 | Hals und Nacken |
| Th 2-8 | obere Extremitäten |
| Th 6-10 | Rumpf |
| Th 11-L2 | untere Extremitäten |

### 6.4.3.3. Methodik

Zur Ableitung der SHA kann ein handelsübliches EMG-Gerät sowie handelsübliche Oberflächenelektroden benutzt werden. Nach Entfernung von Haaren und Reinigung der Haut mit Alkohol wird eine schweißisotone Paste zur Verringerung der Elektrodenübergangsimpedanz dünn auf die Elektrode aufgebracht. Die differente Elektrode wird am lateralen Penisschaft angebracht, da nahe den Gefäßen starke Pulsartefakte zu verzeichnen sind. Die indifferente Elektrode wird an einem sog. neutralen Punkt befestigt. Geeignet ist hierfür die Glans penis, da dort nur wenige der emotionalen Kontrolle unterworfene ekkrine Schweißdrüsen zu finden sind. (Es handelt sich hierbei somit um keine ideal unipolare Ableitung, da sich auch im Bereich der indifferenten Elektrode Schweißdrüsen befinden.) Die Erdelektrode wird zur Verringerung des Reizartefakts zwischen Reiz- und Ableitort (Abdomen) befestigt. Der Patient wird mit einem Tuch zugedeckt und liegt für 10 Minuten in einem abgedunkelten, ruhigen Raum, bei einer Raumtemperatur um 24° C. Die Hauttemperatur sollte bei 30-33° C liegen.

Zum Ausschluss einer generalisierten Neuropathie kann die SHA zusätzlich zur Handinnenfläche und zur Fußsohle gemessen werden. Die differente Elektrode wird im Gebiet reichlicher Schweißdrüsen in der Mitte der rechten Hohlhand und an der rechten Fußsohle angebracht. Die indifferente Elektrode wird an sog. neutralen Punkten befestigt, d.h. am Grundglied des Mittelfingers und am Fußrücken, da dort nur wenige der emotionalen Kontrolle unterworfene ekkrine Schweißdrüsen zu finden sind. Wir bestimmen als Vergleichswert außerdem die SHA zum lateralen Oberschenkel (indifferente Elektrode über der Spina ischiadica).

Gereizt wird mit einem Burst-Ton, der mittels Kopfhörer appliziert wird. Es handelt sich um einen Reinton-Reiz mit einer Gesamtdauer von 250 ms und einer Anstiegs- und Abfallzeit von je 25 ms. Die Reizstärke sollte mindestens 40 dB über der vorher ermittelten Hörschwelle liegen. Um eine Habituierung zu verhindern, sollte zwischen den einzelnen Reizen eine Pause von mindestens 5 Minuten eingehalten werden. Alternativ kann die SHA mittels eines Stromreizes im Bereich des rechten N. medianus ausgelöst werden, wobei ein Stromreiz unterhalb der Schmerzschwelle gewählt werden sollte. Letztgenannte Untersuchung ist vom apparativen Aufwand etwas einfacher.

Die untere Grenzfrequenz wird mit 0,1 Hz, die obere Grenzfrequenz mit 0,5 kHz eingestellt. Weitere Parameter: Kippgeschwindigkeit 1 s/div, Verstärkung 50-500 µV/div (angepasst an die Antwort). Es wird mindestens 3 mal gemessen und die kürzeste Latenz gewertet.

Beurteilt werden nur die Latenzen. Wegen großer intra- und interindividueller Schwankungen kann zur Zeit keine Normalwertvorgabe für die Amplituden gegeben werden.

Als Normalwerte für die Vergleichsmessungen gelten:

- Latenz zur Hand:
  - normal bis 1,4 s
  - pathologisch ab 1,7 s
- Latenz zum Fuß:
  - normal bis 2,2 s
  - pathologisch ab 2,7 s

#### 6.4.3.4. Auswertung der Ergebnisse

Die sympathische Hautantwort zur Fußsohle, zur Handinnenfläche und zum Oberschenkel kann bei Normalpersonen immer bestimmt werden. Im Normalkollektiv lässt sich bei etwa 80 % ein reproduzierbares Potenzial der penilen SHA finden (☞ Abb. 6.17). Die Latenzzeit entspricht etwa der Latenz zum Oberschenkel und zur Hand, die Amplituden der pSHA sind etwas kleiner. Die Latenz zum Penis lag bei unseren Untersuchungen (4) bei 1400 ms (1100-1600 ms), zum Oberschenkel bei 1300 ms (1140-1640 ms).

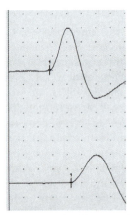

**Abb. 6.17:** Potenzial nach Ableitung der sympathischen Hautantwort von Penis (obere Kurve) und Fußsohle (untere Kurve).
Einstellungen: 500 ms/div, 200 µV/div.

Bei Patienten mit einer erektilen Dysfunktion ist nach unserer Erfahrung die SHA bei 20-25 % nicht evozierbar (4).

#### 6.4.3.5. Bewertung

Durch die penile SHA kann eine Aussage über die sympathische Innervation des Penis getroffen werden. Sie ist zumeist mit geringem zeitlichen und apparativen Aufwand ableitbar. Sie eignet sich vor allem in der differenzialdiagnostischen Abklärung einer erektilen Dysfunktion (10, 11, 19). Einige Autoren gehen sogar so weit, die Untersuchung bei anderen Funktionsstörungen des Beckenbodens als geeignet zu bewerten (11).

Als Normalwert kann eine Latenzzeit unter 1,6 s angesehen werden (4). Andere Autoren bestimmen den Grenzwert mit 1,4 s (19). Eine nicht evozierbare Latenz erlaubt keine diagnostische Aussage, da diese in ähnlicher Häufigkeit im Normalkollektiv und auch beim Patientenkollektiv gefunden werden konnte.

Die pSHA ist zur Zeit die einzige valide Untersuchung der vegetativen Fasern. Sie überprüft jedoch nur die sympathische und nicht die parasympathische Innervation. Der Stellenwert einer SHA bei Blasenstörungen ist ungeklärt. Bei der erektilen Dysfunktion kann zur Beurteilung des autonomen Nervensystems weiterhin das Corpus cavernosum-EMG (2, 17) eingesetzt werden, dessen Stellenwert jedoch umstritten ist. Die Kriterien der Interpretation des CC-EMG sind zur Zeit noch Gegenstand der Diskussion.

Die SHA kann an jeder Stelle des menschlichen Körpers abgeleitet werden und somit auch in der Perianalregion. Inwieweit auch eine anale SHA von diagnostischer Relevanz sein kann, ist noch nicht geklärt.

Bedauerlicherweise haben wir keine anderen elektrophysiologischen Untersuchungen zur Untersuchung des vegetativen Nervensystems (☞ Abb. 6.18).

# 6.5. Elektromyographie

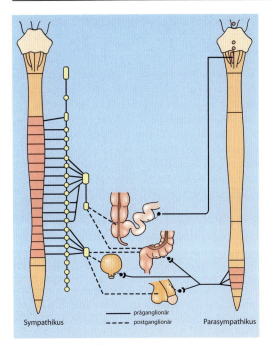

**Abb. 6.18:** Darstellung des autonomen Nervensystems, begrenzt auf die Funktionen des Beckenbodens.

## 6.4.3.6. Literatur

1. Baba M, Watahiki Y, Matsunaga M, Takebe K. Sympathetic skin response in healthy man. Electromyogr Clin Neurophysiol 1988; 28: 277-283

2. Buehrle CP, Juenemann KP, Schmidt P, Berle B, Persson-Juenemann C, Alken C. Elektromyographie des Corpus cavernosum beim Hund: Probleme der Signalaufnahme, Verarbeitung und Analyse. Akt Urol 1993; 24: 214-220

3. Christie MJ. Electrodermal activity in the 1980s: a review. J Roy Soc Med 1981; 74: 616-622

4. Derouet H, Jost WH, Osterhage J, Eckert R, Frenzel J, Schimrigk K, Ziegler M. Penile sympathetic skin response in erectile dysfunction. Eur Urol. 1995; 28: 314-319

5. Fagius J, Wallin BG. Sympathetic reflex latencies and conduction velocities in normal man. J Neurol Sci 1980; 47: 433-448

6. Fagius J, Wallin BG. Sympathetic reflex latencies and conduction velocities in patients with polyneuropathy. J Neurol Sci 1980 ; 47 : 449-461

7. Féré MC. Note sur des modifications de la résistance électrique sous l'influence des excitations sensorielles et des émotions. Compt Rend Soc Biol 1888 ; 5 : 217-219

8. Hagbarth K-E, Hallin RG, Hongell A, Torebjörk HE, Wallin BG. General characteristics of sympathetic activity in human skin nerves. Acta Physiol Scand 1972; 84: 164-176

9. Kuno Y. Human perspiration. C.C. Thomas, Springfield, Illinois (1956)

10. Oguzhanoglu N, Ozdel O, Oguzhanoglu A, Aybek Z, Karadag F. The complementary role of different neurophysiological methods to demonstrate organicity in male with premature ejaculation and erectile dysfunction. Electromyogr Clin Neurophysiol 2003; 43: 437-441

11. Opsomer RJ, Boccasena P, Traversa R, Rossini PM. Sympathetic skin response from the limbs and the genitalia: normative study and contribution to the evaluation of neurourological disorders. Electroencephalogr Clin Neurophysiol 1996; 101: 25-31

12. Paintal AS. A comparison of the nerve impulses of mammalian non-medullated nerve fibres with those of the smallest diameter medullated fibres. J Physiol 1967; 193: 523-533

13. Park YC, Esa A, Sugiyama T, Kaneko S, Kurita T. Sympathetic skin response: a new test to diagnose ejaculatory dysfunction. J Urol. 1988; 139: 539-541

14. Schilf E, Schuberth A. Über das psychogalvanische Reflexphänomen beim Frosch und seine Beziehungen zum vegetativen Nervensystem. Pflügers Arch Ges Physiol 1922; 195: 75-95

15. Shahani BT, Halperlin JJ, Boulu P, Cohen J. Sympathetic skin response - a method of assessing unmyelinated axon dysfunction in peripheral neuropathies. J Neurol Neurosurg Psychiatry 1984; 47: 536-542

16. Shaver BA, Brusilow SW, Cooke RE. Origin of the galvanic skin response. Proc Soc Exp Biol 1962; 110: 559-564

17. Stief CC, Hoeppner C, Sauerwein D, Jonas U. Single potential analysis of cavernosus electrical activity in spinal cord injury patients. J Urol 1994; 151: 367-372

18. Tarchanoff J. Ueber die galvanischen Erscheinungen in der Haut des Menschen bei Reizungen der Sinnesorgane und bei verschiedenen Formen der physischen Thätigkeit. Arch Ges Physiol 1890; 46: 46-55

19. Zhu G-Y, Shen Y. Sympathetic skin response : a new test to diagnose erectile dysfunction. Asian J Androl 2001; 3: 45-58

## 6.5. Elektromyographie

Das EMG ist die wichtigste neurologische Untersuchung bei Funktionsstörungen des Beckenbodens. Zum quantitativen und qualitativen Nachweis einer neurogenen Schädigung bedarf es eines EMG mit konzentrischer Nadelelektrode, oder spezifizierter Methoden, wie des SF-EMG ( Kap.

6.5.3). Bei Funktionsprüfungen kann auch ein Oberflächen-EMG genügen, wobei diese Untersuchungen nie als gleichwertig in ihrer Aussage angesehen werden dürfen.

### 6.5.1. Beckenboden-Elektromyographie mit Oberflächenelektroden

#### 6.5.1.1. Einleitung

Oberflächenelektroden, z.B. Klebeelektroden oder sogenannte "Plug"-Elektroden, sind aufgrund ihrer einfachen Handhabung in der Urologie und Proktologie weit verbreitet.

Beispielsweise wird eine Ableitung des Elektromyogramms (EMG) mit Oberflächenelektroden parallel zur Manometrie (5, 6) von fast allen Herstellern angeboten, häufig sogar in der Basisausstattung.

#### 6.5.1.2. Nachteile der Oberflächenelektroden

Die Ableitung eines EMG mittels Oberflächenelektroden (3, 7) erfasst lediglich die globale Aktivität des Muskels, über dem die Elektrode angebracht wird. D.h., klebt man die Elektrode auf die Glutealmuskulatur, sagt das EMG wenig über die Funktion des Blasensphinkters aus. Es kann auch weder eine neurogene noch eine myogene Schädigung diagnostiziert werden. Mit dem Oberflächen-EMG können Potenziale motorischer Einheiten nicht beurteilt werden, wie dies mit einem Nadel-EMG möglich ist. Es wird die Aktivität vieler motorischer Einheiten integriert dargestellt. Ebenso wenig gelingt der Nachweis von Spontanaktivität. Ein Ausfall motorischer Einheiten kann nicht sicher belegt werden. Die Ableitung von Muskelpotenzialen mit Oberflächenelektroden erlaubt darüber hinaus keine sichere Unterscheidung zwischen den einzelnen Muskeln des Beckenbodens. Der Einsatz des Oberflächen-EMG sollte deshalb sehr kritisch bewertet werden (9).

#### 6.5.1.3. Vorteile der Oberflächenelektroden

Oberflächenelektroden sind für den Patienten wenig belastend, bedürfen keiner elektrophysiologischen Erfahrung des Untersuchers und sind auch nicht mit einer möglichen Infektionsgefahr belastet. Die EMG-Ableitung ist hierdurch schnell durchführbar. Positiv erweisen sich Oberflächenelektroden bei Ableitung eines EMG über einen längeren Zeitraum, parallel zu Funktionsuntersuchungen und zur Therapiekontrolle bei Biofeedback.

Von neurophysiologischer Seite sind Oberflächenelektroden zur Ableitung von Reflexlatenzen, der elektrisch (4) oder magnetisch (2) evozierten Pudenduslatenz und zur Stimulation von Pudendus-SSEP (8) geeignet. Da im Vergleich zu den Nadelelektroden eine größere Anzahl motorischer Einheiten und somit die kürzeste Latenz erfasst wird, sind die gemessenen Werte verlässlicher als bei der Ableitung mit konzentrischer Nadelelektrode.

#### 6.5.1.4. Diagnose einer Neuropathie des Beckenbodens

Die Diagnose einer neurogenen Beckenbodenschädigung sollte erst durch den Nachweis eines neurogenen Umbaus und gleichzeitigen Ausfalls motorischer Einheiten im EMG mit einer konzentrischen Nadelelektrode gestellt werden (1). Bei Verdacht auf eine neurogene Beckenbodenschädigung sollte gegebenenfalls die Pudenduslatenz (mittels Oberflächenelektroden) bestimmt werden, entweder elektrisch (PNTML) oder magnetisch (MEPuL) stimuliert. Bei Nachweis einer neurogenen Sphincter-externus-Schädigung und normwertiger Pudenduslatenz sollte eine weiterführende neurophysiologische Diagnostik erfolgen.

#### 6.5.1.5. Literatur

1. Jost WH. Neurophysiologische Untersuchungen bei anorektalen und urogenitalen Funktionsstörungen. Klin Neurophysiol 2000; 31: 9-15

2. Jost WH, Schimrigk K. Magnetic stimulation of the pudendal nerve. Dis Colon Rectum 1994 ; 37 : 697-699

3. Kiesswetter H. EMG-patterns of pelvic floor muscles with surface electrodes. Urol Int 1976; 31: 60-69

4. Kiff ES, Swash M. Normal proximal and delayed distal conduction in the pudendal nerves of patients with idiopathic (neurogenic) faecal incontinence. J Neurol Neurosurg Psychiatry 1984; 47: 820-823

5. Kumar D, Waldron D, Williams NS, Browning C, Hutton MRE, Wingate DL. Prolonged anorectal manometry and external anal sphincter electromyography in ambulant human subjects. Dig Dis Sci 1990; 35: 641-648

6. Neill ME, Parks AG, Swash M. Physiological studies of the anal sphincter musculature in faecal incontinence and rectal prolapse. Br J Surg 1981; 68: 531-536

7. O'Donnell P, Beck C, Doyle R, Eubanks C. Surface electrodes in perineal electromyography. Urology 1988; 32: 375-379

8. Osterhage J, Ludolph AC, Masur H. Evozierte Potentiale in der Diagnostik der erektilen Dysfunktion. Kontinenz 1993; 2: 175-181

9. Wiesner A, Jost WH. EMG of the external anal sphincter: needle is superior to surface electrode. Dis Colon Rectum. 2000; 43: 116-118

## 6.5.2. Elektromyographie des M. sphincter ani externus mit konzentrischer Nadelelektrode

### 6.5.2.1. Einleitung

Die wichtigste neurophysiologische Untersuchung bei Funktionsstörungen des Beckenbodens ist das EMG mit konzentrischer Nadelelektrode. Nur hiermit kann eine myogene oder neurogene Schädigung erfasst und quantifiziert sowie die Funktionsfähigkeit der einzelnen Muskeln beurteilt werden (1, 4, 10, 20).

Die wichtigste Frage bei einer Inkontinenz betrifft eine neurogene Schädigung. Anhand der Einzelpotenzialanalyse und des Aktivitätsmusters bei den verschiedenen Untersuchungsbedingungen kann eine neurogene Schädigung ausgeschlossen bzw. nachgewiesen werden, das Ausmaß quantifiziert und zwischen floridem und chronischem Stadium unterschieden werden. Für die Frage einer analen Inkontinenz gelingt auch eine Aussage über eine myogene Schädigung sowie Lokalisation und Ausmaß eines muskulären Defekts.

Allgemein hat es sich bewährt, bei Funktionsstörungen des Beckenbodens, also auch der Harninkontinenz, das EMG vom Analsphinkter abzuleiten. Dieser Muskel ist gegenüber dem Blasensphinkter wesentlich einfacher zu punktieren und es liegen deutlich mehr Vergleichs- und Normwerte vor.

### 6.5.2.2. Ableitungsbedingungen

Voraussetzung ist ein handelsübliches EMG-Gerät mit einem Ableitkanal und optischer sowie akustischer Darstellung der Signale, Kaskadenschaltung und Trigger. Es werden die üblichen Elektrodenkabel sowie konzentrischen Nadelelektroden benutzt.

Die Möglichkeit, Potenziale motorischer Einheiten zu triggern, erweist sich bei der Ableitung eines EMG vom Sphinkter als notwendig, da der regelhaft hohe Tonus eine Beurteilung der Einzelpotenziale durch Potenzialüberlappung zusätzlich erschwert. Insbesondere bei neurogen geschädigten Muskeln ist die Differenzierung sich überlagernder Potenziale und polyphasischer Potenziale sehr schwierig. Deshalb werden die Potenziale getriggert und übereinander dargestellt, um ein Einzelpotenzial sicher zu beurteilen.

Der Untersucher sollte in der Elektromyographie erfahren sein, d.h. über längere Zeit unter Anleitung EMG anderer Muskel abgeleitet haben und die Grundlagen des Beckenboden-EMG bei einem erfahrenen Kollegen erworben haben.

Nach Erklärung der Untersuchung wird der Patient in Linksseitenlage oder in Steinschnittlage (SSL) gelagert. Aus meiner eigenen Erfahrung ist die Ableitung in Linksseitenlage vorzuziehen, insbesondere wenn man keine qualifizierte Hilfe hat und sowohl Ableitung als auch Bedienung des Geräts allein durchführen muss. Vor der Untersuchung sollte die Analregion inspiziert und der Analkanal ausgetastet werden. Hierbei wird u.a. der Tonus des M. sphincter ani externus und des M. puborectalis beurteilt. Eine Fistel, ein Abszess etc. müssen selbstverständlich ausgeschlossen sein.

Der Patient wird bei der digitalen Untersuchung zum Kneifen und zum Pressen aufgefordert. Hierdurch gewinnt man bereits einen ersten Eindruck über die Willküraktivität und die Fähigkeit des Patienten die entsprechenden Muskeln zu relaxieren. Die Sensibilität des Analbereichs sollte, z.B. mit einem Holzstäbchen, geprüft werden. Danach wird der Analreflex ausgelöst (21). Als Kontraindikationen für ein EMG sind lediglich floride Entzündungen im Bereich der gewünschten Ableitungsstelle, Gerinnungsstörungen und eine Marcumarbehandlung anzusehen.

Im nächsten Schritt erfolgt die Reinigung der Analregion und eventuell Entfernung starker Behaarung. Nach der Desinfektion der Haut durch Alkohol oder ein Schleimhautdesinfiziens erfolgt die EMG-Ableitung aus dem M. sphincter ani externus. Da viele Patienten, die zu einem EMG des Sphinkters zugewiesen werden, Mazerationen der Haut der Analregion aufweisen, sollte bei diesen die Desinfektion mit Alkohol vermieden werden (führt zu vermeidbaren Schmerzen) und stattdessen eine Schleimhautdesinfizienz benutzt werden.

### 6.5.2.3. Ableitung eines EMG mit konzentrischer Nadelelektrode

Vor dem Einstich der Nadelelektrode wird der Zeigefinger in den Analkanal eingeführt. Der Einstich erfolgt mit zirka 30-60 mm langen konzentrischen (koaxialen) Nadeln bei 3 und 9 Uhr Steinschnittlage (SSL) außerhalb der Linea anocutanea (☞ Abb. 6.20) unter digitaler Kontrolle.

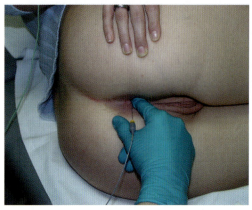

**Abb. 6.19:** Einstich der Nadelelektrode bei 3 Uhr Steinschnittlage.

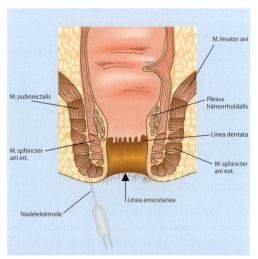

**Abb. 6.20:** Darstellung der Anatomie und des Einstichs der Nadelelektrode (Koronarschnitt).

Bei Blasenstörungen ist dies Standard, bei entsprechender Fragestellung kann natürlich jede andere Stelle der Zirkumferenz untersucht werden, z.B. bei Muskeldefekt nach Dammriss oder Fisteloperation. Anhand der abgeleiteten Aktionspotenziale kann die korrekte Lage der Nadel optisch und akustisch überprüft werden. Ein definierter Untersuchungsablauf hat sich bewährt (☞ Tab. 6.5).

| Maßnahme | Beurteilungsaspekt |
|---|---|
| Ruhe-EMG | Spontanaktivität |
| Leichte Anspannung | Einzelpotenziale |
| Kneifen | Maximalmuster |
| Pressen | Relaxation |
| Husten | Reflexaktivierung |
| Digitale Dehnung nach ventral | Reflexaktivierung |
| Digitale Dehnung nach dorsal | Reflexaktivierung |
| nochmalige Beurteilung der Einzelpotenziale ||

**Tab. 6.5:** Reihenfolge der verschiedenen Untersuchungsbedingungen.

Nach der EMG-Ableitung in Ruhe wird der Patient zum Kneifen, danach zum Pressen und schließlich zum Husten (Reflexmechanismus) aufgefordert (18, 19). Zusätzlich erfolgt eine Ableitung während digitaler Dehnung der Analmuskulatur (Reflexmechanismus) nach ventral und dorsal. Auch die Auslösung des Analreflexes (Fremdreflex) und dessen Ableitung mit Nadelelektroden kann informativ sein.

Wichtig ist die Beurteilung der Spontanaktivität und der Einzelpotenziale (s.u.). Diese ermöglichen eine zeitliche und qualitative Einordnung neurogener Schädigungen.

Zur elektromyographischen Untersuchung der Puborektalisschlinge sollten längere Nadeln (60-80 mm) benutzt werden. Dabei wird die Nadel seitlich der hinteren Kommissur des Analkanals lateral oder dorsal des äußeren Sphinkters vorgeschoben. Eine sichere Differenzierung zwischen dem externen Sphinkter und der Puborektalisschlinge gelingt auch dem erfahrenen Untersucher nicht immer. Die sonstige Muskulatur des Beckenbodens wird nicht routinemäßig untersucht.

### 6.5.2.4. Interpretation des EMG

Der M. sphincter ani externus weist im EMG meist eine Ruheaktivität auf (10, 20, 26). Dies ist wahrscheinlich durch die Situation an sich und die digitale Vordehnung bedingt. Durch ausreichende Entspannung des Patienten kann die Ruheaktivität häufig deutlich reduziert werden, so dass keine Willkürpotenziale erscheinen (2, 19).

Zum Nachweis einer akuten neurogenen Schädigung wird nach Spontanaktivität geschaut. Danach erfolgt eine Beurteilung der Einzelpotenziale und des Willkürmusters.

### ■ Spontanaktivität (SA) (Einstellung 5 oder 10 ms/div, 50 μV/div):

▶ Physiologische SA

Hier sind

- die Einstichaktivität (Verletzungspotenziale, dauern 1-2 Sekunden)
- das Endplatten-Rauschen (Schwankungen der Grundlinie) sowie
- Endplattenpotenziale (biphasische negative Potenziale)

zu nennen. Weiterhin gibt es

- benigne Formen der positiven scharfen Wellen
- Fibrillationen und
- Faszikulationen

▶ Pathologische SA (Abb. 6.21-6.23)

Hier sind besonders 3 Formen zu nennen:

- Fibrillationspotenziale
- positive scharfe Wellen
- Komplex repetitive, bzw. hochfrequente bizarre Entladungen (früher auch als pseudomyotone Entladungen bezeichnet)

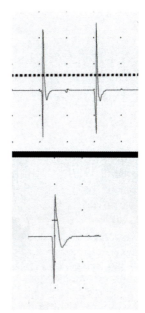

**Abb. 6.21:** Fibrillationspotenzial (10 ms/div, 50 μV/div).

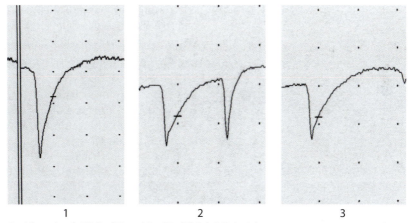

**Abb. 6.22:** Positive scharfe Welle (10 ms/div, 50 μV/div), 3 Beispiele.

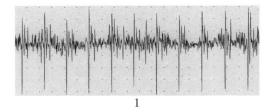

1

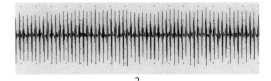

2

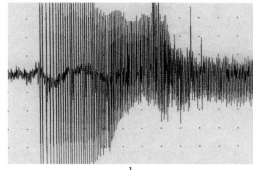

1

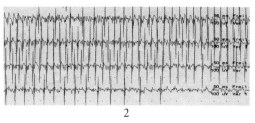

2

**Abb. 6.23b:** Myotone Entladung (200 ms/div, 50 μV/div bzw. 50 ms/div, 100 μV/div).

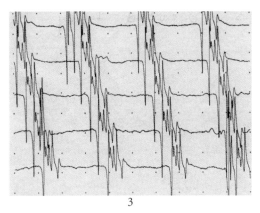

3

**Abb. 6.23a:** Pseudomyotone Entladung (10 ms/div, 100 μV/div), 3 Beispiele mit unterschiedlichen Kippgeschwindigkeiten (50 vs. 100 ms) sowie fortlaufender Registrierung.

Zur Beurteilung von Spontanaktivität muss der Patient ganz entspannt sein. Spontanaktivität darf nur bewertet werden, wenn sie an 2 Stellen der Muskulatur, außerhalb der Endplattenregion, abgeleitet werden kann. Fibrillationen und positive scharfe Wellen findet man bei florider Denervierung.

Fibrillationspotenziale sind kurz (1-5 ms), niedrigamplitudig (ca. 100 μV) und zumeist bi- oder triphasisch. Sie zeichnen sich u.a. durch ihren positiven Abgang von der Grundlinie aus.

Positive scharfe Wellen haben auch einen positiven Abgang und sind monophasisch (Amplitude und Dauer vergleichbar den Fibrillationen).

Wichtig zu wissen ist, dass Spontanaktivität nicht unmittelbar nach einer Denervierung auftritt, sondern erst nach etwa 2 Wochen.

Die "pseudomyotonen Entladungen" weisen auf eine deutliche Schädigung ohne sichere differenzialdiagnostische Aussage hin (☞ Abb. 6.23). Nach unseren Erfahrungen weist der M. sphincter ani externus wesentlich häufiger pseudomyotone Entladungen auf als andere quergestreifte Muskeln. Eine Erklärung hierfür haben wir nicht.

Abzugrenzen davon sind myotone Entladungen, die bei Patienten mit Myotonie auch vom Sphinkter ableitbar sind (☞ Abb. 6.23).

Zu berücksichtigen ist, dass der M. sphincter ani externus häufig kleine Potenziale aufweist, die leicht mit Spontanaktivität verwechselt werden können.

- ■ **Einzelpotenziale (Zeitablenkung 5 oder 10 ms/div, 100-500 μV/div)**

Bei den Potenzialen einer motorischen Einheit handelt es sich um Summenpotenziale, die sich aus den nahezu synchron entladenden Muskelfasern einer motorischen Einheit zusammensetzen.

Die motorische Einheit besteht aus einer Vorderhornganglienzelle, dem nachfolgenden Neuriten und den davon innervierten Muskelfasern. Sie stellt somit die kleinste funktionelle Einheit des Muskels dar. Die Zahl der Muskelfasern ist von Muskel zu Muskel sehr verschieden. In der Regel weisen Muskeln, die feine motorische Tätigkeiten ausführen, kleinere motorische Einheiten auf als Muskeln, bei denen es vor allem auf eine große Kraft ankommt. Die äußeren Augenmuskel weisen weniger als 10 Fasern pro motorische Einheit auf, bei den Extremitätenmuskeln werden bis zu 2000 Fasern erreicht (M. gastrocnemius). Beim M. sphincter ani externus handelt es sich um einen Muskel mit relativ kleinen motorischen Einheiten. Entsprechend ergeben sich auch für verschiedene Muskeln unterschiedliche Normalwerte für die Potenziale motorischer Einheiten (☞ Tab. 6.6). Auch die Anzahl der motorischen Einheiten der Muskeln ist sehr unterschiedlich und liegt für den Großteil der Muskulatur zwischen 100 und 1000.

| Autor | Potenzialdauer [ms] |
|---|---|
| Bartolo (3) | 6,9 |
| Chantraine (7) | 5,62 |
| eigene Daten | 4,5 |
| Sakuta (22) | 3,6 |
| Varma (27) | 8,66 |
| Vereecken (28) | 5,51 |

**Tab. 6.6:** Normalwerte der Potenziale motorischer Einheiten des M. sphincter ani externus verschiedener Untersucher.

Aus den Potenzialparametern Amplitude, Dauer und Phasenzahl können wesentliche Rückschlüsse auf die motorische Einheit gezogen werden (☞ Abb. 6.24). Ein Potenzial muss in fast identischer Konfiguration wiederholt (>3 mal) darstellbar sein, deshalb empfiehlt sich der Einsatz eines Triggers (s.o.). Die rechnergestützte Auswertung mit "Sammeln" der einzelnen Potenziale ermöglicht eine zusätzliche Sicherheit (☞ Abb. 6.24).

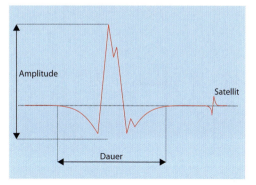

**Abb. 6.24a:** Schematische Darstellung eines normwertigen Potenzials.

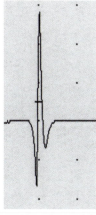

**Abb. 6.24b:** Normales Potenzial (10 ms/div, 200 μV/div).

Die Amplitudenhöhe wird vom positivsten zum negativsten Gipfel bestimmt.

Die Potenzialdauer wird von der ersten Auslenkung bis zum endgültigen Wiedererreichen der Grundlinie gemessen, d.h. auch die langsamen Potenzialschwankungen werden einbezogen. Häufig finden sich späte Komponenten eines Potenzials, sogenannte Satellitenpotenziale (gekoppelte Entladung). Sie zeichnen sich durch eine isoelektrische Linie von mindestens 1 ms zum Hauptteil des Potenzials aus. In der Literatur bestehen widersprüchliche Angaben, ob das Satellitenpotenzial bei der Potenzialdauer berücksichtigt wird oder nicht (5, 25). Satellitenpotenziale (☞ Abb. 6.25)

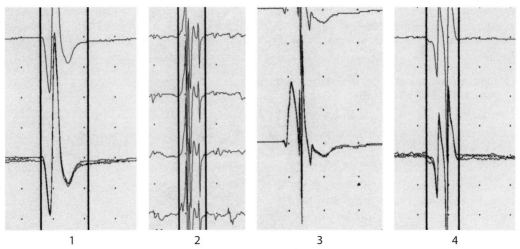

**Abb. 6.24c:** 4 verschiedene Potenziale motorischer Einheiten (5 ms/div, 100–500 µV/div).

sind Aktionspotenziale einzelner Muskelfasern und kommen in bis zu 10 % auch bei Gesunden vor.

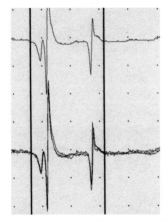

**Abb. 6.25a:** Polyphasisches Potenzial mit Satellitenpotenzial (5 ms/div, 100 µV/div).

Die Phasenzahl ist die Anzahl der Nulldurchgänge, wobei die terminale Phase nicht bewertet wird, da sie die Grundlinie nicht überschreitet. Ab 4 Phasen spricht man von Polyphasien.

Die Beurteilung der Fläche unter dem MUAP (Muskelaktionspotenzial) hat sich in der Bewertung nicht durchgesetzt.

Es sollten mehrere Einzelpotenziale (mindestens 20, was beim M. sphincter ani nicht immer einfach ist) sicher und reproduzierbar dargestellt werden (= quantitatives EMG). Die optimale Nadellage erkennt der Untersucher optisch und akustisch. Einzelpotenziale werden bei geringer Willküraktivierung untersucht. Beim Sphinkter-EMG ist bereits die Ruheaktivität relativ hoch. Pro Ableitstelle können in der Regel nur wenige Potenziale abgeleitet werden (2-4). Ob es sich um ein nadelnahes Potenzial handelt, erkennt der erfahrene Untersucher meist akustisch, fest definierte elektrophysiologische Kriterien bestehen nicht, wobei die Anstiegszeit (rise time) bzw. maximale Anstiegssteilheit (slope) als entscheidende Parameter angesehen werden.

Damit die notwendige Gesamtzahl an Potenzialen motorischer Einheiten erreicht wird, muss die Nadellage mehrfach geändert werden.

Normal sind Potenziale mit einer Dauer von 2-8 ms. Die Amplituden betragen 0,3-1,5 mV, wobei selten Potenziale über 1 mV in Ruhe abgeleitet werden (die motorischen Einheiten eines Muskels werden bei zunehmender Kraftentwicklung in der Reihenfolge ihrer Größe rekrutiert (8)). Im Gegensatz zu anderen quergestreiften Muskeln finden sich auch häufig Amplituden unter 0,3 mV. Polyphasische Potenziale sollten unter 10 % aller Potenziale liegen. Die mittlere Potenzialdauer lag in unserem Normalkollektiv (n=60) bei 4,5 ms (3,1-6,0) bei einer mittleren Potenzialhöhe von 0,7 mV (0,25-1,15) und einer Polyphasierate von 4 %. Die Tab. 6.6 und 6.7 zeigen die Normalwerte der Potenziale motorischer Einheiten verschiedener Untersucher sowie den Vergleich mit den Normalwerten der Potenziale motorischer Einheiten anderer Muskeln.

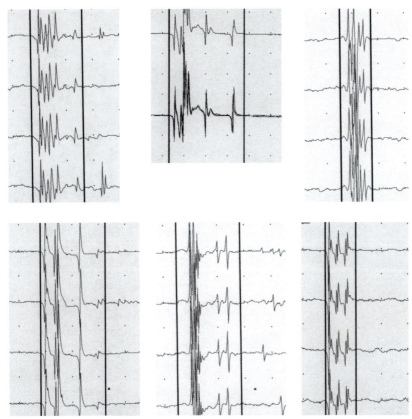

**Abb. 6.25b:** 6 Beispiele polyphasischer Potenziale (10 ms/div, 500 μV/div; 5 ms/div, 500 μV/div; 200 ms/ div, 200 μV/div; 10 ms/div, 200 μV/div; 10 ms/div, 200 μV/div; 10 ms/div., 200 μV/div).

| Muskel | Potenzialdauer [ms] |
|---|---|
| Augenmuskeln (Mm. rectus medialis und lateralis) | 2,9 |
| M. sphincter ani externus | 4,5* |
| M. orbicularis oris | 6,4 |
| M. opponens pollicis | 9,3 |
| M. deltoideus | 11,4 |
| M. flexor carpi ulnaris | 12,5 |

**Tab. 6.7:** Dauer der Potenziale motorischer Einheiten verschiedener Muskeln (Durchschnittsalter der Patienten 45 Jahre). (Nach Ludin [16]).
*eigene Daten

Denervierte Muskelfasern werden teilweise durch benachbarte erhaltene Axone reinnerviert (☞ Abb. 6.26). In der frühen Phase der Reinnervation imponieren sehr kurze Potenziale, die oft nicht sicher von Fibrillationen differenziert werden können. Im weiteren Verlauf entstehen die polyphasischen Potenziale (Polyphasien sind Potenziale, die die Grundlinie mindestens 4 mal durchqueren). Der Erfassung und Beurteilung der Polyphasien kommt eine besondere Bedeutung zu (☞ Abb. 6.25). Eine Differenzierung polyphasischer Potenziale von einer Überlagerung von Einzelpotenzialen gelingt bei fortlaufender Registrierung häufig nicht, weshalb ein Trigger zu fordern ist (s.o.).

### ■ "Reinnervationspotenziale" und Polyphasien

Der Begriff Reinnervationspotenziale sollte eigentlich nicht mehr benutzt werden, findet sich jedoch noch häufig in den Befunden und ist im klinischen Alltag manchmal noch hilfreich.

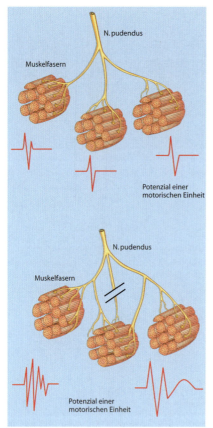

**Abb. 6.26:** Vereinfachtes Schema zur Darstellung der Entstehung polyphasischer Potenziale.

### ■ Maximalmuster (Einstellung 100 oder 200 ms/div, 500 oder 1000 µV/div)

Nach Aufforderung des Patienten zum Pressen (Relaxation des Beckenbodens) kommt es zur Hemmung der Ruheaktivität (☞ Abb. 6.27), welche verschieden stark ausgeprägt sein kann (10, 19). Beim Pressen wählen wir eine Verstärkung von 100-200 µV/div, um die Relaxation besser darstellen zu können. Mangelnde Entspannung ist zumeist auf eine mangelnde Compliance zurückzuführen. Der im Analkanal liegende Finger ermöglicht hierbei eine zusätzliche Information. Vielen Patienten ist die Situation sehr unangenehm und sie haben Angst vor Abgang von Wind oder Stuhl, weshalb sie kneifen, statt zu pressen. Davon abzugrenzen sind ein Anismus, eine Fehlkoordination und eine Spastik, bei denen es zu mangelnder Relaxation bzw. zu einer paradoxen Kontraktion kommt (11, 12). Einem erfahrenen Untersucher dürfte die Unterscheidung dieser Phänomene nur selten Schwierigkeiten bereiten.

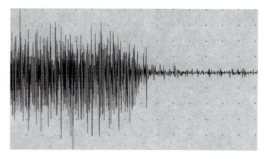

**Abb. 6.27:** Normwertige Relaxation beim Pressen (200 ms/div, 200 µV/div).

Bei willkürlicher Anspannung durch Kneifen treten größere und längere Potenziale motorischer Einheiten mit hoher Entladungsfrequenz auf. Bei besonders kräftiger Aktivierung findet sich bei schneller Registrierung ein dichtes Entladungsmuster (Interferenzmuster) mit teilweise Überlagerung von Potenzialen (☞ Abb. 6.28), d.h. die Grundlinie wird nicht oder nur vereinzelt sichtbar. Bei einer neurogenen Schädigung kommt es zu einem Ausfall motorischer Einheiten, die als rarefiziertes Muster, im Extremfall als Einzeloszillationen imponiert (☞ Abb. 6.29). Eine wichtige Differenzierung in der Beurteilung der Maximalaktivität ist das sogenannte Übergangsmuster. Hierbei ist die Grundlinie kurz oder intermittierend sichtbar. Häufigste Ursache ist eine mangelnde Aktivierung, z.B. infolge starker Schmerzen. Dem Übergangsmuster kommt keine pathologische Aussage zu.

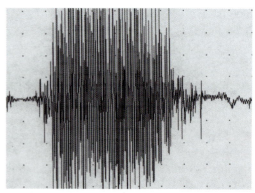

**Abb. 6.28:** Interferenzmuster beim Kneifen, danach wieder Ruheaktivität (200 ms/div, 200 µV/div).

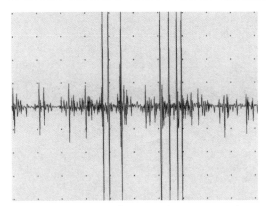

**Abb. 6.29a:** Einzeloszillationen beim zweimaligen Husten (200 ms/div, 200 µV/div).

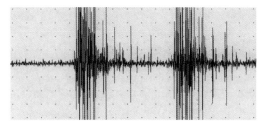

**Abb. 6.30a:** Reflexaktivierung beim Dehnen (200 ms/div, 200 µV/div), zuerst dorsal, dann ventral.

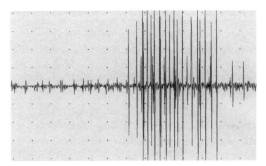

**Abb. 6.29b:** Stark rarefiziertes Muster beim Kneifen (200 ms/div, 200 µV/div).

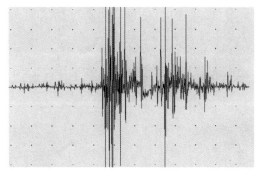

**Abb. 6.30b:** Kurze Reflexaktivierung beim Dehnen (200 ms/div, 200 µV/div).

Im nächsten Schritt erfolgt die Beurteilung der Reflexaktivierung. Zuerst erfolgt eine Dehnung nach ventral, danach nach dorsal. Beim gesunden Patienten kommt es zu einer reflektorischen Aktivierung, die sich im EMG als dichtes Entladungsmuster darstellt. Eine fehlende Reflexaktivierung spricht allgemein für eine Schädigung des Reflexbogens.

Bei einer zentralen Schädigung (1. bzw. oberes Motoneuron) findet sich eine erhöhte Reflexaktivierung, dies entspricht somit einer Spastik des Sphinkters. Akustisch imponiert diese wie "Gasgeben bei einem Zweitakt-Motor". Problematisch erweist sich die Beurteilung der Reflexaktivierung bei einem atrophen oder schlaffen Muskel (z.B. bei einem Rektumprolaps). Insbesondere bei Frauen kann die Reflexaktivierung bei ventraler Dehnung gering sein, ohne dass hieraus zwangsläufig ein pathologischer Befund abgeleitet werden kann (☞ Abb. 6.30).

Gleiches gilt auch bei der reflektorischen Aktivierung durch Husten (☞ Abb. 6.31). Viele Patienten husten nicht kräftig genug, wodurch ein zu geringer intraabdomineller Druckanstieg resultiert, der wiederum nicht ausreicht, den Reflexmechanismus auslösen. Letztendlich löst jede intraabdominelle Druckerhöhung, z.B. auch Einatmen, eine Aktivierung des Sphinkters aus (26).

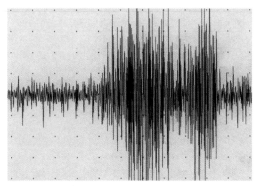

**Abb. 6.31:** Gute Reflexaktivierung beim Husten (200 ms/div, 500 µV/div).

### ■ Artefakte

Die Möglichkeit von Artefakten ist vielfältig und sollte dem Untersucher bekannt sein. Der häufigste Störartefakt ist ein 50-Hz-Brummen, der sog. Wechselstromartefakt. Auch von Patienten können elektrische Artefakte ausgehen, z.B. durch Schrittmacher (☞ Abb. 6.32).

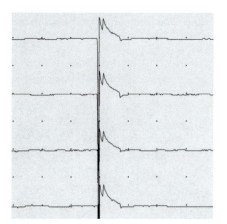

**Abb. 6.32:** Artefakt im EMG durch Herzschrittmacher.

### ■ Mapping

Im Bereich von Muskeldefekten oder Narben kann im EMG keine Muskelaktion abgeleitet werden. Zum Nachweis oder Ausschluss eines Muskeldefekts des Analsphinkters wird deshalb seitens der Chirurgie immer wieder ein Mapping des Sphinkters angefordert. Dies bedeutet, dass mehrere Einstiche erfolgen, damit eine "Landkarte" des Sphinkters angefertigt werden kann. Hierbei ist zu berücksichtigen, dass das Nadel-EMG im Bereich von Narbengewebe für den Patienten zumeist sehr schmerzhaft ist. Der fehlende Nachweis von Muskelaktivität im Bereich einer Narbe kann auch durch die "Verlagerung" der Muskulatur bedingt sein, oder weil der Untersucher die Muskulatur nicht findet. Sie beweist nicht zwingend den Muskeldefekt. Der Nachweis von Muskelaktivität sagt nichts über die Dicke der Muskulatur aus. Diese Untersuchung kann somit nur als ergänzende Untersuchung und mit erheblichen Einschränkungen bewertet werden. Die Sonografie ist dem Mapping mit der Nadelelektrode im klinischen Alltag meist überlegen (15).

### 6.5.2.5. Einordnung der Befunde

Bei einem **neurogenen Schaden** kann sich in Ruhe Spontanaktivität (Fibrillationen und positive scharfe Wellen; selten auch pseudomyotone Entladungen) zeigen. Nach bindegewebigem Umbau des Muskels verschwindet die Spontanaktivität. Bei Willkürinnervation zeigt sich eine Verlängerung der Muskelaktionspotenziale (verbreiterte Potenziale) mit höheren Amplituden. Daneben finden sich gehäuft polyphasische Potenziale. Bei maximaler Willkürinnervation kommt es zu einem gelichteten Aktivitätsmuster (in schweren Fällen Einzeloszillationen) (s.o.). Die Reflexaktivität ist zumeist reduziert. Zentrale Läsionen führen bezüglich Dauer, Amplitude und Form nicht zu Veränderungen der Einzelpotenziale, aber zu einer verminderten Willküraktivität und verstärkter ungehemmter reflektorischer Aktivität (☞ Tab. 6.8).

Das Vorliegen solitärer **myogener Erkrankungen** des M. sphincter ani externus ist fraglich, des M. sphincter ani internus äußerst selten (23). Myopathien werden durch ein EMG der Extremitätenmuskulatur diagnostiziert, können in seltenen Fällen aber bei der Anforderung eines Beckenboden-EMG unbekannt sein.

Bei Myopathien wird auch Spontanaktivität gefunden. Die Einzelpotenziale zeichnen sich durch kurze Dauer, niedrige oder normale Amplitude und erhöhte Polyphasie aus (14). Dies ist Ausdruck einer Abnahme der Zahl funktionstüchtiger Muskelfasern motorischer Einheiten. Bei Maximalakti-

| Schädigungsort | Spontanaktivität | Einheitspotenziale | Willküraktivität | Reflexaktivität |
|---|---|---|---|---|
| Zentral | - | Normal | Rarefiziert | Gesteigert |
| Akut peripher | + (Fi, PSW, rE) | In der Regel normal | Rarefiziert | Muster: normal oder rarefiziert |
| Chronisch peripher | - / + (Fi, PSW, rE) | Neurogener Umbau | Rarefiziert | Reduziert, Muster: normal oder rarefiziert |

**Tab. 6.8:** EMG-Befunde des M. sphincter ani externus bei neurogener Schädigung. (Fi: Fibrillationen; PSW: positive scharfe Wellen; rE: repetitive Entladungen).

vität findet sich ein niedrigamplitudiges Interferenzmuster.

Zur Diagnose eines Anismus oder Urethrismus ist das Nadel-EMG unabdingbar. Mit ihm lassen sich die unwillkürlichen Kontraktionen der willkürlichen Sphinkteren feststellen. Abgegrenzt werden müssen die Spastik des Beckenbodens und die mangelnde Entspannung sowie willkürliche Anspannung (11, 12).

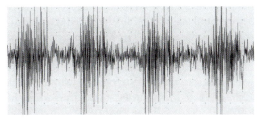

**Abb. 6.33:** Befund bei Patient mit Anismus (200 ms/div, 100 µV/div). Unwillkürliche, burstartige Entladungen.

Die Elektromyographie vom M. sphincter ani internus (glatte Muskulatur) ist sehr aufwendig (6, 10, 23). Ihr Stellenwert in der Diagnostik anorektaler Funktionsstörungen ist umstritten und für Funktionsstörungen der Blase nicht hilfreich. Standardisierte Normwerte liegen bisher nicht vor.

### 6.5.2.6. Elektromyographie mit Einzelfaserelektrode

Bei der Einzelfaserelektromyographie (single fibre EMG, SFEMG) wird die elektrische Aktivität einzelner Muskelfasern extrazellulär abgeleitet (9, 17, 24). Alle Muskelfasern einer motorischen Einheit entladen in einem festen zeitlichen Fenster, das als Jitter bezeichnet wird und beim Gesunden unter 50 µs liegt. Mit dieser Methode kann die Faserdichte bestimmt werden. Eine erhöhte Faserdichte weist auf Reinnervationsvorgänge hin (Aussprossen von Nervenfasern aus erhalten gebliebenen motorischen Einheiten).

In der Abklärung einer Kontinenzstörung liefert diese Methode wichtige Informationen. Die Untersuchung ist jedoch wesentlich aufwendiger als das EMG mit der konzentrischen Nadelelektrode. Sie bedarf eines besonders ausgestatteten EMG-Verstärkers und spezieller Einzelfaserelektroden (geringerer Querschnitt und geringere aktive Fläche). Außerdem ist der zeitliche Aufwand (>30 Min. pro Muskel) wesentlich höher und ein mit dem SFEMG vertrauter Untersucher notwendig. Mit dieser Methode lassen sich quantifizierbare Aussagen über eine neurogene Schädigung und eine eventuell eingetretene Reinnervation treffen. Bei Patienten mit neurogener Inkontinenz findet sich eine erhöhte Faserdichte (auch bei Defekten im Bereich der Cauda equina) (17). Als normal gilt eine Faserdichte zwischen 1,3 und 1,8 (17). In der Routinediagnostik setzen wir dieses Verfahren nicht ein und ist dafür auch nicht zu empfehlen.

### 6.5.2.7. Literatur

1. Agarwal P, Rosenberg ML. Neurological evaluation of urinary incontinence in the female patient. Neurologist 2003; 9:110-117

2. Allert ML, Jelasic F. Das Ruhe-EMG des gesunden Blasen- und Analschließmuskels, Dtsch Ztschr Nervenheilk 1968; 194: 252-260

3. Bartolo DCC, Jarratt JA, Read NW. The use of conventional electromyographie to assess external sphincter neuropathy in man. J Neurol Neurosurg Psychiatry 1983; 46: 1115-1118

4. Beck A. Elektromyographische Untersuchungen am Sphincter ani. Pflüg Arch Ges Physiol 1930; 224: 278-292

5. Bischoff C, Dengler R, Conrad B (Hrg.). EMG/NLG. Thieme-Verlag, Stuttgart, 2003

6. Braun J, Silny J, Schumpelick V. Methodische und analytische Probleme elektromyographischer Untersuchungen des inneren Analschließmuskels im Rahmen der anorektalen Funktionsdiagnostik. Coloproctology 1987 ; 9 : 199-209

7. Chantraine A. Electromyographie des sphincters striés uretral et anal humains. Rev Neurol (Paris) 1966 ; 115 : 396-403

8. Buchthal F, Kamieniecka Z. The diagnosic yield of quantified electromyography and quantified muscle biopsy in neuromuscular disorders. Muscle Nerve 1982; 5: 265-280

9. Finsterer J. Klinische Anwendungen der Einzelfaser-Elektromyographie. J Neurol Neurochir Psychiatr 2002; 3: 12-20

10. Floyd W F, Wallis E W. Electromyography of the sphincter ani externus in man. J Physiol 1953; 122: 599-609

11. Jost WH, Merkle W, Müller-Lobeck H. Urethrismus accounting for voiding disorder. Urology 1998; 52: 352

12. Jost WH, Schrank B, Herold A, Leiß O. Functional outlet obstruction: Anismus, spastic pelvic floor syndrome, and dyscoordination of the voluntary sphincter muscles. Scand J Gastroenterol 1999; 34: 449-453

13. Kamm MA, Hoyle CH V, Burleigh DE, Law PJ, Swash M, Martin JE, Nicholls RJ, Northover JMA. Hereditary internal anal sphincter myopathy causing proctalgia fugax and constipation. Gastroenterology 1991; 100: 805-810

14. Kugelberg E. Electromyography in muscular dystrophies with special regard to the differential diagnosis. J Neurol Neurosurg Psychiatry 1949; 12: 129-136

15. Leppert R, Jost WH, Thiede A. EMG-Mapping versus Endosonographie: Der Vergleich ist entschieden. Coloproctology 1998; 20: 209-213

16. Ludin H-P: Praktische Elektromyographie. Enke, Stuttgart, 4. Auflage 1993

17. Neill ME, Swash M. Increased motor unit fibre density in the external anal sphincter muscle in ano-rectal incontinence: a single fibre EMG study. J Neurol Neurosurg Psychiatry 1980; 43: 343-347

18. Neill ME, Parks AG, Swash M. Physiological studies of the anal sphincter musculature in faecal incontinence and rectal prolapse. Br J Surg 1981; 68: 531-536

19. Parks AG, Porter NH, Melzak J. Experimental study of the reflex mechanism controlling the muscles of the pelvic floor. Dis Colon Rectum 1962 ; 5 : 407-414

20. Pedersen E. Electromyography of the sphincter muscles. Contemp Clin Neurophysiol (EEG Suppl.) 1978 ; 34: 405-416

21. Rossolimo G. Der Analreflex, seine Physiologie und Pathologie. Neurologisches Centralblatt 1891; 10: 257-259

22. Sakuta M, Nakanishi T, Toyokura Y. Anal muscle electromyograms differ in amyotrophic lateral sclerosis and the Shy-Drager syndrome. Neurology 1978; 28: 1289-1293

23. Snooks SJ, Barnes PRH, Swash M. Damage to the innervation of the voluntary anal and periurethral sphincter musculature in incontinence: an electrophysiological study. J Neurol Neurosurg Psychiatry 1984; 47: 1269-1273

24. Sørensen M, Nielsen BM, Pedersen JF, Christiansen J. Electromyography of the internal anal sphincter performed under endosonographic guidance. Dis Colon Rectum 1994; 37: 138-143

25. Stöhr M, Bluthardt M. Atlas der klinischen Elektromyographie und Neurographie. 3. Auflage. Kohlhammer, Stuttgart, 1993

26. Taverner D, Smiddy FG. An electromyographic study of the normal function of the external anal sphincter and pelvic diaphragm. Dis Colon Rectum 1959; 2: 153-160

27. Varma JS, Smith AN, McInnes A. Electrophysiological observations on the human pudendo-anal reflex. J Neurol Neurosurg Psychiatry 1986; 49: 1411-1416

28. Vereecken RL, Derluyn J, Verduyn H. Electromyography of the perineal striated muscles during cystometry. Urol Int 1975; 30: 92-98

### 6.5.3. EMG des M. sphincter urethrae externus

#### 6.5.3.1. Einleitung

Auf die Ableitung und Bewertung der Elektromyographie mit Oberflächenelektroden und konzentrischer Nadelelektrode wurde bereits in den beiden vorangegangen Kapiteln eingegangen. Der Schwerpunkt lag hierbei auf der Ableitung vom M. sphincter ani externus. Der M. sphincter urethrae externus wurde nur am Rande erwähnt, da die EMG-Ableitung nicht routinemäßig durchgeführt wird und bei den meisten Fragestellungen das EMG aus dem M. sphincter ani externus ausreicht (1, 2).

Die nervale Versorgung des M. sphincter urethrae externus erfolgt aus den Nervenwurzeln S2-S4 über den N. pudendus (19).

#### 6.5.3.2. Oberflächenelektroden

Die einfachste Methode ist die Ableitung eines Oberflächen-EMG. Hierfür stehen verschiedene handelsübliche Elektrodentypen zur Verfügung. Die Grundlage ist ein Katheter, an dem unterhalb des Ballons Ringelektroden um den Katheter angebracht sind (15). Anatomischen Unterschieden zwischen Mann und Frau wird durch unterschiedliche Abstände der Elektrode zum Ballon Rechnung getragen, damit sich die Elektroden im Bereich des Sphincter vesicae befinden. Die Ableitung mit Oberflächenelektroden ist sinnvoll in der Funktionsdiagnostik, zur Ableitung evozierter Potenziale und Reflexlatenzen. Die Erkennung und Quantifizierung einer neurogenen Schädigung ist nicht möglich.

Eingesetzt werden auch Vaginalelektroden (12). Diese ähneln den Plug-Elektroden bei analer EMG-Ableitung, lediglich die Elektrodenlokalisation ist different. Die Aussage dieser Untersuchung ist begrenzt, da neben dem Urethralsphinkter auch andere Muskeln des Beckenbodens abgeleitet werden.

#### 6.5.3.3. EMG mit Nadelelektroden

Die anatomischen Unterschiede (☞ Abb. 6.34 und 6.35) zwischen Mann und Frau bedingen, dass die Untersuchung des Blasensphinkters unterschiedlich durchgeführt werden muss. Bei allen Patienten sollte auf eine entspannte Atmosphäre geachtet werden (wenig Untersucher im Raum, kein Zugang oder Einblick für Dritte, angenehme Raumtemperatur, umfangreiche Aufklärung über die Untersuchung). Die Blase sollte vor der Untersuchung geleert werden.

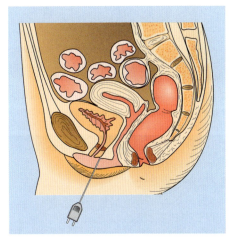

**Abb. 6.34:** Anatomische Situation bei der Frau (Sagittalschnitt). Die Nadel veranschaulicht die Stichrichtung bei Ableitung eines EMG von dem M. sphincter urethrae.

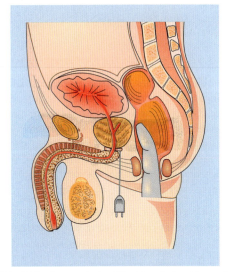

**Abb. 6.35:** Anatomische Situation beim Mann. Die Nadel veranschaulicht die Stichrichtung bei Ableitung eines EMG von dem M. sphincter urethrae (vereinfacht dargestellt).

Die Ableitung erfolgt mit 60-80 mm langen konzentrischen Nadelelektroden (Männer > Frauen). Bei Frauen empfiehlt sich die Rückenlage auf einem Untersuchungsstuhl. Die Nadel wird etwas lateral der Urethraöffnung nach kranial vorgeschoben. Die Nadel kann kürzer und dünner gewählt werden als beim Mann, da der Sphinkter sich nicht weit kranial des Meatus urethrae befindet.

Der männliche Patient wird in Linksseitenlage mit gebeugter Hüfte und Knien gelagert. Der Untersucher orientiert sich am Tastbefund der Prostata und schiebt die Nadel nach Einstich im mittleren Perineum (2-3 cm ventral des Anus) etwas lateral der Mittellinie nach kranial Richtung Prostata. Die richtige Lage wird anhand der optischen und akustischen Signale des EMG-Verstärkers kontrolliert. Der M. sphincter urethrae externus kann seitengetrennt untersucht werden.

Für Anfänger kann vor dieser Untersuchung ein Blasenkatheter eingeführt werden, der eine bessere Orientierung erlaubt. Eine endoskopische Ableitung des EMG ist auch möglich (6), jedoch sehr aufwendig und bedarf einer gemeinsamen Untersuchung durch Urologen (Einführen des Zystoskops und Platzierung der Nadel) und Neurologen (Beurteilung des EMG). Infolge der Dehnung der Urethra durch das Zystoskop findet sich eine hohe Ruheaktivität im Sphinkter, wodurch eine Einzelpotenzialanalyse häufig nicht möglich ist. Der Vorteil ist die Darstellung des Sphinkters und somit die sichere Punktion des Muskels sowie die Möglichkeit, beide Seiten des Sphinkters an verschiedenen Stellen untersuchen zu können (somit wird eine ausreichende Anzahl motorischer Einheiten erfasst).

### 6.5.3.4. Interpretation des EMG

Bezüglich der Spontanaktivität, Beurteilung der Einzelpotenziale und des Maximalmusters wird auf das Kap. 6.5.2. verwiesen.

Die Muster im EMG des Sphincter ani und Sphincter urethrae sind ähnlich. In Ruhe wird nach Spontanaktivität gesucht, was wegen mangelnder Entspannung häufig nicht gelingt. Der Sphincter urethrae weist eine höhere Ruheaktivität nach Einstich auf als der Sphincter ani (6). Jede Bewegung führt zu einem Anstieg der Aktivität. Mit etwas Geduld lässt sich eine ausreichende Entspannung erreichen, die für die Einzelpotenzialanalyse meist, für die Beurteilung der Spontanaktivität seltener ausreicht.

Beim Kneifen zeigt sich im gesunden Muskel ein Interferenzmuster. Beim Husten kommt es zu einer Reflexaktivierung. Bei der Miktion sollte eine Relaxation des Sphikters resultieren, wobei viele Patienten unter den Untersuchungsbedingungen nicht "pressen" können.

Zum Nachweis und Quantifizierung einer neurogenen Schädigung erfolgt die Einzelpotenzialanalyse. Damit die notwendige Gesamtzahl an Potenzialen motorischer Einheiten erreicht wird, muss die Nadellage mehrfach geändert werden. Nur selten gelingt es, in einer vertretbaren Zeit und bei zumutbarer Belastung des Patienten eine ausreichende Zahl reproduzierbarer Potenziale abzuleiten.

Beim M. sphincter urethrae (vesicae) handelt es sich um einen Muskel mit relativ kleinen motorischen Einheiten und dementsprechend kurzen und niedrigen Amplituden. Ähnlich wie beim M. sphincter ani externus sind nach der Literatur und aus unserer Erfahrung Potenziale mit einer Dauer von 2-8 ms und Amplituden zwischen 0,3 bis 1,5 mV als normwertig anzusehen (6). Auch der M. sphincter urethrae weist im Gegensatz zu anderen quergestreiften Muskeln häufig Amplituden unter 0,3 mV auf. Polyphasische Potenziale sollten unter 10 % aller Potenziale liegen (6).

Die mittlere Potenzialdauer lag in unserem Normalkollektiv (n = 20) bei 4,3 ms (3,0-5,8) bei einer mittleren Potenzialhöhe von 0,65 mV (0,25-1,1) und einer Polyphasierate von 6 %. In den Tabellen 6.9 und 6.10 werden die Normalwerte der Potenziale motorischer Einheiten verschiedener Untersucher gezeigt sowie ein Vergleich mit den Normalwerten der Potenziale motorischer Einheiten anderer Muskeln.

| Autor | Potenzialdauer [ms] |
|---|---|
| Blaivas (3) | 2-5 |
| Chantraine (5) | 5,5 |
| Chantraine (7) | 5,6 ± 0,19 |
| Dibenedetto (8) | 3-5 |
| Fanciullacci (9) | 3,7 ± 0,1 |
| Fowler (10) | < 6 |
| Jost | 4,3 ± 0,9 |
| Sadanori (16) | 5,5 ± 0,1 |
| Siroky (17) | < 10 |
| Vereecken (18) | 5,7 ± 1,7 |
| Vodusek (19) | 4,8 ± 1,5 |

**Tab. 6.9:** Normalwerte der Potenziale motorischer Einheiten verschiedener Untersucher.

| Muskel | Potenzialdauer [ms] |
|---|---|
| Augenmuskeln (M. rectus medialis und lateralis) | 2,9 |
| M. sphincter ani externus | 4,5* |
| M. sphincter urethrae | 4,3* |
| M. orbicularis oris | 6,4 |
| M. opponens pollicis | 9,3 |
| M. deltoideus | 11,4 |
| M. flexor carpi ulnaris | 12,5 |

**Tab. 6.10:** Dauer der Potenziale motorischer Einheiten verschiedener Muskeln (Durchschnittsalter der Patienten 45 Jahre). Nach Ludin [13].
*eigene Daten

### 6.5.3.5. Indikation zur Untersuchung

Die Ableitung eines Elektromyogramms des M. sphincter urethrae sollte nur dann erfolgen, wenn die EMG-Ableitung aus dem M. sphincter ani externus die gewünschte Aussage nicht hergibt. Beispielsweise kann bei Beckenfrakturen mit Symphysensprengung und postoperativ eine Läsion lediglich der Pudenusäste, die den M. sphincter urethrae externus versorgen, auftreten (11).

In der Diagnostik einer Blasenentleerungsstörung genügt zumeist die Ableitung mit Oberflächenelektroden vom Sphincter ani externus parallel zur Urodynamik (4, 14). Hiermit kann beispielsweise die erhöhte Reflexaktivierung, die fehlende oder mangelnde Relaxation des Sphinkters bei der Detrusorkontraktion (Detrusor-Sphinkter-Dyssynergie) nachgewiesen werden. Auch die Pudenduslatenz, die Ableitung von Reflexlatenzen und die motorisch evozierten Potenziale gelingen mit Oberflächenelektroden. Wir halten die Ableitung des EMG mit Oberflächenelektroden vom Sphincter ani externus bei der Urodynamik gleichwertig der Nadelableitung vom Sphincter ani externus (13).

Das Nadel-EMG ist indiziert zum Nachweis und der Beurteilung des Ausmaßes einer neurogenen Schädigung des M. sphincter urethrae externus, sofern die neurogene Schädigung nicht schon im EMG des M. sphincter ani externus nachgewiesen wurde. Auch in der Differenzierung sogenannter upper- und lower-Motoneuron-Läsionen kann das EMG die entscheidende Aussage liefern. Weiterhin liefert uns das Nadel-EMG wichtige Aussagen in der Diagnostik unwillkürlicher Kontraktionen des Blasensphinkters, die wir als Urethrismus bezeichnen (☞ Abb. 6.36), sowie der Spastik des willkürlichen Blasensphinkters bei Patienten mit einem Querschnittsyndrom oder einer Multiplen Sklerose (20). Es gibt leider nur sehr wenige Untersucher in Deutschland, die ausreichend Erfahrung in der elektromyographischen Untersuchung dieses Muskels und deren Bewertung haben.

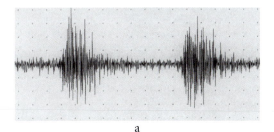

a

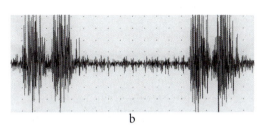

b

**Abb. 6.36:** 2 unterschiedliche Befunde bei Patienten mit Urethrismus (200 ms/div, 500 µV/div; 200 ms/div, 200 µV/div).

### 6.5.3.6. Einordnung der Befunde

Die Bewertung erfolgt entsprechend den in Kap. 6.5.2. dargestellten Grundlagen.

Eine Beurteilung der Maximalaktivität gelingt fast immer. Der Nachweis von Spontanaktivität sowie die Darstellung einer ausreichenden Anzahl reproduzierbarer Potenziale bedarf großer Geduld von Patient und Untersucher.

Neben der Ableitung mit einer konzentrischen Nadelelektrode kann selbstverständlich auch ein Einzelfaserelektromyogramm abgeleitet werden (☞ Kap. 6.5.2.).

Die Ableitung einer Elektromyographie vom Detrusor vesicae ist noch Gegenstand wissenschaftlicher Untersuchungen. Reproduzierbare und für klinische Fragestellungen verwertbare Daten liegen noch nicht vor.

### 6.5.3.7. Literatur

1. Allert ML, Jelasic F. Das Ruhe-EMG des gesunden Blasen- und Analschließmuskels. Dtsch Ztschr Nervenheilk 1968; 194: 252-260

2. Bailey JA, Powers JJ, Waylonis GW. A clinical evaluation of electromyography of the anal sphincter. Arch Phys Med Rehab 1970; 51: 403-408

3. Blaivas JG: Sphincter electromyography. Neurourol Urodynam 1983; 2: 269-288

4. Bradley WE, Scott FB, Timm GW: Sphincter electromyography. Urol Clin North America 1974; 1: 69-80

5. Chantraine A. Electromyographie des sphincters striés uretral et anal humains. Rev Neurol (Paris) 1966; 115: 396-403

6. Chantraine A. EMG examination of the anal and urethral sphincters. In: Desmedt JE: New developments in electromyography and clinical neurophysiology, Vol. 2, pp 421-432 Karger, Basel, 1973

7. Chantraine A, DeLaval J, Depireux P. Adult female intra- and peri-urethral sphincter-electromyographic study. Neurourol Urodynam 1990; 9: 139-144

8. Dibenedetto M, Yalla SV. Electrodiagnosis of striated urethral sphincter dysfunction. J Urol 1979; 122: 361-365

9. Fanciullacci F, Kokodoko A, Garavaglia PF, Galli M, Sandri S, Zanollo A. Comparative study of the motor unit potentials of the external urethral sphincter, anal sphincter, and bulbocavernosus muscle in normal men. Neurourol Urodynam 1987; 6: 65-69

10. Fowler CJ, Kirby RS, Harrison MJG, Milroy EJG, Turner-Warwick R. Individual motor unit analysis in the diagnosis of disorders of urethral sphincter innervation. J Neurol Neurosurg Psychiatry 1984; 47: 637-641

11. Kirby RS, Fowler CJ, Gilpin SA, Gosling JA, Milroy EJ, Turner-Warwick RT. Bladder muscle biopsy and ure-

thral sphincter EMG in patients with bladder dysfunction after pelvic surgery. J Roy Soc Med 1986; 79: 270-273

12. Lose G, Tanko A, Colstrup H, Andersen JT. Urethral sphincter electromyography with vaginal surface electrodes: a comparison with sphincter electromyography recorded via periurethral coaxial, anal sphincter needle and perianal surface electrodes. J Urol 1985; 133: 815-818

13. Mayo ME. The value of sphincter electromyography in urodynamics. J Urol 1979; 122: 357-360

14. Möbius E, Berg-Dammer E, Thilmann AF. Diagnostik und Therapie neurogener Blasenfunktionsstörungen. Nervenheilkunde 1990; 9: 168-181

15. Nordling J, Meyhoff HH, Walter S, Andersen JT. Urethral electromyography using a new ring electrode. J Urol 1978; 120: 571-573

16. Sadanori A, Kazuki K, Tadao N, Yukihiko S. Electromyography of the external urethral sphincter in patients with prostatic hyperplasia. J Urol 1984; 132: 510-512

17. Siroky MB, Sax DS, Krane SJ. Sacral signal tracing: the electrophysiology of the bulbocavernosus reflex. J Urol 1979; 122: 661-664

18. Vereecken RL, Derluyn J, Verduyn H. Electromyography of the perineal striated muscles during cystometry. Urol Int 1975; 30: 92-98

19. Vodušek DB, Light KL. The motor nerve supply of the external urethral sphincter muscles: an electrophysiologic study. Neurourol Urodynam 1983; 2: 193-200

20. Zwergel U, Jost WH, Lindenmeir T, Zwergel T. Blasenentleerungsstörungen bei Encephalomyelitis disseminata - medikamentöse und interventionelle Therapieoptionen. Fortschr Neurol Psych 1995; 63: 495-503

# Therapie der Harninkontinenz

# 7. Therapie der Harninkontinenz

## 7.1. Konservative Therapie der (weiblichen) Belastungsinkontinenz

### 7.1.1. Allgemeine Maßnahmen

Überwiegend handelt es sich bei den "allgemeinen Maßnahmen" um Begleitmaßnahmen, die die Erfolgsaussichten einer gezielten konservativen oder operativen Therapie verbessern. Hierzu gehören beispielsweise die Eliminierung belastender Faktoren (schwere körperliche Arbeit, Fehlernährung, Adipositas) und/oder die Beseitigung von falschen Miktions- und Defäkationsgewohnheiten (12, 19).

### 7.1.2. Medikamentöse Behandlung der Belastungsinkontinenz

#### 7.1.2.1. Hormontherapie

Östrogene sollen am Urogenitalepithel sowohl die Epithelproliferation als auch die Vaskularisation verbessern, sowie eine verstärkte Sensibilisierung von α-Rezeptoren hervorrufen. Sie können lokal als Vaginal-Ovula, -Suppositorien, -Creme oder als Pflaster appliziert werden. Gern wird der Estring® verwendet, der kontinuierlich β-Estradiol über Mikroporen freisetzt (☞ Abb. 7.1). Östrogene finden vor allem Anwendung in der Behandlung von Frauen mit Stressharninkontinenz in der Postmenopause (9, 11, 15).

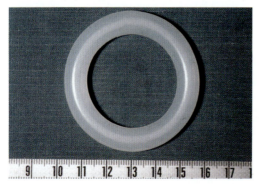

*Abb. 7.1:* Estring® zur postmenopausalen lokalen Hormontherapie (Fa. Pharmacia Upjohn) (aus 12).

Wenn Östrogene systemisch verabreicht werden, sollten sie mit Progesteron kombiniert werden, um eine Stimulation des Endometriums zu verhindern. Bekannte Nebenwirkungen der Hormone sind besonders Wasser- und Salzretention, Brustschwellungen und postmenopausale Blutungen. Als Kontraindikationen gelten Embolien, (chronischer) Leberschaden, Endometriose und Östrogenrezeptor-positive Mamma- oder Uteruskarzinome.

Die Hormontherapie wird insbesondere gynäkologischerseits angeboten und empfohlen. Aktuell wird sie allerdings auf Grund der Anwendungsbedenken (z.B. mögliche Karzinominduktion) und Kontraindikationen, aber auch wegen fraglicher Effektivität erneut kontrovers diskutiert.

#### 7.1.2.2. α- und $\beta_2$-Adrenergika

α-Adrenergika bewirken an der glatten Muskulatur der Harnröhre eine Erhöhung des Urethratonus. Zu dieser Substanzgruppe gehört Midodrin (Gutron®), das für die Behandlung der Belastungsinkontinenz bei Frauen untersucht und eingesetzt worden ist (12, 15, 16).

$\beta_2$-Adrenergika (z.B. Clenbuterol, Spiropent®) bewirken eine Muskelrelaxation des Detrusor vesicae und sollen angeblich einen zusätzlichen Effekt am quergestreiften Sphinkter haben. Allerdings wurde mit dieser Medikation nach kontrollierten Untersuchungen keine bessere Wirksamkeit gegenüber der eines Plazebo nachgewiesen (16). Außerdem sind die systemischen adrenergen Nebenwirkungen (z.B. Blutdruckanstieg, Tachykardie und/oder Herzrhythmusstörungen) nicht zu vernachlässigen. Daher kann der Einsatz von Adrenergika nur eventuell bei Urethrahypotonie und geringgradiger Belastungsinkontinenz unter Beachtung der genannten Nebenwirkungen in Erwägung gezogen werden.

#### 7.1.2.3. Antidepressiva

Trizyklische Antidepressiva wie Imipramin (Tofranil®) und Doxepin (Aponal®) können die Kontraktilität der Harnblase senken und den urethralen Widerstand erhöhen. Allgemein bekannt ist der Einsatz von Imipramin zur Behandlung der Enuresis. Trizyklische Antidepressiva werden außerdem bei der Dranginkontinenz (Mischinkontinenz) verordnet (12) (☞ Kap. 7.3.5.2.), aber auch vereinzelt off-label zur Behandlung der Belastungsinkontinenz. Der genaue Wirkmechanismus ist für die letztgenannte Indikation nicht bekannt. Es wird vermutet, dass die Wiederaufnahme von Noradrenalin an den Nervenendigungen in der Urethra gehemmt wird. Somit könnten peripher adrenerge Effekte an der Harnröhre den urethralen Widerstand erhöhen (16). Plazebo-kontrollierte Studien liegen allerdings nicht vor. Deshalb und wegen des Nebenwirkungsprofils (z.B. Arrhythmie, Hypotension) ist für diese Indikation keine breite Anwendung (zumindest in Kürze) zu erwarten.

### 7.1.3. Beckenboden-Training

Zum Beckenboden-Training gehören die Muskelbeherrschung und das Muskeltraining (3-5).

*Muskelbeherrschung* bedeutet kontrollierte Beckenboden-Kontraktionen und -Relaxationen. Dabei können EMG-Registrierungen der Beckenbodenmuskulatur (auch des Analsphinkters oder der vorderen Bauchwandmuskulatur) hilfreich sein, um die Muskelbeherrschung schneller und effektiver zu erlernen. Die Beckenboden-EMG-Kontrolle wird durch Klebeelektrode perineal abgeleitet. Allerdings muss darauf geachtet werden, dass die Elektroden während der Miktion nicht mit Harn in Berührung kommen und dadurch Artefakte entstehen. Pathologische EMG-Aktivitäten sind im Sinne von Rauscheffekten oder als Lichtstreifen, d.h. akustisch oder optisch zu erkennen. Dadurch kann man das "Fehlverhalten" des Patienten aufdecken und so durch gezielte Beeinflussung des pathologischen "Kontraktionsmusters" ein Normalverhalten (wieder)herstellen.

Das *Muskeltraining* als zweiter Schritt beinhaltet das Üben von Muskelkontraktionen des Beckenbodens, wobei die Trainingsmodalitäten wie Kontraktionsdauer, Dauer der Intervalle, Anzahl der Kontraktionen pro Übung und pro Tag sowie die Gesamttrainingsdauer beachtet werden. Zum Muskeltraining können *technische Hilfsmittel* wie Perineometer, Druckaufnehmer, EMG-Geräte, Vaginalkonen und die funktionelle temporäre Elektrostimulation (☞ Kap. 7.1.4.) unterstützend eingesetzt werden. Als wichtige Voraussetzung für ein erfolgreiches Beckenbodenmuskulatur-Training ist eine hohe Patient(inn)en-Compliance. Die Mitgabe beispielsweise von Faltblättern mit Übungsanleitungen reicht nicht aus. Ohne ausführliche fachliche Anleitung ist kein Beckenboden-Training effektiv (3, 8).

Erreichen will man eine Normalisierung der Beckenbodenaktivität, des Tonus der quergestreiften Muskulatur. Günstige Voraussetzungen für ein erfolgreiches Muskeltraining sind daher bei Beckenboden-Hyporeaktivität zu sehen, während ein ausgeprägter Descensus vaginae et vesicae bzw. eine Harnröhrenhypotonie für diese Therapie nicht geeignet erscheint.

In der Literatur (4, 8, 14, 15, 18) schwanken die Erfolgsergebnisse dieser Therapie zwischen 32 und 93 %. Die große Schwankungsbreite beruht besonders auf unterschiedlicher Patientenselektion (geringe Compliance, mangelnde Anleitung), kann aber auch daran liegen, dass zwar die richtige Therapie erfolgt, aber die Durchführung mit ungeeigneten Maßnahmen überprüft wird.

### 7.1.4. Externe temporäre Elektrostimulation

Über eine Aktivierung der Fasern des N. pudendus kann einerseits der Beckenboden stimuliert werden, andererseits reflektorisch der Detrusor vesicae relaxiert werden. Deshalb eignet sich das Verfahren sowohl zur Behandlung der Beckenbodenschwäche (bei Belastungsinkontinenz) als auch zur Therapie der motorischen Dranginkontinenz mit Detrusorhyperaktivität. Die Stimulation erfolgt beispielsweise über bipolare Oberflächenelektroden, die auf Vaginal- oder Analstöpsel montiert sind und über einen externen Impulsgeber versorgt werden (☞ Abb. 7.2) (2, 12, 17).

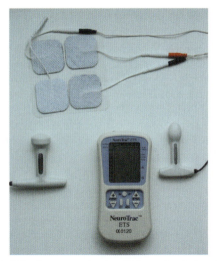

**Abb. 7.2:** *Externe* temporäre Elektrostimulation: Externes Stimulationssystem zur intravaginalen oder intraanalen Elektrostimulation.

Die temporäre Elektrostimulation wird im Zusammenhang mit der Therapie der Dranginkontinenz (☞ Kap. 7.4.4.) gleichfalls besprochen und soll hier nur als unterstützende Maßnahme bzw. als Initialtherapie beim Beckenboden-Training erwähnt werden. Dies ist deshalb so wichtig, da etwa ein Drittel der stressinkontinenten Frauen primär nicht in der Lage sind, ihre Beckenbodenmuskulatur überhaupt zu identifizieren (12).

Zusammen mit den weiteren physiotherapeutischen Maßnahmen wird zum Teil über sehr gute Trainingserfolge berichtet mit einer Besserung der Symptomatik in bis zu 68 %. Die Befunde sind allerdings nicht einheitlich und stehen allgemein in der Diskussion (2, 7, 13, 14, 17).

### 7.1.5. Biofeedback

Biofeedback ist eine Technik, welche den Patienten und Therapeuten Informationen über normalerweise unbewusst ablaufende physiologische Prozesse durch visuelle, auditive oder taktile Signale liefert. Diese Signale werden durch Ableitung eines messbaren physiologischen Parameters erzeugt und dann in einem Erziehungsprozess genutzt, um zu erreichen, dass die unbewussten Abläufe beeinflusst und damit kontrolliert werden (6).

Spezielles Ziel des Biofeedbacks bei der Belastungsinkontinenz ist es, die Hyporeaktivität der Sphinkter-Beckenboden-Muskulatur zu verbessern. Dies bedeutet, dass über das Training der Kontraktionsschnelligkeit und -kraft die reflektorische Kontraktionsleistung des Beckenbodens erlernt bzw. verbessert wird, mit anderen Worten dass der Patient im richtigen Moment (Bedarfsfall) reagiert. Als messbare physiologische Parameter stehen Druck und Muskelaktivität zur Verfügung. Voraussetzung für die erfolgreiche Abwicklung des Verfahrens sind ausführliche Instruktionen der Betroffenen (10, 13).

Beckenboden-Training mit Biofeedback als Kombinationstherapie hat sich gegenüber dem Beckenboden-Training alleine als deutlich überlegen erwiesen. Sowohl bei Anwendung des Druck- als auch des EMG-Parameters besteht die Möglichkeit, den Betroffenen die Effizienz der Übungen aufzuzeigen und damit weiter und wieder die Compliance zu verbessern (6, 12).

Ein Hauptproblem der physikalischen Therapie ist und bleibt allerdings, dass diese Behandlungsmethoden vor allem von der Motivation und der Compliance der Betroffenen abhängen. Deshalb ist auf jeden Fall ein motivierter Patient, aber auch ein motiviertes ärztliches und nicht-ärztliches Personal erforderlich, das ausführliche Anleitungen gibt. Da beim Muskeltraining zur Behandlung der Belastungsinkontinenz der therapeutische Effekt erst frühestens nach 5 Wochen sichtbar wird (bei der Dranginkontinenz bereits früher), ist bei ungenügender Instruktion und zu kurzer Anwendung der Misserfolg vorprogrammiert.

### 7.1.6. Pessarbehandlung

Pessare wirken kontinenzverbessernd über die Reposition des Descensus vaginae et uteri mit Elevation der Harnröhre und des Blasenhalses. Diese Hilfsmittel werden meist von Gynäkologen eingesetzt. Die Indikation hierzu sollte sich, zumindest bei längerfristiger Applikation, auf alte und/oder nicht operationsfähige Frauen beschränken (15) (☞ Abb. 7.3).

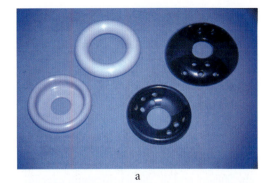

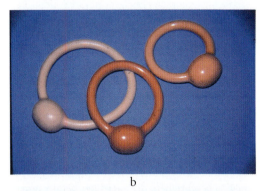

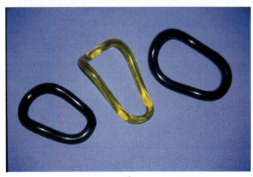

**Abb. 7.3a–c:** Verschiedenartige Pessare.

## 7.1.7. Nässeschutz

Textile Nässeschutzartikel werden in verschiedensten Formen, als Vorlage, Windel und Slips angeboten und vertrieben. Auch wenn es sich für jüngere Frauen und für solche, denen man eine andere Therapie vorschlagen kann, nicht um eine adäquate Maßnahme handelt, so kann mit dem modernen Nässeschutz vielen alten, nicht anders therapierbaren Patient(inn)en gut geholfen werden. Je nach Ausmaß der Inkontinenz muss der entsprechende Artikel ausgewählt werden. Nur so kann den Betroffenen die Möglichkeit gegeben werden, natürlich immer den Gegebenheiten angepasst, am sozialen Leben teilzunehmen (12,15).

## 7.1.8. Literatur

1. Andersen JT, Blaivas JG, Cardozo G, Thüroff J (1992) Lower urinary tract rehabilitation techniques. Seventh report on the standardisation of terminology of lower urinary tract function. Int Urogynecol J 3: 75-80

2. Bent AE, Sand PK, Ostergard DR, Brubaker LT (1993) Transvaginal electrical stimulation in the treatment of genuine stress incontinence and detrusor instability. Int Urogyecol J 4: 9-13

3. Bo K, Hagen RJ, Kvarstein B, Larsen S (1990) Pelvic floor muscle exercise for the treatment of female stress urinary incontinence: I. Reliability of vaginal pressure measurements of pelvic floor muscle strength. Neurourol Urodyn 9:471- 478

4. Bo K, Hagen RJ, Kvarstein B, Larsen S (1990) Pelvic floor muscle exercise for the treatment of female stress urinary incontinence: II. Validity of vaginal pressure measurements of pelvic floor muscle strength and the necessity of supplementary methods for control of correct contraction. Neurourol Urodyn 9: 479-488

5. Bo K, Hagen RJ, Kvarstein B, Jorgensen J, Larsen S (1990) Pelvic floor muscle exercise for the treatment of female stress urinary incontinence: III. Effects of two different degrees of pelvic floor muscle exercises. Neurourol Urodyn 9: 489-502

6. Cardozo LD, Stanton SL (1984) Biofeedback: a 5-year review. Brit J Urol 56: 220-224

7. Fall M (1984) Does electrostimulation cure urinary incontinence? J Urol 131: 664-667

8. Fantl JA, Wyman JF, McClish DK (1997) Efficacy of bladder training in older women with urinary incontinence. JAMA 265:203-207

9. Griebling T L, Nygaard I E (1997) The role of estrogen replacement therapy in the management of urinary incontinence and urinary tract infection in postmenopausal women. Endocr Metab Clin N Amer 26: 347-360

10. Heidler H (1987) Die Beeinflußbarkeit der Streßinkontinenz durch Biofeedback- Mechanismen. Akt Urol 18: 3-6

11. Hilton P, Stanton S (1983) The use of intravaginal oestrogen cream in genuine stress incontinence. Brit J Obstet Gynaccol 90: 940-944

12. Höfner K, Jonas U (2001) Praxisratgeber Harninkontinenz. UNI-MED Verlag Bremen London Boston

13. Kirschner-Hermanns R, Niehaus S, Wein B, Jakse G (1992) Konzept zur Durchführung eines erfolgreichen Beckenbodentrainings zur Therapie der weiblichen Stress-Inkontinenz. Kontinenz 1: 62-66

14. Morkved S, Bo K (1997) The effect of postpartum pelvic floor muscle exercise in the prevention and treatment of urinary incontinence. Int Urogynec 8: 217-222

15. Petri E (1996) Gynäkologische Urologie. Thieme Verlag Stuttgart New York

16. Rovner ES (2001) Drug treatment of voiding dysfunction. In Cardozo L, Staskin D eds. Textbook of Female Urology and Urogynecology. Isis Medical Media London: 357-407

17. Schmidt RA, Tanagho EA (1990) Klinische Anwendung der Neurostimulation. Urologe A 29: 191-195

18. Wyman JF, Fantl JA, McClish DK, Harkins SW, Uebersax JS, Ory MG (1997) Quality of life following bladder training in older women with urinary incontinence. Int Urogynec J 8: 223-229

19. Zwergel U (2000) Urologie der Frau. In: König B, Reinhardt D, Schuster H-P. Kompendium der praktischen Medizin, Springer Verlag Berlin Heidelberg New York 1415-1423

## 7.2. Operative Therapie der (weiblichen) Belastungsinkontinenz

Aktuell werden aus der Vielzahl der operativen Verfahren besonders bei älteren Frauen mit Belastungsinkontinenz möglichst wenig invasive Verfahren bevorzugt. Die tension-free vaginal tape (TVT)-Methode ist heute ein hochattraktives und erfolgreiches Verfahren, das aufgrund der einfach zu erlernenden Technik und der sehr kurzen Hospitalisationszeit, aber auch wegen seiner guten Einsatz- und Kombinationsmöglichkeit mit weitergehenden Operationsverfahren breite Anwendung findet (29, 33, 35, 36). Andere befürworten als minimal invasive Verfahren die intravaginale Schlingenplastik (IVS) oder das "Trans Obturator Tape" (TOT). Aber auch mit den "älteren" Operationsmethoden werden gleichfalls, sofern das OP-Risiko vertretbar ist, gute Ergebnisse erzielt.

Um eine Übersicht zu geben, die keinen Anspruch auf Vollständigkeit erhebt, werden weniger "gute" (zum Teil schon verlassene) Methoden kurz vorgestellt, ebenso wie die konventionellen, aber auch besonders die modernen erfolgversprechenden chirurgischen Verfahren zur Behandlung der Belastungsinkontinenz.

### 7.2.1. Submuköse Injektionstechniken

Die submuköse Injektion, d.h. die Unterpolsterung der Urethra bzw. des Blasenhalses mit nicht bzw. schwer resorbierbaren Materialien soll zu einer Erhöhung des urethralen Auslasswiderstandes führen. Sie erfolgt entweder perineal oder mittels speziell entwickelten Injektionsnadeln unter Sicht über den transurethralen Zugang. Verwendet werden (bzw. wurden) Teflon, Kollagen, autologes Fett, Silikon und als Neuentwicklung expandierende Mikroballons. Bis zu 10 Wiederholungen der Behandlungen werden beschrieben (27, 29).

Indikationen zu diesem Verfahren sind eine hypotone Urethra ohne begleitende Hypermobilität, leichtgradige Belastungsinkontinenz auch nach Operationen, z.B. nach transurethralen Eingriffen einschließlich Urethrotomien; Voraussetzung ist eine Restfunktion des externen Sphinkters.

In Abhängigkeit vom verwendeten Material werden initiale Erfolgsraten (nach 3 Monaten) in bis zu 86 % beschrieben, die allerdings bereits innerhalb von 24 Monaten deutlich zurückgehen (13, 14, 27). Außerdem sind (zwar selten) auch erhebliche Komplikationen bekannt, so nach periurethralen Teflonijektionen die lokale Migration des Fremdmaterials, Granulombildung und im Tierversuch nachgewiesene Embolien in Haut, Lunge und Gehirn. Darüberhinaus klagen postinterventionell bis zu 50 % über eine vermehrte Harndrangsymptomatik. Autologes Fett, wenn es als Injektionsmaterial verwendet wird, muss durch subkutane Absaugung gewonnen werden, womit die minimale Invasivität in Frage gestellt ist.

Trotz einfacher Anwendbarkeit und Wiederholbarkeit beim Nachlassen des Erfolges ist die submuköse Injektionstechnik schon besonders wegen der genannten möglichen Komplikationen weitgehend verlassen worden.

### 7.2.2. Vaginale Operationsverfahren

Die vordere Kolporrhaphie gehört zu den klassischen vaginalen Operationsverfahren, die häufig im Rahmen anderer gynäkologischer Operationen, wie der vaginalen Hysterektomie, durchgeführt werden (☞ Abb. 7.4) (13, 27).

## 7.2. Operative Therapie der (weiblichen) Belastungsinkontinenz

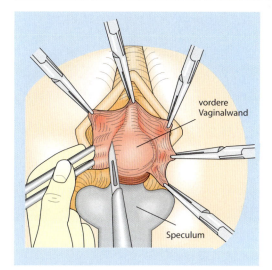

**Abb. 7.4:** Vordere Kolporrhaphie: Vaginale Einstellung, Anspannen der vorderen Vaginalwand, Inzision (hier durchgeführt mit einem Skalpell), danach erfolgt, hier noch nicht dargestellt, die Raffung des paraurethralen Gewebes (s. Text) (nach 27).

Dabei wird das Gewebe paraurethral und im Bereich des Blasenhalses gerafft. Operationstechnisch werden über einen sagittalen Schnitt an der Vaginalvorderwand die Harnröhre und der Blasenboden dargestellt, um dann die pubozervikale Faszie durch Matratzennähte zu verstärken.

Zur Behandlung des vaginalen Deszensus oder einer Zystozele stellt dieses Operationsverfahren eine suffiziente Methode dar (2, 27). Die Rezidivrate hinsichtlich der Inkontinenz liegt mit bis zu 70 % sehr hoch (13). Die vordere Kolporrhaphie kann daher nicht als Verfahren zur alleinigen "Versorgung" einer Belastungsinkontinenz empfohlen werden.

### 7.2.3. Suspensionsplastiken

Suspensionsplastiken erfolgen über einen suprapubischen oder kombiniert vaginal-suprapubischen Zugang.

Ziel ist es, die Urethra und den Blasenhals anzuheben bzw. zu fixieren, um ein stabiles Widerlager zu schaffen und um unter Stressbedingungen das Absinken der Blasenhalsregion und damit den Verlust der urethralen Drucktransmission zu verhindern.

#### 7.2.3.1. Suprapubische Operationsverfahren

##### 7.2.3.1.1. Marschall-Marchetti-Krantz Technik

Mit diesem "alten" Verfahren (2, 24) werden über einen suprapubischen Zugang paraurethral und im Bereich des Blasenhalses Nähte gelegt, die zur Suspension am Periost der Symphyse fixiert werden.

##### 7.2.3.1.2. Kolposuspension nach Burch

Bei der besonders von Gynäkologen präferierten Technik wird die Vaginalvorderwand urethra-fern mit mehreren Nähten gefasst und am Ligamentum iliopectineum fixiert (1, 4) (☞ Abb. 7.5). Diese Operation wird auch laparoskopisch durchgeführt (17).

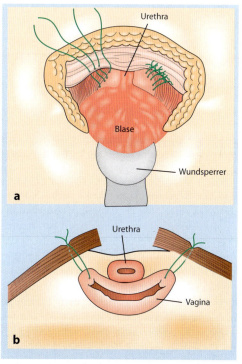

**Abb. 7.5:** Kolposuspension nach Burch. a: Operations-Situs von ventral aus gesehen. b: Schematische Darstellung im Querschnitt, um die urethraferne Fixierung zu verdeutlichen (nach 27).

##### 7.2.3.1.3. Erfolgsraten und Komplikationen

Mit den suprapubischen Verfahren werden Langzeiterfolgsraten von bis zu 80 % beschrieben (9, 10,

27, 29). Da innerhalb des ersten postoperativen halben Jahres (übrigens für alle Suspensionstechniken) häufiger ein "Durchschneiden" der Fäden auftritt, können sich die Erfolgsraten entsprechend frühzeitig verschlechtern.

Bei der Marschall-Marchetti-Krantz-Technik ist als schwerwiegende Komplikation die Osteitis pubis (in etwa 3 %) zu nennen (12, 13). Darüberhinaus ist selbst bei korrekter Operationsdurchführung eine postoperative Obstruktion nicht völlig zu vermeiden. Sofern zusätzlich eine Blasendysfunktion vorliegt, steigt das Risiko der inkompletten Blasenentleerung. Eine Reduktion der Restharnbildung ist vor einer Reintervention abzuwarten, da eine spontane Besserung auftreten kann (1, 4, 17, 27). Bei Persistenz der nicht suffizienten Miktion (mit erheblicher Restharnbildung) kann der regelmäßige Einmalkatheterismus auf Dauer notwendig werden.

### 7.2.3.2. Kombiniert vaginal-suprapubische Operationsverfahren

#### 7.2.3.2.1. Nadelsuspensionsplastiken

Ziel dieser Eingriffe ist gleichfalls, wie bereits ausgeführt, die Elevation und Fixation des Blasenhalses in einer anatomisch korrekten Position, um eine bessere Drucktransmission unter Belastung zu erreichen.

Bei dem Operationsverfahren nach *Stamey-Pereyra* (☞ Abb. 7.6) (25) werden paramedian suprapubisch oberhalb der Symphyse zwei Inzisionen gesetzt und die Rektusfaszie dargestellt. An der Vaginalvorderwand erfolgt ein weiterer Schnitt in Höhe des Blasenhalses. Eine spezielle Nadel (Stamey-Nadel) wird danach durch die Rektusfaszie unter digitaler Kontrolle neben dem Blasenhals zur vaginalen Inzision durchgeführt. So können mit dieser Nadel die nicht resorbierbaren Fäden vom Blasenhals nach ventral durchgezogen werden. Die Fäden sind, um ein Durchwandern des Gewebes zu vermeiden, mit Dacronpatches versehen, die im Niveau des Blasenhalses zu liegen kommen. Unter urethroskopischer Kontrolle werden die Fäden bis zu einer ausreichenden Elevation des Blasenhalses angezogen und dann über der Rektusfaszie geknotet (13). Zu dem Verfahren nach Stamey gibt es verschiedene (verbesserte) Modifikationen (z.B. das Verfahren nach Raz) (28).

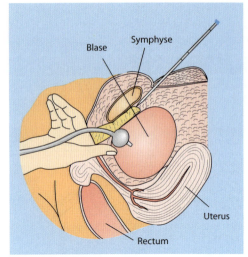

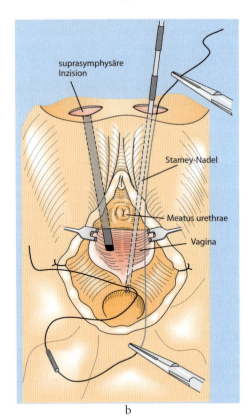

**Abb. 7.6:** a: Operation nach Stamey-Pereyra: seitliche Ansicht; die Stichrichtung wird über den in die vaginale Inzision eingeführten Finger kontrolliert. b: AP-Ansicht: Manipulation mit der Stamey-Nadel, Einlegen des Dacronpatches neben den Blasenhals (aus 13).

Wegen der geringen Invasivität und Morbidität wurden diese Suspensionsplastiken vor allem bei älteren Patientinnen mit hypermobiler Urethra lange Zeit gerne angewendet. Allerdings sind die Angaben zu den Erfolgsergebnissen sehr unterschiedlich. Einerseits wird über primäre Erfolgsraten bis zu 90 % berichtet, die aber andererseits mit zunehmendem Follow-up auf 40 % und weniger sinken (5, 10, 13, 14, 21, 27).

Als postoperative Komplikationen tritt in bis zu 25 % eine vermehrte Harndrangsymptomatik auf. Postoperative Blasenentleerungsstörungen sind selten.

### 7.2.3.2.2. Schlingenverfahren

Mit einer um die Urethra verlaufenden Schlinge werden die Harnröhre und der Blasenhals so suspendiert, dass unter Stressbedingungen (simuliert durch Hustenstöße) eine normale anatomische Position wieder hergestellt wird. Mit Hilfe dieser rein suprapubischen oder kombiniert suprapubisch-vaginalen Verfahren kann nach Durchsicht der Literatur (12, 13, 18, 26, 27, 31, 32) jede Inkontinenz-Form, speziell aber die bei hypotoner Urethra, höhergradiger Belastungsinkontinenz oder Rezidivinkontinenz mit guten Erfolgsaussichten therapiert werden.

■ **Faszienzügelplastik**

Über einen Pfannenstielschnitt wird die Faszie des M. obliquus externus dargestellt (23). Vom Tuberculum pubicum ausgehend in Richtung Spina iliaca anterior superior werden beidseits etwa 2 cm breite und 12 cm lange gestielte Faszienstreifen exzidiert. Nach Durchstoßen der Transversalfaszie wird jeweils ein Kanal hinter dem Schambein auf beiden Seiten lateral des Blasenhalses präpariert, desweiteren wird (von einer vaginaler Inzision aus) der Paraurethralraum bis zum Beckenboden dargestellt. Nach stumpfem Durchstoßen des Beckenbodens können die Faszienstreifen direkt retrosymphysär nach vaginal durchgezogen werden (☞ Abb. 7.7a). Die beiden Faszienstreifen werden unterhalb der Urethra bzw. des Blasenhalses vernäht und bilden so eine Schlinge. Diese Schlinge wird durch Kletternähte angezogen, bis eine "optimale" Spannung und damit "Dichtigkeit" erreicht ist (☞ Abb. 7.7b).

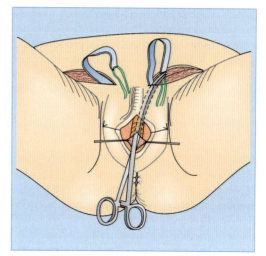

**Abb. 7.7a:** Retrosymphysäres Durchziehen der Faszienstreifen (hier mittels Kornzange).

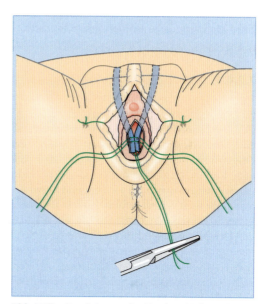

**Abb. 7.7b:** Vereinigung der Faszienstreifen und Anziehen des Zügels durch Kletternähte (aus 13).

Sogar bei drittgradiger Belastungsinkontinenz und auch bei Rezidiveingriffen wird von Kontinenzraten bis zu 92 % berichtet (12, 13, 15, 18, 26, 27, 31, 32). Bei Verwendung von pubovaginalen Schlingen wurden im Falle einer totaler Inkontinenz mit "low-resistence urethra" noch Erfolgsraten von 62 % beschrieben. Die Langzeiterfolgsraten liegen nach den genannten Literaturangaben bei bis zu 80 %.

In Abhängigkeit von einer möglichen Überkorrektur kann postoperativ eine vermehrte Harndrangsymptomatik (neu) auftreten oder persistieren (in bis zu 40 %). Zusätzlich oder alternativ kann auch eine postoperative Urinretention entstehen, sodass bei etwa 2 % der Patientinnen ein regelmäßiger Einmalkatheterismus als Langzeitmaßnahme erforderlich wird.

### ■ Heterologe Schlingen

Unterschiedliche Modifikationen mit Verwendung von verschiedenen heterologen Materialien (Lyodura-, Nylon-, Goretex-, Mersilene-Bänder) wurden propagiert und mit unterschiedlichem Erfolg durchgeführt (8, 9, 13, 14, 22, 27). Ein besonderes Problem besteht in dem Durchwandern der Fäden oder Bänder in die Urethra oder in den Blasenhals mit konsekutiver Inkontinenz oder Fistelbildung. Als schwerwiegendste Komplikation wurde in Einzelfällen z.B. nach (erneuter) Revision mit Entfernung des alloplastischen Materials über einen kompletten Harnröhrenverlust berichtet.

### 7.2.4. Tension-free Tapes

#### 7.2.4.1. Tension-free Vaginal Tape (TVT)

Aktuell wird das "Tension-free Vaginal Tape" (TVT)-Verfahren sowohl von Gynäkologen als auch von Urologen stark propagiert (33-36). In der Original-Technik wird ein Proleneband in Lokal- oder Regionalanästhesie mittels spezieller Nadel von vaginal aus neben der Urethra und hinter der Symphyse nach ventral geführt. Anders als bei den bisher beschriebenen Verfahren (die auf der Idee der Drucktransmissionstheorie basieren) erfolgt hier nach den Vorstellungen von Ulmsten und Petros (im Sinne der Integritätstheorie [☞ Kap. 4.2.1.3.]) keine Fixation, sondern das Band hält sich selbst im Gewebe (☞ Abb. 7.8). Erreicht wird also ein spannungsfreies Fixieren der Urethra mit dem punctum maximum des urethralen Verschlussdruckes im mittleren Harnröhrenbereich. Wegen möglicher Blasenverletzungen ist intraoperativ eine Urethrozystoskopie notwendig.

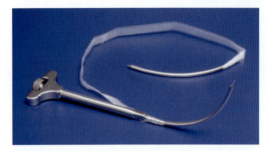

*Abb. 7.8a:* TVT-Instrumentarium (Proleneband mit Nadeln und Einführinstrument).

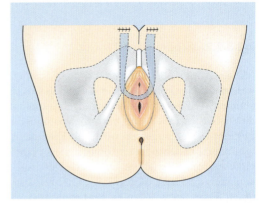

*Abb. 7.8b:* In situ Lage des Tension-free Vaginal Tape um die (mittlere) Harnröhre ohne Fixation des Bandes; im Hautniveau suprasymphysärer Verschluss der kleinen Inzisionen durch Einzelknopfnähte (aus 13).

#### 7.2.4.2. Trans Obturator Tape (TOT)

Bei diesem minimal invasiven Verfahren wird das Band (z.B. gepresstes Polypropylen, Porges®) transobturatorial parallel zum Levator ani eingelegt (☞ Abb. 7.9). Das Verfahren erfolgt unter den gleichen pathophysiologischen Gesichtspunkten (ohne Fixation) wie die TVT-Technik. Es wird auch mit gleichen Vorteilen ([semi]- ambulant, komplikationsarm) und mit ähnlichen Ergebnissen bei Frauen mit Belastungsinkontinenz (sogar solchen mit kombinierter Inkontinenz-Form) angeboten bzw. durchgeführt (7). Vorteilhaft gegenüber dem TVT-Verfahren soll sich sogar die zystoskopische Kontrolle erübrigen.

## 7.2. Operative Therapie der (weiblichen) Belastungsinkontinenz

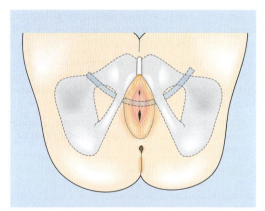

**Abb. 7.9:** In situ Lage des Trans Obturator Tape (TOT): Schematische Darstellung der Positionierung des transobturatorialen Bandes.

Für die Tape-Behandlungen werden bisher meist Erfolgsraten von über 80 % angegeben (7, 33, 34, 36). Als besonders vorteilhaft gilt die geringere Gefahr der Überkorrektur. Langzeitergebnisse bleiben abzuwarten.

### 7.2.5. Supravesikale Harnableitung

Bei Verlust der Harnröhre (z.B. nach Bestrahlungen und/oder Zerstörung des Sphinkters mit totaler Harninkontinenz) kann als "ultima ratio" die supravesikale kontinente oder inkontinente Harnableitung die letzte "verträglichste" Lösung sein (☞ Kap. 7.5.7.), um die miserable Lebensqualität der totalen Harninkontinenz zu verbessern (13, 14).

### 7.2.6. Artifizieller Sphinkter - operative Therapie der männlichen Stressinkontinenz

Dieses Verfahren wird vornehmlich bei männlicher Inkontinenz auf Grund einer Sphinkterläsion angewandt. In extremen Ausnahmefällen wird diese Technik auch bei Frauen verwendet (13,14, 30).

Die hydraulischen Systeme bestehen aus einer Manschette (cuff) (☞ Abb. 7.10), die eine Kompression bzw. den Verschluss der Harnröhre ermöglicht. Mit einer Pumpe im Skrotalsack (bei der Frau in den großen Labien) wird die Flüssigkeit des "cuffs" in ein intraperitoneal gelegtes Reservoir transportiert, dadurch öffnet sich der "cuff", damit die Miktion durch die Harnröhre möglich wird. Nach Beendigung der Miktion füllt sich der "cuff" wieder durch den Rückstrom der Flüssigkeit aus dem Reservoir, die Harnröhre wird wieder verschlossen und die Kontinenz wieder hergestellt.

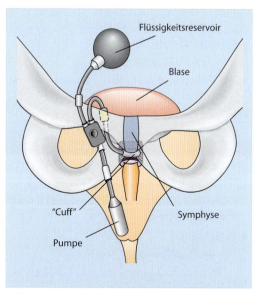

**Abb. 7.10:** Artifizieller Sphinkter mit der Manschette ("cuff") um die Harnröhre, dem intraperionealen Flüssigkeitsreservoir und der Pumpe im Skrotum oder in den Labien (letztere sind selbst nicht dargestellt).

Es werden Kontinenzraten von bis zu 86 % angegeben (13, 14, 30). Allerdings sind nicht unerhebliche Komplikationen (z.B. Prothesen infekte, mechanische Defekte und auch das Durchwandern des "cuffs") beschrieben worden, so dass die Indikation zu diesem Verfahren streng gestellt werden sollte.

| Diagnostik |
|---|
| • Anamnese |
|   - mit Ausfüllen von "Inkontinenzfragebogen" zur |
|   - Einschätzung des Leidensdruckes |
| • Klinische Untersuchung mit |
|   - vaginaler Einstellung |
|   - Inkontinenz-Tests (Hustentest, Blasenelevationstest) |
| • Objektivierung der Belastungsinkontinenz |
|   - Pad-Test |
|   - Urodynamik (evtl. mit videographischer Aufzeichnung) |
|   - Urethradruck- (Stress)-Profil |
|   - Urethro(zysto)graphie (sonographisch oder röntgenologisch) |
| • Entscheidung |
|   - Ausschluss überaktive Blase |
|   - Differenzierung hypotone oder/und hypermobile Urethra, Beckenbodenschwäche |
| **Therapie** |
| • Konservative Maßnahmen |
| • wenn ausgereizt, Auswahl des Operationsverfahrens unter Berücksichtigung der |
|   - Genese |
|   - Komorbidität des Patienten und |
|   - des Merksatzes: |
|     **operative Primärtherapie = effizienteste Therapie** |

***Tab. 7.1:*** Checkliste der Therapie bei Belastungsinkontinenz.

## 7.2.7. Literatur

1. Alcalay N, Monga A, Stanton S L (1995) Burch colposuspension: a 10-20 year follow up. Br J Obstet Gynecol 102: 740-745

2. Beck RP, McCormick S (1982) Treatment of urinary stress incontinence with anterior colporraphy. Obstet Gynecol 59: 269

3. Bergmann A, Elia G (1995) Three surgical procedures for genuine stress incontinence - five year followup of a prospective randomized study. Am J Obstet Gynecol 173: 66-71

4. Burch J C (1961) Urethrovaginal fixation to Cooper's ligament for correction of stress incontinence, cystocele, and prolapse. Am J Obstet Gynecol 81: 281-290

5. Das S (1998) Comparative outcome analysis of laparascopic colposuspension, abdominal colposuspension and vaginal needle suspension for female urinary stress incontinence. J Urol 160: 368-371

6. DeLancey J OL (1989) Pubovesical ligament: a separate structure from urethral supports («pubourethral ligaments»). Neurourol Urodynam 8: 53-62

7. Delorme E (2001) Transobturator urethral suspension: mini-invasive procedure in the treatment of stress urinary incontinence in women. Prog Urol 11:1306-1313

8. Duckett J RA, Constantine G (2000) Complications of silicone sling insertion for stress urinary incontinence. J Urol 163: 1835-1837

9. Enzelsberger H, Helmer H, Schaten C (1996) Comparison of Burch and Lyodura sling procedures for repair of unsuccessful incontinence surgery. Obstet Gynecol 88: 251-256

10. Gilja I, Puskar D, Mazuran B, Radej M (1998) Comparative analysis of bladder neck suspension using Raz, Burch and transvaginal Burch procedures. Eur Urol 33: 298-302

11. Haas C A, Rackley R R, Sandip P (1997) Comparison of in situ vaginal sling procedure with and without preservation of the endopelvic fascia and base of bone anchor for suture fixation. J Urol 157 (Suppl): 266

12. Hohenfellner R (1994) Ausgewählte urologische OP-Techniken. Thieme Verlag, Stuttgart New York

13. Höfner K, Jonas U (2001) Praxisratgeber Harninkontinenz. UNI-MED Verlag Bremen London Boston

14. Jocham D, Miller K (2003) Praxis der Urologie. Georg Thieme Stuttgart New York

15. Karram M M, Bhatia N N (1990) Patch procedure: modified transvaginal fascia lata sling for recurrent or severe stress urinary incontinence. Obstet Gynecol 75: 461-463

16. Leach G E, Dmochowski R R, Appell R A, Blaivas J G, Hadley H R, Luber K M, Mostwin J L, O'Donnell P D, Roehrborn C G (1997) Female stress urinary incontinence clinical guideline panel summary report on surgical management of female stress urinary incontinence. J Urol 158: 875-880

17. Liu C Y (1993) Laparascopic retropubic colposuspension (Burch procedure). A review of 58 cases. J Reprod Med 38: 526-530

18. Loughlin K R (1996) The endoscopic fascial sling for treatment of female urinary stress incontinence. J Urol 155: 526-530

19. Malizia A A, Reinman H M, Myers R P (1984) Migration and granulomatous reaction after periurethral injection of polytef (Teflon). JAMA 251: 3277

20. Marshall V F, Marchetti A A, Krantz K E (1949) Correction of stress incontinence by simple vesicourethral suspension. Surg Gynecol Obstet 88: 509-518

21. Mills R, Persad R, Ashken M H (1996) Long term follow-up results with the Stamey operation for stress urinary incontinence. Br J Urol 86-88

22. Morgan J E, Heitz D M, Stewart F E (1995) The polypropylene pubovaginal sling for the treatment of recurrent stress urinary incontinence. J Urol 154: 1013-1015

23. Narik G, Palmrich A H (1962) A simplified sling operation suitable for routine use. Am J Ostet Gynecol 84: 400-405

24. Parnell JP, Marshall VF, Vaughan ED (1982) Primary management of urinary stress incontinence by the Marshall-Marchetti-Krantz vesicourethropexy. J Urol 127: 679-681

25. Pereyra A J (1959) A simplified surgical procedure for the correction of stress urinary incontinence in women. Western J Surg Obstet Gynecol 67: 223-226

26. Petrou S P, Frank I (2001) Complications and initial continence rates after a repeat pubovaginal sling procedure for recurrent stress urinary incontinence. J Urol 165: 1979-1981

27. Petri E (1996) Gynäkologische Urologie. Thieme Verlag Stuttgart New York

28. Raz S, Siegel A L, Short J L, Snyder J A (1989) Vaginal wall sling. J Urol 141: 43-46

29. Schostak M, Gottfried H W, Heicappell R, Miller K (2001) Neues in der operativen Inkontinenztherapie - Das hat sich nicht bewährt! Urologe A 40: 287-291

30. Schreiter F (1999) Der artifizielle Sphincter bei Mann und Frau. Schreiter F (Hrsg) In: Plastisch-rekonstruktive Chirurgie in der Urologie. Thieme Verlag Stuttgart New York 248-258

31. Schulz-Lampel D, Alloussi Sh, Müller S (Arbeitskreis Urologische Funktionsdiagnostik & Urologie der Frau (2000) Leitlinien: Operative Therapie der Harninkontinenz der Frau

32. Staskin D R, Choe J M, Breslin D S (1997) The Goretex sling procedure for female sphincteric incontinence: indications, technique, and results. World J Urol 15: 295-299

33. Ulmsten U, Petros P (1995) Intravaginal slingplasty (IVS): an ambulatory surgical procedure for treatment of female urinary incontinence. Scand J Urol Nephrol 29: 75-82

34. Ulmsten U, Johnson P, Rezapour M (1999) A three-year follow-up of tension free vaginal tape for surgical treatment of female stress urinary incontinence. Br J Obstet Gynecol 106: 345-350

35. Ulmsten U (2001) The basic understanding and clinical results of tension-free vaginal tape for stress urinary incontinence. Urologe A 40: 269-273

36. Wang A C, Lo T S (1998) Tension-free vaginal tape. A minimally invasive solution to stress urinary incontinence in women. J Reprod Med: 43 429-434

## 7.3. Konservative Therapie der Dranginkontinenz (Detrusorhyperaktivitätsinkontinenz mit Drang)

### 7.3.1. Miktionsprotokoll (-tagebuch)

Mit dem Miktionsprotokoll (-tagebuch) werden die Zeit der Blasenentleerung, die entleerte Harnmenge, die Inkontinenzfrequenz und -intensität erfasst. Desweiteren kann der Anlass ausgewertet werden, der zum Einnässen geführt hat; ggfs. wird auch die Zeit und Menge der Flüssigkeitszufuhr registriert, ebenso wie die Angabe, ob zum Zeitpunkt der Blasenentleerung der Patient noch "trocken war" oder bereits eingenässt hat. Zur besseren Übersicht und Kontrolle werden die Befunde z.B. in einem Miktionstagebuch eingetragen (☞ Kap. 5.2.).

Die gewonnenen Parameter werden auch für den Reedukationsprozess verwendet. Das Führen eines Miktionsprotokolls kann bereits daher als Therapie angesehen werden, da dem Betroffenen seine zwanghaften Miktionsgewohnheiten bewusst gemacht werden (12).

### 7.3.2. Miktions-Training

Mit dem Miktions-Training sollen zu kurze oder (seltener) zu lange Miktionsintervalle aktiv so beeinflusst werden, dass idealerweise ein altersentsprechend normales Miktionsvolumen, eine Senkung des Restharns sowie Kontinenz erreicht werden.

Die *aktive Verlängerung* zu kurzer Miktionsintervalle erfolgt dadurch, dass der imperative Harndrang unterdrückt wird mit dem Ziel der stufenweisen Intervallverlängerung. Beim Auftreten des imperativen Harndranges wird der (die) Betroffene angewiesen, durch Kneifen des Beckenbodens (=Beckenboden-Kontraktionen) diesen Harndrang zu unterdrücken. Über afferente Impulse des N. pudendus während des (zum Teil auch mehrfachen) Kneifens wird über die Reflexbahnen eine Hemmung des N. pelvicus und konsekutiv eine Hemmung der Detrusorkontraktionen induziert (12).

Die *Verkürzung* zu langer Miktionsintervalle ist demgegenüber dann indiziert, wenn z.B. laut Miktionsprotokoll der (die) Betroffene Miktionsintervalle von 7 Stunden und mehr registriert hat bzw. das Miktionsvolumen jeweils 600 ml übersteigt. Das Miktions-Training besteht dann darin, regelmäßig die Blase zu vorgegebenen Zeiten (beispielsweise alle 3 Stunden) zu entleeren. Mit diesem Vorgehen können Restharn und/oder konsekutiv auftretende rezidivierende Harnwegsinfekte erfolgreich reduziert und dadurch (mit)behandelt werden.

### 7.3.3. Toiletten-Training

Im Gegensatz zum Miktions-Training wird das Toiletten-Training dann empfohlen, wenn eine aktive Mitarbeit des Betroffenen nicht (mehr) in ausreichendem Maß möglich ist. Die Miktionszeit wird dabei individuell angepasst und zwar in Abhängigkeit von den Einnässzeiten bzw. vom Blasenfüllungsvolumen. Ergibt das Miktionsprotokoll den Befund, dass z.B. ein älterer Patient alle 2 Stunden plötzlich starken Harndrang verspürt, jedoch auf dem Weg zur Toilette den Urin nicht mehr halten kann und deshalb einnässt, so besteht die Möglichkeit des Toiletten-Trainings. Der Patient wird dann etwa alle 1 1/2 Stunden aufgefordert, die Toilette aufzusuchen und die Blase zu entleeren, um damit dem imperativen Harndrang und der konsekutiven Dranginkontinenz zuvorzukommen. Verständlicherweise müssen den Betroffenen adäquate Umgebungsbedingungen als Voraussetzung für ein erfolgreiches Training ermöglicht werden. Um den Erfolg noch zu steigern, können *Anticholinergika* (☞ Kap. 7.3.5.1.) das Miktions- und Toiletten-Training wirkungsvoll unterstützen (12).

### 7.3.4. Beckenboden-Training, Biofeedback

Das Beckenboden-Training für die Dranginkontinenz beinhaltet Entspannungsübungen des Beckenbodens, am besten mit Einsatz von technischen Hilfsmitteln (z.B. EMG-Kontrolle) (☞ Kap. 7.1.3. und 7.1.5.). So kann durch Reduktion der Hyperaktivität des Beckenbodens und Tonusminderung der quergestreiften Muskulatur über den spinalen Reflexbogen eine Normalisierung der Drangsymptomatik angestrebt bzw. erreicht werden. Die genannte Fehlsteuerung der quergestreiften Sphinkter- und Beckenbodenmuskulatur lässt sich besonders bei Kindern erfolgreich behandeln, bei Frauen dagegen reduziert sich die Erfolgsrate zur Behandlung der Drangsymptomatik auf etwa 50 % und ist von häufigen Rückfällen beeinträchtigt (11, 12).

### 7.3.5. Medikamentöse Behandlung der Dranginkontinenz

#### 7.3.5.1. Anticholinergika

Anticholinergika sind Muskarinrezeptor-Antagonisten; sie stehen im Vordergrund der Therapie der Harndrangsymptomatik, beruhen auf der Dämpfung der Blasenmuskulatur-(Hyper)-Aktivität und führen sekundär zu einer Erhöhung der Blasenkapazität (1, 2, 26).

Physiologisch werden die Kontraktionen des Detrusor vesicae durch Muskarinrezeptoren vermittelt. Letztere lassen sich in fünf Untergruppen (M 1-5) unterteilen, von denen die Subtypen M2 und M3 eine besondere Rolle in der Blase zu spielen scheinen. Wegen der komplexen Steuerungsmechanismen der Blasenfunktion ist allerdings die Aufgabe der einzelnen Rezeptor-Subtypen am unteren Harntrakt noch nicht vollkommen geklärt (☞ Kap. 3.3.4.).

Therapeutisch genutzt werden die "echten" Anticholinergika, wie z.B. das Emeproniumbromid (Uro-Ripirin®), Trospiumchlorid (Spasmex®) oder Tolterodin (Detrusitol®) (19, 25) auf der einen Seite und andererseits Medikamente mit gemischter Wirkung wie Flavoxat (Spasuret®), Propiverin (Mictonetten®) oder Oxybutynin (Dridase®) (12, 17). Bei diesen letztgenannten Substanzen werden außer den muskarinrezeptorblockierenden Effekten weitere Wirkungen auf die Blasenmuskulatur wie die Blockade der spannungsgesteuerten Kalziumkanäle oder auch lokalanästhetische Effekte angenommen (1, 9, 12, 26, 27).

Aktuell werden speziell Substanzen mit höherer Selektivität (Tolterodin [Detrusitol®]) bzw. Retard-Präparate (Oxybutynin XL®, Tolterodin retard®) bevorzugt. Neue Muskarinrezeptor-Anta-

## 7.3. Konservative Therapie der Dranginkontinenz (Detrusorhyperaktivitätsinkontinenz mit Drang)

gonisten wie Darifenacin, Solifenacin oder Fesoterodine finden sich in Erprobung (1, 15).

Da die Patienten unterschiedlich auf die Medikamente ansprechen, kann zur Therapieoptimierung ein Präparatewechsel und/oder eine -kombination manchmal sinnvoll sein. Auch die transdermale Applikation oder die intravesikale Instillation ist wegen ihrer günstigeren Nebenwirkungsraten für einige Patienten vorteilhaft (4, 8, 20, 23). Allerdings soll bei der intravesikalen Medikamenten-Gabe nur ein kurzzeitiger Effekt vorhanden sein.

Die Nebenwirkungsrate bei oraler Medikation beträgt bis zu 25 %. Zu den Nebenwirkungen gehören Akkomodationsstörungen, Mydriasis, Mundtrockenheit, Obstipation und Tachykardien, wobei hauptsächlich gastrointestinale negative Effekte meist im Vordergrund stehen. Über Sehstörungen wird vergleichsweise selten berichtet (☞ Abb. 7.11).

| Medikamente | Pharmakologische u./o. physiologische Evidenz | Klinische Evidenz | Einschätzung |
|---|---|---|---|
| **Muskarinrezeptor-Antagonisten (Anticholinergika)** | | | |
| Emeproniumbromid | W | A/B | E |
| Trospiumchlorid | W | A | E |
| Tolterodin | W | A | E |
| **Medikamente mit gemischter Wirkung** | | | |
| Oxybutynin | W | A | E |
| Propiverin | W | A | E |

*Tab. 7.2:* Medikamente zur Behandlung des Syndroms der überaktiven Blase/Dranginkontinenz (modifiziert nach [12]). W = wirksam; N = Wirksamkeit nicht bewiesen; A = randomisierte klinische Studien; B = klinische Studien; E = empfohlen.

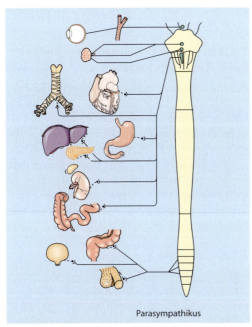

*Abb. 7.11:* Möglichkeiten der Beeinflussung (Nebenwirkungen) durch Anticholinergika.

In Tab. 7.2 sind wesentliche in Deutschland zugelassene Medikamente zur Therapie der überaktiven Blase bzw. Dranginkontinenz im Überblick zusammengestellt, deren Wirkung in klinisch randomisierten Studien belegt ist und/oder sich durch langjährigen klinischen Einsatz erfolgreich bewährt hat (9, 12, 14, 17, 23).

### 7.3.5.2. Antidepressiva

Imipramin (Tofranil®) besitzt zentralnervöse, direkt muskelrelaxierende, anticholinerge und möglicherweise auch α-adrenerge Effekte. Seit langem ist bekannt, dass Imipramin eine gute Wirkung bei kindlicher Enuresis hat. Darüberhinaus wird es auch zur Behandlung der hyperaktiven Blase eingesetzt.

Über die klinischen Ergebnisse wird allerdings kontrovers berichtet (5, 12). Aktuell ist für Imipramin in der Behandlung der Detrusorhyperaktivität keine abschließende Beurteilung möglich; Risiko und Nutzen müssen individuell abgewogen werden.

Bei der Anwendung von Imipramin ist besonders im Sinne von negativen Effekten zu beachten, dass schwere toxische Effekte im kardiovaskulären System (orthostatische Hypotension, ventrikuläre Arrhythmie) (auch bei Kindern) auftreten können (12).

### 7.3.5.3. Antispasmodika (Myotonolytika)

Dies sind allgemein die Spastik reduzierende Pharmaka. Hierzu gehören z.B. Baclofen (Lioresal®) oder Tizanidin (Sirdalud®). Diese Medikamente werden häufig wegen neurologischer Krankheitserscheinungen (beispielsweise zur Spastikreduktion bei MS-Patienten) eingesetzt. Grundsätzlich sollten diese Pharmaka zwar den Sphincter urethrae günstig beeinflussen. In praxi sind diese Effekte allerdings zur Behandlung von Detrusor-Sphinkter-Dyssynergien (Dyskoordinationen) meist nicht ausreichend, um eine alleinige Anwendung bei urologischen Störungen (Miktionssymptomen) zu befürworten (26).

### 7.3.5.4. α-Rezeptorenblocker

Bei den α-Rezeptorenblockern wurde früher Phenoxybenzamin (Dibenzyran®) verwendet, welches allerdings keine Selektivität für die (menschliche) Urethralmuskulatur hat. Heute gibt es selektivere α-Rezeptorenblocker (z.B. Tamsulosin [Alna®]). Sie werden elektiv auch zur Behandlung beir Detrusor-Sphinkter-Dyssynergie (DSD) eingesetzt, auch wenn sie keine Zulassung hierfür haben (14). Zumindest können die Symptome durch die etwaige gleichzeitig beim Mann bestehende benigne Prostatahyperplasie verbessert werden. Kardiovaskuläre Nebenwirkungen wie Hypotonie, Tachykardie und Arrhythmie sind bekannt. Außerdem sind Schlafstörungen, Kopfschmerzen und Tremor als störende Effekte beobachtet worden (1).

### 7.3.5.5. Vasopressin-Analoga

Desmopressin (DDAVP®, Minirin®, Nocutil®) besitzt einen ausgeprägten antidiuretischen Effekt und wird zur Therapie der primären Enuresis nocturna eingesetzt. Begründet wird die Anwendung damit, dass bei diesen Patienten der normale Anstieg des Plasma-Vasopressins in der Nacht fehlt, was zu einer hohen nächtlichen Urinproduktion führen soll (18).

Desmopressin wurde "off label" auch zur Behandlung der Nykturie bei Erwachsenen verordnet; die Effekte waren jedoch weniger deutlich als bei Kindern (12). Mit Desmopressin konnte außerdem bei Patienten mit Multipler Sklerose die Nykturie und die Miktionsfrequenz signifikant gegenüber Plazebo reduziert werden (10, 24). Eine definitive Einordnung der Wirkung von Desmopressin bei Detrusorhyperaktivität ist bisher nicht möglich. Im Sinne von negativen Effekten muss auf die Möglichkeit der Wasserintoxikation und der Hyponatriämie vor allem im Falle einer (latenten) Herzinsuffizienz geachtet werden (21, 22).

### 7.3.5.6. Capsaicin, Resiniferatoxin

Die intravesikale Instillation von Capsaicin oder Resiniferatoxin blockiert die (unmyelinisierten) C-Fasern (7). Damit konnte z.B. die Miktionsfrequenz reduziert, die Blasenkapazität gesteigert werden; allerdings klagten eine nicht unerhebliche Anzahl der Patienten nach Capsaicin-Behandlung über Nebenwirkungen wie Hämaturien, vermehrten Harndrang, suprapubischen Schmerz oder auch eine Flush-Symptomatik (6). Resiniferatoxin soll nach neueren Erkenntnissen (13, 16) weniger inflammatorische Nebenwirkungen haben.

### 7.3.5.7. Kalziumantagonisten, Prostaglandinsynthesehemmer

Beide Pharmaka-Substanzgruppen können die Detrusorkontraktionen reduzieren. Allerdings finden sie (bisher) auch unter besonderer Beachtung des Nebenwirkungsprofils keine breite Anwendung für die Behandlung der Drangsymptomatik (26).

### 7.3.5.8. Langzeittherapie/Prophylaxe bei Harnwegsinfekten

Das Harnansäuern (z.B. mit Fruchtsäften bzw. mit L-Methionin [Acimethin®]) oder die abendliche Einnahme eines Harndesinfizienz (z.B. eines Nitrofurantoin-Präparates) wird insbesondere bei Patienten empfohlen, die rezidivierende Harnwegsinfekte häufig auf dem Boden hoher Restharnmengen (z.B. bei DSD) aufweisen. Dies betrifft insbesondere Patienten mit neurologischen Grunderkrankungen wie Multiple Sklerose oder Parkinson Syndrom.

### 7.3.6. Literatur

1. Andersson K E (1993) The pharmacology of lower urinary tract smooth muscles and penile erectile tissues. Pharmacol Rev 45: 253-308

2. Andersson K E (2000) Treatment of overactive bladder: other drug mechanisms. Urology 55 (Suppl 5A): 51-57

3. Anderson R U, Mobley D, Blank B et al. für die OROS (Oxybutynin Study Group) (1999) Once daily controlled versus immediate release oxybutynin chloride for urge urinary incontinence. J Urol 161: 1809-1812

4. Appell RA (2003) Efficacy and safety of transdermal oxybutynin in patients with urge and mixed urinary incontinence. Curr Urol Rep. 4:343

5. Castleden, CM, Duffin HM, Gulati RS (1986) Double blind study of imipramine and placebo for incontinence due to bladder instability. Age aging 15: 299-303

6. Chancellor M B, De Groat W C (1999) Intravesical capsaicin and resiniferatoxin therapy: spicing up the ways to treat the overactive bladder. J Urol 162: 3-11

7. de Seze M, Wiart L, Joseph PA, Dosque JP, Mazaux JM, Barat M (1998) Capsaicin and neurogenic detrusor hyperreflexia: a double-blind placebo-controlled study in 20 patients with spinal cord lesions. Neurourol Urodyn 17: 513-523

8. Dmochowski RR, Sand PK, Zinner NR, Gittelman MC, Davila GW, Sanders SW (2003) Transdermal Oxybutynin Study Group comparative efficacy and safety of transdermal oxybutynin and oral tolterodine versus placebo in previously treated patients with urge and mixed urinary incontinence. Urology 62: 237-242

9. Dorschner W, Stolzenburg J U, Griebenow R, Halaska M (2000) Efficacy and cardiac safety of propiverine in elderly patients - a double-blind, placebo-controlled clinical study. Eur Urol 37: 702-708

10. Eckford SD, Swami KS, Jackson SR, Abrams PH (1994) Desmopressin in the treatment of nocturia and enuresis in patients with multiple sclerosis. Br J Urol 74: 733-735

11. Heidler H (1986) Die Beeinflußbarkeit der Dranginkontinenz durch Biofeedback-Mechanismen. Urologe A 25:267- 270

12. Höfner K, Jonas U (2001) Praxisratgeber Harninkontinenz. UNI-MED Verlag Bremen London Boston

13. Giannantoni A, Di Stasi M, Stephen R, Navarra P, Scivoletto G, Mearini E, Porena M (2002) Intravesical capsaicin versus resiniferatoxin in patients with detrusor hyperreflexia: a prospective randomized study. J Urol 167: 1710-1714

14. Hohenfellner M, Schultz-Lampel D, Thüroff J W (1993) Medikamentöse Therapie der Harninkontinenz. Kontinenz 2: 154-160

15. Ikeda K, Kobayashi S, Suzuki M, Miyata K, Takeuchi M, Yamada T, Honda K (2002) M(3) receptor antagonism by the novel antimuscarinic agent solifenacin in the urinary bladder and salivary gland. Naunyn Schmiedebergs Arch Pharmacol 366: 97-103

16. Lazzeri M, Beneforti P, Spinelli M, Zanollo A, Barbagli G, Turini D (2000) Intravesical resiniferatoxin for the treatment of hypersensitivity disorder: a randomised placebo controlled study. J Urol 164: 676-679

17. Madersbacher M, Halaska M, Voigt R, Alloussi S (1999) A placebo-controlled multicentre study comparing the tolerability and efficacy of propiverine and oxybutynin in patients with urgency and urge incontinence. BJU Int 84: 646-651

18. Matthiesen TB, Rittig S, Norgaard JP, Pedersen EB, Djurhuus JC (1996) Nocturnal polyuria and natriuresis in male patients with nocturia and lower urinary tract symptoms. J. Urol 156: 1292-1299

19. Nilvebrant L, Hallén B, Larsson G (1997) Tolterodine - a new bladder selective muscarinic receptor antagonist: preclinical pharmacological and clinical data. Life Sci 60: 1129-1136

20. Pannek J, Sommerfeld H J, Bötel U, Senge T (2000) Combined intravesical and oral oxybutynin chloride in adult patients with spinal cord injury. Urology 55: 358-362

21. Robson WL, Norgaard JP, Leung AK (1996) Hyponatraemia in patients with nocturnal enuresis treated with DDAVP. Eur J Pediatr 155: 959-962

22. Schwab M, Ruder H (1997) Hyponatraemia and cerebral convulsion due to DDAVP administration in patients with enuresis nocturna or urine concentration testing. Eur J Pediatr 156: 668-670

23. Sussman D, Garely A (2002) Treatment of overactive bladder with once-daily extended-release tolterodine or oxybutynin: the antimuscarinic clinical effectiveness trial (ACET). Curr Med Res Opin 18:177-184

24. Tubridy N, Addison R, Schon F (1999) Long term use of desmopressin for urinary symptoms in multiple sclerosis. Mult Scler 5:416-417

25. Van Kerrebroeck P, Amarenco G, Thüroff J W, Madersbacher H G (1998) Dose-ranging study of tolterodine in patients with detrusor hyperreflexia. Neurourol Urodynam 17: 499-512

26. Wein AJ (1995) Pharmacology of incontinence. Urol Clin N Am 22: 557-577

27. Yarker Y, Goa K L, Fitton A (1995) Oxybutynin: a review of its pharmacodynamic and pharmacokinetic properties, and its therapeutic use in detrusor instability. Drugs Aging 6: 243-262

## 7.4. Interventionelle Maßnahmen bei Drang-Inkontinenz (Detrusorhyperaktivitätsinkontinenz mit Drang)

### 7.4.1. Intermittierender (Selbst)-Katheterismus

Bei Patienten mit Detrusorhyperaktivität, die erhebliche Restharnbildung und gleichzeitig vermehrte Harndrangsymptomatik aufweisen, ist der intermittierende (Selbst)-Katheterismus eine effektive und wenig invasive Möglichkeit zur sicheren Blasenentleerung. So werden mehrere Ziele auf einmal erreicht: Restharnbeseitigung, Infektprophylaxe, Minimierung möglicher negativer Folgen am oberen Harntrakt, insbesondere aber auch Verlängerung der kurzen Miktionsintervalle, Beseitigung der Harninkontinenz, damit Verbesserung der Lebensqualität. So einfach diese Therapieoption auch klingt, sie setzt sich allgemein nicht so durch. Gerade bei älteren Patienten und Hilfsbedürftigen, die sich nicht selbst katheterisieren können, stößt diese Behandlung oft auf Widerstand; zumindest in Einzelfällen kann das Problem dahingehend gelöst werden, dass der Katheterismus durch eine Vertrauensperson erfolgen kann (8, 20).

### 7.4.2. Botulinumtoxin

Durch Injektionen von Botulinumtoxin (Botox®, Dysport®) in den Harnröhren-Schließmuskelbereich wird lokal eine etwa 3 bis 4 monatige Parese erreicht. Die bisherigen Ergebnisse sprechen für eine sinnvolle Anwendung z.B. bei DSD-Patienten, aber auch bei Patienten mit einer Dranginkontinenz ohne (nachweisbares) pathophysiologisches Korrelat (8, 10).

Desweiteren gibt es neuere Erfahrungen über Botulinumtoxin-Injektionen direkt in den Detrusor vesicae; auch hier liegen erste günstige Ergebnisse bei Detrusorhyperaktivität vor (10, 14, 16). Zur letztendlichen Beurteilung sind allerdings Erfahrungen mit größeren Patientenkollektiven notwendig.

### 7.4.3. Electro-Motive Drug Application (EMDA)

Bei der elektromotiven Medikamenten-Applikation wird durch das Zusammenwirken von Iontophorese und Elektrophorese (realisiert durch ein elektrisches Feld) eine bessere und gleichmäßigere intravesikale Abgabe (Diffusion) von Medikamenten in tieferliegende Gewebsschichten ermöglicht; und dies erfolgt ohne die wesentlichen (oralen) Pharmaka-Nebenwirkungen (5, 12). Technisch wird über einen speziellen transurethralen Blasenkatheter mit Spiralelektrode ein Medikament (z.B. Oxybutynin) bzw. ein Gemisch (z.B. aus Lidocain, Dexamethason und Adrenalin) instilliert und über einen vorgegebenen Zeitraum Strom appliziert. Bisher liegen gute Kurz-Zeit-Ergebnisse vor, weitere Erfahrungen bleiben abzuwarten.

### 7.4.4. Elektrostimulation

#### 7.4.4.1. Externe temporäre Elektrostimulation

Das Verfahren der externen temporären (intermittierenden) meist intravaginalen oder analen Elektrostimulation (☞ Abb. 7.12) wurde ursprünglich für die Behandlung der Belastungsinkontinenz entwickelt (☞ Kap. 7.1.4.). Es zeigte sich jedoch, dass gerade Patienten mit Dranginkontinenz bei Detrusorinstabilität von dieser Methode sogar eher profitierten als die mit Belastungsinkontinenz.

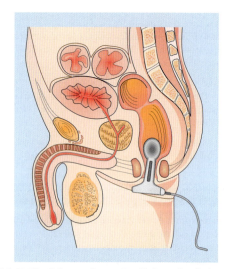

**Abb. 7.12:** Schema der analen Elektrostimulation.

Pathophysiologisch können durch Stimulation der afferenten Bahnen des N. pudendus bzw. der Sakralnerven (efferente) Hemm-Impulse auf den Detrusor vesicae verstärkt werden. Die Stimulation der Sakralnerven kann auch via Stimulation des N. tibialis (am Innenknöchel des Unterschenkels) erfolgen.

Insgesamt konnte nach Literaturangaben gezeigt werden, dass die Hyperaktivität des Detrusors zumindest reduziert oder sogar beseitigt werden kann (7, 8). Die Ergebnisse werden allerdings kontrovers diskutiert. Als ein Grund dafür wird die unterschiedliche Patientenselektion angesehen. Weitere Erkenntnisse sind besonders nach Vorlage von randomisierten Multizenterstudien zu erwarten.

## 7.4.4.2. Chronische (sakrale) Neuromodulation

Hier handelt es sich um Stimulationsverfahren mit permanent implantierten Systemen (☞ Abb. 7.13).

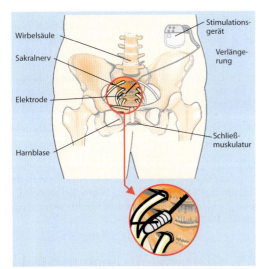

**Abb. 7.13:** Implantiertes Sakralnerven-Stimulationssystem (nach 2).

Seit den 80iger Jahren wurde speziell von Tanagho und Schmidt (12, 17) dieses Verfahren entwickelt, das bei unterschiedlichen speziell ausgesuchten neurogenen und nicht-neurogenen Blasenentleerungsstörungen Anwendung findet. Für die Langzeit-Stimulation werden in die Sakralforamina (S3) Elektroden (die den Spinalnerven anliegen) permanent implantiert. Vor der Implantation wird in Lokalanästhesie eine perkutane Teststimulation, das heißt ein PNE-Test (peripheral nerv evaluation test) (3) durchgeführt, um die Integrität der Spinalnerven und die muskuläre Reflexantwort bzw. den Erfolg der Maßnahme zu überprüfen (2, 6, 16). Insgesamt handelt es sich um ein Verfahren für sehr ausgewählte Fälle (3, 14).

## 7.4.4.3. Muskeltraining im Magnetfeld

Das Extracorporal Magnetic Innervation (ExMI)-Verfahren basiert auf dem Faradayschen Prinzip der magnetischen Induktion mit einem pulsierenden Magnetfeld. Es wirkt als externe Kontraktionshilfe. Der Patient sitzt (vollständig bekleidet) auf dem Therapiestuhl; der im Stuhl lokalisierte Therapiekopf fokussiert die Magnetimpulse, die etwa acht Zentimeter tief in den Beckenboden eindringen und die Beckenbodenmuskeln anregen (kontrahieren und entspannen), indem sie alle Zweige der pudendalen und splanchnischen Nerven aktivieren. In den USA werden seit 1998 und in Deutschland seit 2001 Patienten mit Funktionsstörungen des unteren Harntraktes, insbesondere mit hyperaktiver Blase und Dranginkontinenz, aber auch mit Belastungsinkontinenz oder gemischter Inkontinenz behandelt (19). Wesentliche Vorteile des Verfahrens sind die einfache, schmerzfreie Anwendung und die fehlenden Nebenwirkungen; (Langzeit-) Effekte bzw. weitergehende Beurteilungen bleiben abzuwarten.

## 7.4.5. Denervierung

### 7.4.5.1. Selektive Sakralnervenblockade

Die selektive passagere Sakralnervenblockade erfolgt reversibel mit der Injektion eines Lokalanästhetikums. Wegen der geringen Patientenbelastung sind wiederholte Applikationen möglich. Bei der irreversiblen (permanenten) selektiven Sakralnervenblockade wird Phenol injiziert. Hier sind Komplikationen wie die komplette Detrusorareflexie bekannt, sodass die Indikation sehr streng zu stellen ist. Der Erfolg beider Verfahren wird sehr unterschiedlich beurteilt; insbesondere Kritiker geben zu bedenken, dass die periurethrale transvaginale Lokalanästhetika-Applikation einen ähnlichen Behandlungserfolg aufweisen soll (8, 9).

### 7.4.5.2. Hydraulische Blasendehnung

Bei der hydraulischen Blasendehnung wird mit Hilfe eines Kondoms ein hoher endovesikal (auf den Detrusor) wirkender hydrostatischer Druck erzielt, der bis zum systolischen Blutdruck reicht. Die resultierende Ischämie bzw. die direkte Druckwirkung auf die Wand soll die intramuralen Nerven der Blase schädigen. Auf Grund fehlender (Langzeit)- Erfolge (19 % nach 3 Monaten bzw. 17 % nach 1 Jahr) (4) und wegen der möglichen Komplikationen (Perforationen, schlaffe Blase) ist diese Behandlungsoption allgemein nicht (mehr) zu empfehlen.

### 7.4.5.3. Blasentranssektion

Die Transsektion der Blase beinhaltet eine partielle quere Durchtrennung des Detrusors vesicae oberhalb des Trigonums, um auf diesem Weg eine Denervierung der Blasenmuskulatur zu erreichen (11). Auch dieses (operative) Verfahren (☞ Kap. 7.5.) wird aktuell meist sehr kritisch bis negativ eingestuft (8).

### 7.4.6. Literatur

1. Bent AE, Sand PK, Ostergard DR, Brubaker LT (1993) Transvaginal electrical stimulation in the treatment of genuine stress incontinence and detrusor instability. Int Urogyecol J 4: 9-13

2. Bosch J LHR, Groen J (2000) Sacral nerve neuromodulation in the treatment of patients with refractory motor urge incontinence: long-term results of a prospective longitudinal study. J Urol 163: 1219-1222

3. Braun PM, Eckermann J, Bross S, Martinez-Portillo FJ, Jünemann KP, Seif C (2003) Klinische Ergebnisse der PNE Tests bei 70 Patienten mit verschiedenen Blasen-Dysfunktionen. Aktuel Urol 34:162-165

4. DeLaere KP, Debruyne FM, Michiels HG, Moonen WA (1980) Prolonged bladder distension in the management of the unstable bladder. J Urol 24:334-337

5. Di Stasi SM, Giannantoni A, Massoud R, Cortese C, Vespasiani G, Micali F (1997) Electromotive administration of oxybutynin into the human bladder wall. J Urol 158:228-233

6. Diokno AC, Leu PB, Konstandt DB (2003) A simplified method of implanting a neuromodulator device. J Urol 169:1466-1469

7. Fall M (1985) Electrical pelvic floor stimulation for the control of detrusor instability. Neurourol Urodynam 4: 329-335

8. Höfner K, Jonas U (2001) Praxisratgeber Harninkontinenz. UNI-MED Verlag Bremen London Boston

9. Hopp H, Combes HJ (1986) Stimulation oder Blockierung der Periurethralregion - eine Erweiterung der konservativen Therapiemaßnahmen bei Reizblase und Dranginkontinenz. Zentralbl Gynakol 108:851-856

10. Jost WH, Naumann M (2004) Botulinum toxin in neuro-urological disorders. Movement Disorders 19 (Suppl. 8): 142-145

11. Mundy AR (1983) Long-term results of bladder transsection for urge incontinence. J Urol 55: 642-644

12. Riedl CR, Knoll M, Plas E, Pfluger H (1998) Intravesical electromotive drug administration technique: preliminary results and side effects. J Urol 159:1851-1856

13. Schmidt RA, Tanagho EA (1990) Klinische Anwendung der Neurostimulation. Urologe A 29: 191-195

14. Schulte-Baukloh H, Michael T, Schobert J, Stolze T, Knispel H H (2002) Efficacy of botulinum-A-toxin in children with detrusor hyperreflexia due to myelomeningocele: prelimary results. Urology 59: 325-327

15. Schultz-Lampel D, Jiang C, Lindström S, Thüroff J (1998) Summation effect of bilateral sacral root stimulation. Eur Urol 33 (S1): 61-65

16. Schurch B, Stöhrer M, Kramer G (2000) Botulinum A - toxin for treating detrusor hyperreflexia in spinal cord injured patients: a new alternative to anticholinergic drugs? Preliminary results. J Urol 164: 692-697

17. Siegel S, Paszkiewicz E, Kirkpatrick C, Hinkel B, Oleson K (2001) Sacral nerve stimulation in patients with chronic intractable pelvic pain. J Urol 166:1742-1745

18. Tanagho EA, Schmidt RA (1988) Electrical stimulation in the clinical management of the neurogenic bladder. J Urol 140: 1331-1339

19. Weindorf M (2003) Muskeltraining im Magnetfeld Dt Ärzteblatt 19, 1077

20. Zwergel U, Wullich B, Jost WH, Zwergel Th (1998) Hilfe für Patienten mit Multipler Sklerose: Eine aktuelle Einordnung der Diagnostik- und Behandlungsmöglichkeiten von neurogenen Blasenentleerungsstörungen. DMW 123: 707-711

## 7.5. Operative Maßnahmen bei Dranginkontinenz (Detrusorhyperaktivitätsinkontinenz mit Drang)

### 7.5.1. Indikationsstellung

Die operative Therapie der Dranginkontinenz steht am Ende der Therapieskala. Eine umfassende Diagnostik ist conditio sine qua non. Die konservativen Behandlungsmaßnahmen müssen über einen ausreichend langen Zeitraum durchgeführt werden und deren Ineffektivität bewiesen sein. Innerhalb der operativen Verfahren ist individuell die Notwendigkeit unterschiedlicher Invasivität abzuwägen. Es sollte also ein abgestuftes Vorgehen erfolgen.

### 7.5.2. Sphinkterotomie

Bei Männern mit Detrusorhyperaktivität und Inkontinenz kann die Inzision des Sphincter urethrae externus mit nachfolgender kompletter (Stress)-Harninkontinenz u.U. empfohlen werden, allerdings erst dann, wenn andere Verfahren erfolglos waren. Die Harnableitung ist sicherzustellen und erfolgt mit Kondomurinal.

## 7.5.3. Selektive Rhizotomie der sakralen Hinterwurzeln

Im Gegensatz zur kompletten sakralen Deafferentation, die zusammen mit der sakralen Vorderwurzelstimulation (über ein implantiertes Sender-Empfänger-System) zur Anwendung kommt, erfolgt die selektive sakrale Rhizotomie ggfs. bei neurogenen Blasenentleerungsstörungen wie der low compliance Blase im Falle einer Myelomeningozele. Vor Durchtrennung müssen die Nerven intraoperativ zur Identifikation gezielt stimuliert werden bei gleichzeitiger Messung der Detrusor- und Sphinkterantwort. Die Blasenentleerung erfolgt dann (meist) mit Einmalkatheterismus. Befürworter berichten von Erfolgsraten bis zu 70 % (1,2), die Therapie ist aber nur extrem ausgewählten Patienten anzubieten.

## 7.5.4. Blasenhalsverschluss und Zystostomie

Bei Frauen kann - falls andere Verfahren erfolglos sind - der Blasenausgang operativ verschlossen werden. Dann muß die Urinentleerung über eine Dauerableitung durch Zystostomie erfolgen (7, 10).

## 7.5.5. Autoaugmentation der Blase

Bei der Autoaugmentation wird die Windkesselfunktion durch Schaffung eines künstlichen Blasendivertikels genutzt. Der Windkessel dient dabei zur Kompensation hoher intravesikaler Drucke. Operativ-technisch wird zur Schaffung des Divertikels die Blasenmukosa durch Abpräparieren des Detrusors weitgehend freigelegt. Postoperativ müssen etwa die Hälfte der Patienten die Blase intermittierend mittels Einmalkatheterismus entleeren (9). Der Erfolg des Verfahrens bei neurogenen Blasenentleerungsstörungen wird von Befürwortern als hoch eingestuft (86 % über einen Zeitraum von maximal 4,5 Jahren) (9), wenngleich die Technik allgemein sehr kritisch beurteilt wird. Als eine wesentliche intraoperative Komplikation ist die Mukosaperforation zu nennen.

## 7.5.6. Augmentation der Blase mit Darmsegmenten

Bei der Blasenaugmentation im Sinne der operativen Blasenerweiterungsplastik werden detubularisierte Dünndarm- oder Dickdarm-Segmente verwendet. Unter Detubularisierung ist die antimesenteriale Inzision der ausgeschalteten Darmschlingen zu verstehen, so dass nach Eröffnung des Darmrohres eine Darmplatte entsteht. Die Detubularisierung ist heute eine der Grundprinzipien nicht nur der Augmentation, sondern auch weiterer Harnableitungen (3). Durch das Aufnähen von detubularisierten Darmanteilen auf die "Restblase" (☞ Abb. 7.14) wird neben einer einfachen Erweiterung der Blasenkapazität und außer der Denervierung auch das Windkesselprinzip ausgenutzt (wie bei der Autoaugmentation) (4).

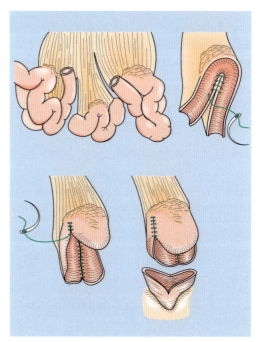

**Abb. 7.14:** Blasenaugmentation mit Darmsegmenten. Präparation der Blase bzw. Abtrennen des Detrusors bis zum Trigonum vesicae, Augmentation der Blase mit einem detubularisierten Teil des terminalen Ileums, dadurch neben dem Augmentations-Effekt partielle Denervierung und Nutzung des Windkesseleffekts (aus 2).

Die Erfolgsraten bei Dranginkontinenz liegen nach Literaturangaben bei 52-80 % (2, 5, 6), wobei bis zu 20 % der Patienten wegen erhöhter Restharnbildung den intermittierenden Einmal-Katheterismus durchführen müssen.

## 7.5.7. Supravesikale Harnableitung

Die supravesikale Harnableitung kann inkontinent oder kontinent sein. Der Detrusor vesicae ist auf jeden Fall vollständig ausgeschaltet; damit kann die "Ruhigstellung" der Blase, die keinen Urinkontakt mehr hat, erreicht werden (2, 3). In wieweit die gleichzeitige Zystektomie erfolgt, hängt von verschiedenen individuellen, aber auch Operateur-spezifischen Aspekten ab.

### 7.5.7.1. Ileum-Konduit (nasses Stoma)

Hier wird der Urin über ein kurzes Darmstück (Konduit) und ein Stoma (im Unterbauch) nach außen in einen (Klebe-) Beutel abgeleitet.

### 7.5.7.2. MAINZ-Pouch

Alternativ kann ein kontinentes (Nabel-) Stoma angelegt werden, wobei der Patient das aus Darm gebildete Reservoir regelmäßig katheterisieren muss (3).

## 7.6. Hilfsmittel bei Harninkontinenz

### 7.6.1. Kondomurinal

Als weitere nicht-invasive Therapieoption können männliche Patienten u.U. mit gut hautverträglichen Kondomurinalen versorgt werden. Bei Frauen haben sich wegen Druckgeschwüren Urinale oder Harnöhrenstöpsel als wenig geeignet erwiesen (2, 11).

### 7.6.2. Vorlagen und Windeln

Manchen Betroffenen ist als ultima ratio in Abhängigkeit von der Grunderkrankung eine Windelversorgung zu empfehlen. Hier gibt es eine Reihe von Vorlagen bis Windeln, die nicht nur sehr saugfähig und hautverträglich sind, sondern auch ohne "Knistergeräusche" und eng am Körper anliegend (damit wenig auftragend) angeboten werden (7, 10).

### 7.6.3. Transurethraler Dauerkatheter versus suprapubische Zystostomie

Der transurethrale Katheter ist zur Urindauerableitung und zur Verhinderung der Inkontinenz nicht gut geeignet. Falls nicht anders möglich, ist eine suprapubische Zystostomie aus pflegerischer Sicht und zur besseren Patientenverträglichkeit meist eher zu bevorzugen (2, 11). Die Einlage der Zystostomie ist aber nur möglich, sofern keine Kontraindikation (z.B. Schrumpfblase) vorliegt.

### 7.6.4. Literatur

1. Franco I, Storrs B, Firlit CF, Zebold K, Richards I, Kaplan WE (1992) Selective sacral rhizotomy in children with high pressure neurogenic bladders: preliminary results. J Urol 148:648-650

2. Höfner K, Jonas U (2001) Praxisratgeber Harninkontinenz. UNI-MED Verlag Bremen London Boston

3. Hohenfellner R (1994) Ausgewählte urologische OP-Techniken. Thieme Verlag Stuttgart New York

4. Leng W W, Blalock H J, Fredriksson W H, English S F, McGuire E J (1999) Enterocystoplasty or detrusor myectomy? Comparison of indications and outcomes for bladder augmentation. J Urol 161: 758- 761

5. Mark SD, McRae CU, Arnold EP, Gowland SP (1994) Clam cystoplasty for the overactive bladder: a review of 23 cases Aust N Z J Surg. 64:88-90

6. McRae P, Murray KH, Nurse DE, Stephenson TP, Mundy AR (1987) Clam enterocystoplasty in the neuropathic bladder. Br J Urol 60:523-525

7. Petri E (1996) Gynäkologische Urologie. Thieme Verlag Stuttgart New York

8. Snow B J, Cartwright P C (1996) Bladder autoaugmentation. Urol Clin North Am 23: 323-231

9. Stöhrer M, Goepel M, Kramer G, Lochner-Ernst D, Rubben H. (1999) Detrusormyektomie (Autoaugmentation) in der Behandlung der hyperreflexiven low compliance Blase. Urologe A. 38:30-37

10. Zwergel U (2000) Urologie der Frau. In: König B, Reinhardt D, Schuster H-P. Kompendium der praktischen Medizin, Springer Verlag Berlin Heidelberg New York 1415-1423

# Duloxetin

# 8. Duloxetin

## 8.1. Einleitung

Belastungsinkontinenz wird von der ICS (International Continence Society) als die Beschwerde über unwillkürlichen Harnabgang infolge von körperlichen Anstrengungen, Niesen oder Husten bezeichnet (1). Ein unwillkürlicher Harnabgang erfolgt, wenn bei plötzlichem Ansteigen des abdominellen Druckes der Blasendruck den maximalen urethralen Druck übersteigt (☞ Abb. 8.1). Dabei ist die Belastungsinkontinenz bei Frauen die häufigste Form der Harninkontinenz. Insgesamt 78 % der inkontinenten Frauen zeigen die Symptome der Belastungsinkontinenz, zählt man die reine Belastungsinkontinenz mit 49 % und die Mischinkontinenz mit 29 % zusammen (2, 6, 7).

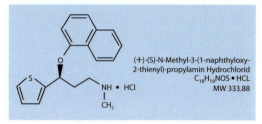

**Abb. 8.2:** Die Strukturformel von Duloxetin-Hydrochlorid.

Die Wirkung der Substanz bei belastungsinkontinenten Patientinnen wird mit der Wiederaufnahmehemmung von Serotonin (5-HT) und Noradrenalin (NA) am präsynaptischen Neuron im Nucleus Onuf (Kerngebiet der Motoneurone des N. pudendus) des sakralen Rückenmarks in Verbindung gebracht (8), wie in Abb. 8.3 und 8.4 dargestellt.

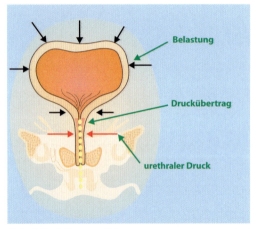

**Abb. 8.1:** Belastungsinkontinenz entsteht, wenn bei körperlicher Anstrengung der Blasendruck den urethralen Druck übersteigt (nach Staskin).

Ein neuer therapeutischer Ansatz zur Behandlung der Belastungsinkontinenz ist die Substanz Duloxetin (☞ Abb. 8.2 für Strukturformel).

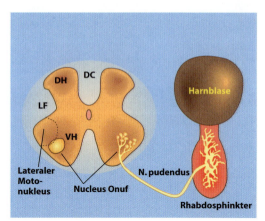

**Abb. 8.3:** Schematische Darstellung des Nucleus Onuf im sakralen Rückenmark und der Verbindung zum Rhabdosphinkter.
DC = dorsale Säule; DH = dorsales Horn; VH = ventrales Horn; LF = lateraler Funikulus.

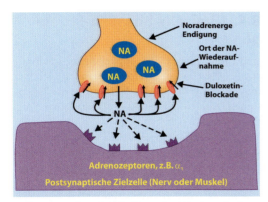

**Abb. 8.4:** Duloxetin blockiert die Wiederaufnahme von Serotonin (5-HT) und Noradrenalin und verstärkt Rezeptoraktivierung.

Präklinische Studien zeigen, dass Duloxetin eine ähnlich potente Wiederaufnahmehemmung von Serotonin und Noradrenalin bewirkt, aber nur schwach die Wiederaufnahme von Dopamin hemmt. Darüberhinaus hat es keine nennenswerte Bindungsaffinität für dopaminerge, adrenerge, cholinerge oder histaminerge Rezeptoren (17).

Klinische Studien haben gezeigt, dass Duloxetin sowohl in der Behandlung der Harninkontinenzepisoden als auch bei Depression gute Wirksamkeit zeigt und gut verträglich ist (3, 5, 9, 10, 16).

Die Pharmakokinetik und Sicherheit von Duloxetin wurde bisher beim Menschen in einigen Studien näher untersucht (12, 13).

## 8.2. Tierexperimentelle Ergebnisse

Grundlage des Einsatzes von Duloxetin waren tierexperimentelle Ergebnisse, die zeigten, dass Duloxetin zu einer starken Aktivitätszunahme der quergestreiften Muskulatur des Harnröhrensphinkters während der Speicherungsphase des Miktionszyklus führt (15). Es wird vermutet, dass diese erhöhte Aktivität der quergestreiften Sphinktermuskulatur wesentlich zur in randomisierten klinischen Studien nachgewiesenen Wirksamkeit von Duloxetin bei Frauen mit Belastungsinkontinenz beiträgt (3, 9, 10, 16).

In einer tierexperimentellen Studie bewirkte Duloxetin eine signifikante Erhöhung der Blasenkapazität und Sphinkter-EMG Aktivität (15). Katzen, bei denen initial eine Vorbehandlung der Blase mit Essigsäure erfolgte, zeigten eine dosisabhängige Steigerung der Blasenkapazität (5-fach) und der EMG-Aktivität (8-fach) der periurethralen quergestreiften Sphinktermuskulatur (☞ auch Abb. 8.5). Bei den Effekten auf die Blasenkapazität ist von einer zentralen, afferenten Modulation auszugehen, denn eine Blasenkontraktion, ausgelöst durch eine direkte Stimulation von efferenten Fasern, wurde nicht beeinflusst (15).

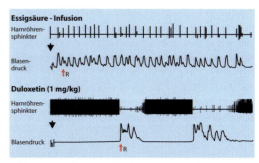

**Abb. 8.5:** Duloxetin erleichtert die Sphinkteraktivität, ohne den normalen Harnabgang der Katze zu beeinflussen (nach Thor et al.).

Die Duloxetin-Effekte auf die Blasenkapazität wurden von Methiothepin, einem nichtselektiven 5-HT-Rezeptor-Antagonisten, gehemmt, jedoch nicht durch andere Substanzen wie z.B. LY53857, einem spezifischen 5-HT$_2$-Antagonisten, Prazosin, einem $\alpha_1$-Adrenozeptorantagonisten, Idazoxan, einem $\alpha_2$-Adrenozeptorantagonisten, oder Propranolol, einem β-Adrenozeptorantagonisten.

Die Wirkung auf das periurethrale Sphinkter-EMG wurde signifikant antagonisiert durch Methiothepin, LY53857 und Prazosin, aber nicht durch Idazoxin oder Propranolol (15).

## 8.3. Klinische Phase II-Ergebnisse

Es wird angenommen, dass eine stärkere urethrale Kontraktion und ein anhaltender Sphinktertonus während der Speicherungsphase die klinische Wirksamkeit einer Duloxetinbehandlung bei Frauen mit Belastungsinkontinenz erklären (8).

In einer doppelblinden, randomisierten, Plazebokontrollierten Dosisfindungsstudie wurde Duloxetin bei Frauen mit Belastungsinkontinenz im Alter zwischen 18 und 65 Jahren über einen Zeitraum von zwölf Wochen verabreicht (10). 138 der Patientinnen erhielten 2x10 mg/d, 137 Patientinnen erhielten 2x20 mg/d, 140 Patientinnen erhielten 2x40 mg/d Duloxetin und 138 der Patientinnen erhielten Plazebo.

Die Studie zeigte eine signifikante und klinisch-relevante Senkung der Harninkontinenzepisoden unter Duloxetingabe. Die Duloxetinwirkung war dosisabhängig. Patientinnen mit 2x40 mg/d Duloxetin erreichten eine mediane Senkung der Harninkontinenzepisoden von 64 % im Vergleich zu Plazebo mit 41 % (p<0,001). Dabei verlängerte sich auch das Miktionsintervall (um 24 min für Duloxetin und 7 min für Plazebo, p<0,001). Die Lebensqualitätsdaten zeigten vergleichbar gute Ergebnisse, so dass die Dosierung von 2x40 mg/d für die Phase III-Studien verwendet wurde (☞ Tab. 8.1).

Als häufigstes unerwünschtes Ereignis (UE) wurde Übelkeit genannt (9-13 % vs. 2 % bei Plazebo) (10). Weiterhin wurden Verstopfung, trockener Mund, Schwindelgefühl, Schläfrigkeit, und Müdigkeit häufiger unter Duloxetin als unter Plazebo berichtet. Abbruchraten aufgrund von UE waren in Patienten, die mit Duloxetin behandelt wurden, höher als in Patienten mit Plazebo (9 %, 12 %, und 15 % für Duloxetin 2x10, 2x20, und 2x40 mg/d vs. 5 % Plazebo, p=0,04 gesamt) (10).

## 8.4. Klinische Phase III-Ergebnisse

Insgesamt wurden drei doppelblinde, randomisierte, Plazebo-kontrollierte Phase III-Studien durchgeführt. In allen Studien wurden die Patientinnen (Alter 18 Jahre und älter) über einen Zeitraum von 12 Wochen mit 2x 40 mg/d Duloxetin im Vergleich zu Plazebo behandelt (3, 9, 16). Eingeschlossen wurden Patientinnen, die überwiegend Symptome der Belastungsinkontinenz hatten und mehr als 7 Inkontinenzepisoden wöchentlich aufwiesen. Zusätzlich sollte die Blasenkapazität ≥400 ml betragen, sowie der Cough- und der Stress-Pad-Test positiv sein. Patientinnen mit vorwiegender Drangsymptomatik wurden von den Studien ausgeschlossen. Patientinnen, die regelmäßig Beckenbodengymnastik durchführten, und Patientinnen mit vorangegangener Inkontinenzchirurgie wurden nicht ausgeschlossen.

Die Wirksamkeit von Duloxetin, gemessen durch die prozentuale Reduktion der Inkontinenzepisodenfrequenz, wurde mit Hilfe von Mitkionstagebüchern (Anzahl der Miktionen, Zeitpunkt der Miktion, etc.) und anhand von Fragebögen (I-QOL und PGI-I), die die Lebensqualität betreffen, erfasst.

Der I-QOL-Fragebogen (*Incontinence Quality of Life questionnaire*) ist ein validierter, 22 Elemente

|  | Duloxetin 2x10 mg/d | Duloxetin 2x20 mg/d | Duloxetin 2x40 mg/d | Plazebo |
|---|---|---|---|---|
| Randomisierte Patienten (n=553) | 138 | 137 | 140 | 138 |
| IEF ‡ per 24<br>- Baseline<br>- Veränderung* | 1,6 ± 1,3<br>-54 [0,06]† | 1,7 ± 1,6<br>-59 [0,002]† | 1,9 ± 1,6<br>-64 [<0,001]† | 1,6 ± 1,1<br>-41 |
| Miktionsepisoden ‡ per 24h (Tagebuch)<br>- Baseline<br>- Veränderung | 9,2 ± 2,6<br>-1,0 [0,05]† | 10,0 ± 2,6<br>-1,2 [0,003]† | 9,8 ± 2,5<br>-1,4 [<0,001]† | 9,4 ± 2,5<br>-0,6 |
| Mittleres Miktionsintervall (Min) ‡ | +16 [0,004]† | +19 [<0,001]† | +24 [<0,001]† | +7 |
| I-QOL<br>- mittlere Veränderung | +5,3 [0,6]† | +7,8 [0,16]† | +9,3 [0,03]† | +5,8 |

*Tab. 8.1:* Wirksamkeits-Beurteilung für alle auswertbaren Patienten (nach Norton et al.).
†Signifikanter *[P-Wert]* vs. Plazebo (ANOVA mit Behandlung und Zentrum als Einfluss).
‡Änderungen mit der gepoolten Miktionstagebuchanalyse.
*Veränderungen ausgedrückt in % des Median.
IEF = Inkontinenzepisodenfrequenz; I-QOL = Index für Lebensqualität.

umfassender krankheitsspezifischer Fragebogen und besteht aus drei Untereinheiten: Vermeidungsverhalten, soziale Scham und psychosoziale Folgen. Der I-QOL enthält Fragen, die sowohl das Leid durch die Inkontinenz als auch die Folgen der Inkontinenz erfassen und mit 100 Punkten die bestmögliche und mit Null Punkten die schlechteste Lebensqualität der Patientin ausdrücken. Eine Verbesserung der Untereinheit Vermeidungsverhalten reflektiert eine erhöhte Unabhängigkeit hinsichtlich Aktivitätsplanung. Diese ist unabhängig von der Verfügbarkeit von Toiletten, der Möglichkeit körperliche Aktivitäten durchzuführen und Flüssigkeiten zu sich zu nehmen. Eine Verbesserung der Untereinheit soziale Scham reflektiert eine geringere Angst vor Geruchsbildung oder der Möglichkeit, dass sich die Inkontinenz im Verlauf der Zeit verschlimmern könnte. Die Verbesserung der Untereinheit psychosoziale Folgen reflektiert eine erhöhte Fähigkeit das Haus zu verlassen, Aktivitäten durchzuführen, die zuvor durch unwillkürlichen Harnabgang begrenzt wurden, eine verbesserte Fähigkeit das Leben zu genießen, sich weniger hilflos zu fühlen, und sexuell wieder aktiv zu sein.

Im Gegensatz dazu ermöglichte der PGI-I-Fragebogen (*Patient Global Impression of Improvement*) eine Selbsteinschätzung hinsichtlich der Verbesserung des Krankheitsbildes durch den Patienten (18).

Eine der in Nordamerika durchgeführten Phase III-Studien mit 683 Frauen zeigte in der Verumgruppe einen signifikanten Unterschied zu Plazebo hinsichtlich Reduktion der Inkontinenzepisodenfrequenz (IEF) und Verbesserung der Lebensqualität (3). Die mediane Reduktion der IEF betrug im Vergleich in der Verumgruppe 50 % und in der Plazebogruppe 27 % (p <0,001) (☞ auch Abb. 8.6). Fast 11 % der Patientinnen in der Duloxetin-Gruppe hatten keine Inkontinenzepisoden mehr (10,5 % in der Duloxetingruppe vs. 5,9 % in der Plazebogruppe, p<0,05). Die Verbesserung der Lebensqualität zeigte sich anhand der I-QOL-Skala durch eine Zunahme von 11 Punkten in der Verumgruppe vs. 6,8 Punkten in der Plazebogruppe (p<0,001). Der PGI-I-Fragebogen zur Selbsteinschätzung ergab, dass 62 % der Patientinnen unter Verum eine Verbesserung ihres Inkontinenzzustandes im Vergleich zu 39,6 % in der Plazebogruppe (p<0,001) sehen. Diese Verbesserung durch Duloxetin war mit einer signifikanten Verlängerung des Miktionsintervalls verbunden (um 20 vs. 2 Minuten, p<0,001). Ein erhöhtes Miktionsintervall weist darauf hin, dass die Verbesserung in der Duloxetingruppe nicht durch eine häufigere Blasenentleerung resultiert, eine Verhaltensweise, die in klinischen Studien durch die Anwendung von Miktionstagebüchern provoziert wird. Tab. 8.2 zeigt eine Zusammenfassung dieser Ergebnisse.

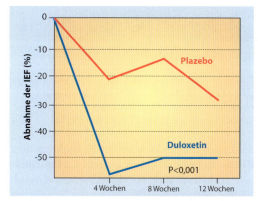

**Abb. 8.6:** Mediane prozentuale Veränderung der IEF für Duloxetin und Plazebo an jeder der 3 Visiten während einer randomisierten, doppelt-blinden 12-wöchigen Studie. Der Unterschied der Duloxetin- zur Plazebo-Antwort war an jeder Visite signifikant und der Effekt war schon nach der ersten Visite nach Randomisierung offensichtlich (nach Dmochowski et al. (3)).

Zusätzlich wurde in dieser Studie der Beck-Depression-Inventory-II (BDI-II)- Fragebogen von den Patientinnen bei Randomisierung und bei der letzten Visite ausgefüllt. Der mittlere BDI-II-Wert vor und nach Behandlung war zwischen der Duloxetin- und der Plazebogruppe nicht signifikant unterschieden. Dieses Ergebnis weist darauf hin, dass Duloxetin keine signifikanten Effekte auf den Gemütszustand in nicht depressiven Frauen hat (3).

Die häufigsten vorkommenden UE waren Übelkeit, Müdigkeit, Mundtrockenheit, Insomnie, Verstopfung, Schwindel und Somnolenz.

Abbruchraten aufgrund von UE waren in Patientinnen, die im Vergleich zu Plazebo mit Duloxetin behandelt wurden, signifikant höher (24,1 % vs. 4,1 %, p<0,001). Die meisten der vorzeitigen Studienabbrüche in Verbindung mit einem UE fan-

|  | Duloxetin | Plazebo | P |
|---|---|---|---|
| Alle Patienten (N=683) | | | |
| IEF pro Woche | | | |
| - Baseline # (SD) | 18,2 (14,3) | 19,0 (14,6) | |
| - Veränderung* | -50,0 | -27,5 | <0,001 |
| Mittleres Miktionsintervall in min | | | |
| - Baseline (SD) | 145 (43) | 148 (43) | |
| - Veränderung # | +20 | +1,7 | <0,001 |
| I-QOL Score | | | |
| - Baseline # (SD) | 62,0 (20,2) | 64,3 (17,7) | |
| - Verbesserung # (SD) | +11,1 (14,8) | +6,8 (13,8) | <0,001 |
| PGI-I | | | |
| - Verbesserung (%) | 62,0 | 39,6 | <0,001 |

***Tab. 8.2:*** Duloxetin vs. Plazebo in der Behandlung der Belastungsinkontinenz: Daten aus der Nordamerikanischen Phase III-Studie (nach Dmochowski et al.).
#Baseline ausgedrückt als Mittelwert.
*Veränderung ausgedrückt als % des Median.

den in den ersten 4 Wochen der Behandlung statt. UE, die in mehr als einem Prozent der Patientinnen vorkamen und zu einem Studienabbruch führten, waren Übelkeit, Ermüdung, Schlaflosigkeit, Schläfrigkeit, Schwindelgefühl, und unscharfes Sehen.

Eine weitere Phase III-Studie, die gleichzeitig in Europa und Kanada mit 494 Frauen durchgeführt wurde, zeigte eine signifikante Reduktion der IEF im Vergleich zu Plazebo (mediane Reduktion 50 vs. 29 %, p = 0,002) (16). 52 % der Patientinnen zeigten eine 50- bis 100-prozentige Reduktion der IEF im Vergleich zu Plazebo (34 %; p < 0,001). Dieser Effekt wurde innerhalb von 4 Wochen beobachtet und dauerte im Verlauf der 3-monatigen Studie an. Dies gibt somit einen Hinweis auf einen schnellen und andauernden Behandlungserfolg (☞ auch Tab. 8.3 und für den Verlauf der IEF-Reduzierung Abb. 8.7). Die Verbesserung unter Duloxetin war im Vergleich zu Plazebo auch hier mit einer Verlängerung des Miktionsintervalls assoziiert (15 min für Patientinnen unter Duloxetin vs. 4 min für Patientinnen unter Plazebo, p<0,001).

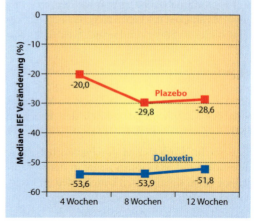

***Abb. 8.7:*** Mediane prozentuale Veränderung der IEF für Duloxetin und Plazebo an jeder der 3 Visiten während einer randomisierten, doppelt-blinden 12-wöchigen Studie (nach van Kerrebroeck et al. (16)).

Die Analyse des I-QOL-Scores ergab keinen signifikanten Unterschied zwischen Patientinnen, die mit Duloxetin oder mit Plazebo behandelt wurden. Der Grund für diese Ergebnisse könnte damit zusammenhängen, dass diese Patientinnen die Studie zu früh abgebrochen hatten, und somit konnte der Effekt von Duloxetin nicht voll zum Tragen kommen. Dieses Ergebnis weicht von den Ergebnissen der Phase II- und den der beiden anderen Phase III-Studien ab. Eine Analyse mit Pa-

## 8.4. Klinische Phase III-Ergebnisse

| Behandlungsgruppe (Patientenzahl*) | N# | Mediane IEF pro Woche | Mediane IEF-Veränderung zur Baseline in % | 95 % CI mediane Änderung der IEF in % | P |
|---|---|---|---|---|---|
| **Primäranalyse** | | | | | |
| Plazebo (247) | 242 | | | | |
| - Baseline | | 14,0 | | | |
| - Endpoint | | 9,0 | | | |
| - Veränderung | | -3,0 | -29,3 | -36,8; -20,0 | |
| Duloxetin (247) | 212 | | | | |
| - Baseline | | 13,0 | | | |
| - Endpoint | | 7,0 | | | |
| - Veränderung | | -6,0 | -50,0 | -57,1; -42,9 | 0,002 |
| **Daten pro Visite** | | | | | |
| Plazebo (247) | | | | | |
| - 4 Wochen | 237 | 11,0 | -20,0 | -27,1; -10,9 | |
| - 8 Wochen | 230 | 9,0 | -29,8 | -40,6; -23,8 | |
| - 12 Wochen | 225 | 9,1 | -28,6 | -36,4; -18,4 | |
| Duloxetin (247) | | | | | |
| - 4 Wochen | 210 | 6,6 | -53,6 | -60,0; -46,9 | <0,001 |
| - 8 Wochen | 187 | 7,0 | -53,9 | 61,1; -46,2 | <0,001 |
| - 12 Wochen | 176 | 7,0 | -51,8 | -58,8; -42,9 | 0,002 |

***Tab. 8.3:*** Duloxetin vs. Plazebo in der Behandlung der Belastungsinkontinenz: Daten aus der globalen Phase III-Studie (Europa und Kanada) (nach van Kerrebroeck et al. (16)).
*Anzahl der randomisierten Patienten.
# Anzahl der Patienten mit Tagebuchdaten.

tientinnen, welche diese Studie entsprechend des Protokolls mit 12 Wochen Behandlung abgeschlossen hatten, zeigte eine signifikante Verbesserung des I-QOL-Scores im Vergleich zu Plazebo (7,3 vs. 4,3, p=0,008).

Die Reduktion der Inkontinenzepisodenfrequenz unter Duloxetin bei der Gruppe der Patientinnen, die bei Einschluss mehr als 14 Episoden pro Woche hatten, war etwas größer und die Reduktion in der Plazebogruppe etwas niedriger als in der Gesamtpopulation.

UE hatten eine höhere Häufigkeit bei Patientinnen, die mit Duloxetin behandelt wurden, im Vergleich zu Plazebo. Wie auch in den anderen Phase II- und Phase III-Studien war Übelkeit das häufigste UE und wurde vor allem innerhalb der ersten 4 Wochen nach Beginn der Therapie berichtet. Der Schweregrad der Übelkeit wurde mit leicht bis mäßig beschrieben. Die Mehrzahl der Patientinnen in der Duloxetingruppe, die von Übelkeit berichteten (57 von 69; 83 %), beendeten die Studie. Andere UE waren Mundtrockenheit, Verstopfung, Ermüdung, Schlaflosigkeit, Schwindelgefühl, und Kopfschmerzen. Die meisten der UE waren transient und nach einem Monat nicht mehr nachweisbar (16).

Die Abbruchrate aufgrund UE war in der Duloxetingruppe signifikant höher als in der Plazebogruppe (21,5 % vs. 4,9 %, p<0,001). UE, die zu einem Studienabbruch führten, waren Übelkeit, Schwindelgefühl, Schlaflosigkeit und Aufmerksamkeitsstörung (16).

Die dritte, in Südamerika (Argentinien, Brasilien), Finnland, Spanien, Polen, Australien und Südafrika, durchgeführte Phase III-Studie mit 458 Patientinnen zeigte gegenüber den anderen Phase III-Studien vergleichbare Ergebnisse. Auch hier wurde eine signifikante Reduktion der IEF im Vergleich zu Plazebo und eine signifikante Verbesserung der Lebensqualität festgestellt (9) (☞ auch

|  | Duloxetin | Plazebo | P |
|---|---|---|---|
| IEF‡ | | | |
| - Baseline | 15,50 | 16,33 | |
| - Endpoint | 6,02 | 9,33 | |
| - Veränderung* (%) | -56,0 | -41,7 | <0,001 |
| I-QOL Gesamt | | | |
| - Baseline | 58,9 (23,5) | 58,3 (22,8) | |
| - Endpoint | 69,2 (23,8) | 64,7 (24,9) | |
| - Veränderung§ (%) | 10,3 (16,0) | 6,4 (17,0) | 0,007 |
| PGI-I ("better" Kategorien#) | | | |
| - Veränderung (%) | 73,6 | 64,2 | 0,028 |

***Tab. 8.4:*** Duloxetin vs. Plazebo in der Behandlung der Belastungsinkontinenz: Daten aus der globalen Phase III-Studie (Argentinien, Australien, Brasilien, Finnland, Polen, Südafrika, Spanien) (nach Millard et al. (9)).
‡Änderungen mit der gepoolten Miktionstagebuchanalyse.
*Veränderungen ausgedrückt in % des Median.
§Veränderungen ausgedrückt in % des Mittelwertes (Standardabweichung).
#PGI-I Kategorien: sehr viel besser, viel besser oder ein wenig besser.

Tab. 8.4). Dieser Effekt unter Duloxetin war auch in Patientinnen mit einer schweren Belastungsinkontinenz (IEF ≥ 14 pro Woche an Baseline) zu beobachten. Diese Verbesserungen in Patientinnen unter Duloxetin dauerten die gesamte 12-wöchige Doppelblindphase an.

Diese Verbesserungen waren mit einer signifikanten Verlängerung des Miktionsintervalls im Vergleich zu Plazebo assoziiert. Die Plazebo-Response war in dieser Studie höher (>10 %) als in den anderen Phase III-Studien. Dieser Unterschied wird mit der Therapienaivität der Patientinnen in Verbindung gebracht, da nur 9 % eine laufende Beckenbodenbehandlung im Vergleich zu 19,1 % und 17,4 % in den anderen zwei Phase III-Studien hatten (3, 16).

UE, die signifikant häufiger waren unter Duloxetinbehandlung als unter Plazebo, waren Übelkeit, Kopfschmerzen, Schlaflosigkeit, Verstopfung, Mundtrockenheit, Schwindelgefühl und Ermüdung. Die Mehrzahl dieser UE waren von leichter bis mäßiger Intensität und verschwanden innerhalb eines Monates.

Abbruchraten aufgrund UE in der Duloxetingruppe signifikant waren in dieser Studie höher als in der Plazebogruppe (17,2 % vs. 1,7 %, p<0,001). Wie auch in den anderen Phase III-Studien zu beobachten, führten Übelkeit, Schwindelgefühl und Schlaflosigkeit am häufigsten zu einem Studienabbruch.

## 8.5. Verträglichkeit

Die Verträglichkeit wurde anhand von UE, Abbruchraten durch UE, vitale Parameter, EKGs und Labortests überprüft. UE wurden im zeitlichen Zusammenhang mit der Behandlung beurteilt, wenn sie zum ersten Mal auftraten oder sich im Verlauf der Behandlung verschlechterten.

UE wie Übelkeit, Mundtrockenheit, Müdigkeit, Schlafstörungen, Verstopfung, Kopfschmerzen, Schwindel, Schläfrigkeit und Durchfall wurden signifikant häufiger unter Duloxetin genannt und traten bei mindestens 5 % der Patientinnen auf (3, 9, 10, 16). Übelkeit war das häufigste UE und trat innerhalb der ersten 4 Wochen nach Beginn der Behandlung auf. Die Intensität war meist leicht bis mäßig (in über 80 %). Mehr als die Hälfte der Patientinnen mit Übelkeit berichteten von einem Abklingen innerhalb einer Woche und mehr als zwei Drittel der Patientinnen innerhalb eines Monats. Abbruchraten wegen UE waren in der Duloxetingruppe signifikant höher als unter Plazebo (24,1 % vs. 4,0 %, p<0,001 (3); 17,2 % vs. 1,7 %, p<0,001 (9); 12,0 % vs. 5,0 %, p=0,04 (10); 21,5 % vs. 4,9 %, p<0,001 (20)) wobei Übelkeit als häufigste Ursache genannt wurde (3, 9, 10, 16).

In der Studie von Dmochowski et al. traten kardiovaskuläre Ereignisse und klinisch relevante pathologische Laborwerte nur sehr selten auf und waren nicht signifikant höher in der Duloxetingruppe im

Vergleich zur Plazebogruppe (3). Eine signifikante Erhöhung der Herzrate unter Duloxetinbehandlung im Vergleich zu Plazebo wurde in der Phase III-Studie in Europa und Kanada berichtet (16). Jedoch war die Erhöhung um weniger als 3 Schläge pro Minute noch innerhalb der Norm. Eine Outlier-Analyse bestätigte, dass Duloxetin keine klinisch relevanten Effekte auf die Herzrate hatte. Ebenso wurden keine signifikanten Unterschiede in der Differenz des systolischen und diastolischen Blutdrucks zwischen den beiden Patientengruppen festgestellt. Arrhythmogene Tendenzen wurden ebenfalls nicht berichtet. Vergleichbare Ergebnisse wurden auch in der Studie von Millard et al. berichtet (9).

Eine Analyse hepatischer Enzyme zeigte, dass die Serumkonzentration von alkalischer Phosphatase, Alaninaminotransferase und Aspartataminotransferase unter Duloxetin im Vergleich zu Plazebo signifikant höher war (jedoch noch innerhalb der Norm). Es gab keinen signifikanten Unterschied in der Anzahl der Patienten in beiden Gruppen (Duloxetin oder Plazebo), die von der Norm abweichende erhöhte Werte in alkalischer Phosphatase (2/220 vs. 2/225), Alaninaminotransferase (4/217 vs. 2/223) oder Aspartataminotransferase (3/217 vs. 6/224) hatten. Im Gegensatz dazu wurde eine Bilirubinerhöhung signifikant häufiger unter Plazebo berichtet (9).

## 8.6. Pharmakokinetik

Die Pharmakokinetik von Duloxetin wurde in einer einfach-blinden, Plazebo-kontrollierten Studie bei 12 gesunden männlichen Probanden (Alter 22 bis 53 Jahre) untersucht (12). In der Behandlungsgruppe (n=8) erhielten die Probanden oral eine Dosis von 2x20 mg/d, die in wöchentlichen Abständen auf 2x30 mg/d und abschließend auf 2x40 mg/d angehoben wurde. Die beobachteten Plasmakonzentrationszeitverläufe wurden adäquat bei allen drei Dosierungen durch ein Ein-Kompartiment-Modell mit entsprechender Konstante erster Ordnung für die Absorptions- und Eliminationsrate beschrieben. Die mittlere orale Clearance, das apparente Verteilungsvolumen und die Halbwertszeiten betrugen 114 l/h (44 bis 218 l/h), 1943 l (803 bis 3531) und 12,5 h (9,2 bis 19,1 h). Die Pharmakokinetik veränderte sich proportional entsprechend der Dosierung von 2x20 mg/d auf 2x40 mg/d. Steady-state Bedingungen wurden nach 5 Tagen der Medikation erreicht. Schläfrigkeit, Übelkeit und Mundtrockenheit traten als UE während der Initialdosierung mit Duloxetin auf, die sich aber während der weiteren Dosierung auflösten. Weiterhin wurden keine signifikanten klinisch relevanten Änderungen von Blutdruck oder Herzfrequenz in stehender Position gemessen. Kleine Erhöhungen des systolischen ($\leq 9$ mmHg) und diastolischen ($\leq 5$ mmHg) Blutdrucks und eine Reduzierung der Herzfrequenz ($\leq 12$ Schläge pro Minute) wurden beobachtet. Es wurden keine relevanten Änderungen von EKG, klinischen Labortests und neurologischen Funktionen beobachtet.

Die Ergebnisse dieser Studie weisen auf eine lineare Pharmakokinetik abhängig von der Dosierung und Behandlungsdauer hin (12).

### ■ Pharmakokinetik bei Älteren

Ältere Menschen ($\geq 65$ Jahre) weisen häufiger höhere Nebenwirkungsraten als Jüngere auf (11). Ihre Toleranz gegenüber einem Medikament ist häufig durch altersbedingte physiologische Veränderungen, die mit Alterationen der Pharmakokinetik von Substanzen einhergehen, eingeschränkt. Da ältere Menschen häufiger an Harninkontinenz oder Depression leiden, wurde die Pharmakokinetik von Duloxetin insbesondere auch bei älteren Menschen untersucht (14) : 24 gesunde Frauen (12 Frauen mit einem Alter von 65 bis 77 Jahren und 12 Frauen mit einem Alter von 32 bis 50 Jahren) erhielten im ersten Teil der Studie eine einmalige Dosis von 40 mg Duloxetin. Anschließend wurden die Plasmakonzentrationsverläufe untersucht. Bei älteren Frauen ($\geq 65$ Jahre) zeigte sich eine statistisch signifikante niedrigere Eliminationsrate im Vergleich zu jüngeren Frauen (-0,22 $h^{-1}$ [95 % Konfidenzintervall -0,036, -0,008]). Jedoch wurde weder für die apparente Clearance (-17,4 $lh^{-1}$ [95 % Konfidenzintervall -41,1, 6,23]) noch für das apparente Verteilungsvolumen (115,91 [95 % Konfidenzintervall -168,6, 400,4]) ein statistisch signifikanter Unterschied gesehen (14).

Im zweiten Teil der Studie wurden Plasmaproben von zwei Phase II-Studien untersucht: 70 Patientinnen (24-77 Jahre), die 20 mg, 30 mg oder 40 mg pro Tag erhielten, und 128 Patientinnen (28-64 Jahre), die 20 mg, 40 mg oder 80 mg pro Tag erhielten. Basierend auf einer Kombination der Daten wurde ein Modell entwickelt, um die Pharmakokinetik in den unterschiedlichen Populationen zu ermitteln. Dabei zeigte sich, dass die apparente Clearance von Duloxetin mit zunehmendem Alter abnimmt. Dies weist auf eine verzögerte Elimination hin. Dosisanpassungen wurden daraus nicht abgeleitet, da diese Veränderungen im Verhältnis zu interindividuellen Abweichungen in der Pharmakokinetik vernachlässigbar sind. UE, die während dieser Studien auftraten, waren überwiegend von leichter bis mäßiger Intensität und die Inzidenz dieser UE war in den Patientengruppen nahezu gleich (16).

## 8.7. Duloxetin bei Depression

Durch seine äquivalente Wiederaufnahmehemmung von Serotonin und Noradrenalin und die demonstrierte niedrige Bindungsaffinität für Neurotransmitterrezeptoren (cholinerge, histaminerge oder α-adrenerge Rezeptoren) könnte Duloxetin als ein Antidepressivum anderen Wiederaufnahmehemmern für nur ein Monoamin überlegen zu sein. In Vergleichsstudien zeigte Duloxetin eine größere Effektivität als Fluoxetin und Paroxetin anhand mehrerer Depressionsskalen (4, 5). Duloxetin unterscheidet sich von Fluoxetin durch seine kombinierte Wiederaufnahmehemmung von Serotonin und Noradrenalin. Aufgrund dieser Ergebnisse wird Duloxetin auch in der Behandlung der Depression untersucht.

## 8.8. Zusammenfassung

Duloxetin stellt einen neuen therapeutischen Ansatz in der Behandlung der Belastungsinkontinenz dar. Grundlagen für den Einsatz waren tierexperimentelle Studien.

Die Wirksamkeit und Verträglichkeit von Duloxetin in der Behandlung belastunginkontinenter Patientinnen wurden in vier Plazebo-kontrollierten Studien geprüft.

In randomisierten, Plazebo-kontrollierten Studien (Phase II und III) bei Frauen mit Belastungsinkontinenz zeigte sich eine signifikante und klinisch relevante Verminderung der Harninkontinenzepisoden sowie eine Verbesserung der Lebensqualität gegenüber Plazebo.

Duloxetin hat ein günstiges Nebenwirkungsprofil. In klinischen Studien haben sich keine klinisch relevanten Effekte auf den Blutdruck oder die Herzfrequenz gezeigt.

Übelkeit ist das häufigste UE und tritt in den meisten Fällen relativ kurz nach der ersten Einnahme auf. Bei der großen Mehrheit der Patientinnen war die Übelkeit leicht bis moderat ausgeprägt und hielt nur vorübergehend an.

Insgesamt scheint Duloxetin somit ein pharmakologisch interessanter neuer Wirkansatz zur Therapie der Belastungsinkontinenz zu sein.

## 8.9. Literatur

1. Abrams P, Cardozo L, Fall M, Griffitshs D, Rosier P, Ulmsten U, van Kerrebroeck P, Victor A, Wein A. The standardisation of terminology of lower urinary tract function; Report from the standardization subcommittee of the International Continence Society. Neurourol Urodyn 2002; 21: 167-178

2. Abrams P, Cardoza L, Khoury S, Wein A Eds. Incontinence 2nd International Consultation on Incontinence. 2nd Edition 2002 Proceedings of the 2$^{nd}$ International Consultation on Incontinence organized by the World Health Organization, July 1-4, 2001, Paris, France

3. Dmochowski RR, Miklos JR, Norton PA, Zinner NR, Yalcin I, Bump RC. Duloxetine Urinary Incontinence Study Group. Duloxetine versus placebo for the treatment of North American women with stress urinary incontinence. J Urol 2003; 170: 1259-63

4. Goldstein DJ, Lu Y, Detke MJ, et al. Duloxetine in the treatment of depression: a double-blind placebo-controlled comparison with paroxetine. Br J Psychiatry (in press)

5. Goldstein DJ, Mallinckrodt C, Lu Y, Demitrack MA. Duloxetine in the treatment of major depression disorder: a double-blind clinical trial. J Clin Psychiatry 2002; 63:225-23

6. Hampel C, Wienhold D, Benken N, Eggersmann C, Thuroff JW. Definition of overactive bladder and epidemiology of urinary incontinence. Urology 1997; 50, (Suppl 6A): 4-14

7. Hampel C, Wienhold D, Benken N, Eggersmann C, Thuroff JW. Prevalence and natural history of female incontinence. Eur Urol. 1997; 32(Suppl 2): 3-12

8. Michel MC, Peters SL. Role of serotonin and noradrenaline in stress urinary incontinence. BJU Int 2004; 94 Suppl I: 23-30

9. Millard RJ, Moore K, Rencken R, Yalcin I, Bump RC; For the Duloxetine UI Study Group. Duloxetine vs placebo in the treatment of stress urinary incontinence: a four-continent randomized clinical trial. BJU Int. 2004; 93(3): 311-318

10. Norton P, Zinner N, Yalcin I, Bump R. Duloxetine versus placebo in the treatment of stress urinary incontinence. Am J Obstet Gynecol 2002; 187: 40-48

11. Roberts J, Tumer N. Pharmacodynamic basis for altered drug action in the elderly. Clin Geriatr Med. 1988, 4: 127-49

12. Sharma A, Goldberg MJ, Cerimele BJ. Pharmacokinetics and safety of duloxetine, a dual-serotonin and norepinephrine reuptake inhibitor. J Clin Pharmacol. 2000; 40: 161-167

13. Skinner MH, Kuan HY, Pan A, Sathirakul K, Knadler MP, Gonzales CR, Yeo KP, Reddy S, Lim M, Ayan-Oshodi M, Wise SD. Duloxetine is both an inhibitor and a substrate of cytochrome P4502D6 in healthy volunteers. Clin Pharmacol Ther. 2003; 73(3): 170-177

14. Skinner MH, Kuan HY, Skerjanec A, Seger ME, Heathman M, O'Brien L, Reddy S, Knadler MP. Effect of age on the pharmacokinetics of duloxetine in women. Br J Clin Pharmacol. 2004; 57(1): 54-61

15. Thor KB, Katofiasc MA. Effects of duloxetine, a combined serotonin and norepinephrine reuptake inhibitor, on central neural control of lower urinary tract function in the chloralose-anesthetized female cat. J Pharmacol Exp Ther 1995; 274: 1014-1024

16. Van Kerrebroeck P, Abrams P, Lange R, Slack M, Wyndaele JJ, Yalcin I, Bump RC, for the Duloxetine UI Study Group. Duloxetine versus placebo in the treatment of European and Canadian women with stress urinary incontinence. B J Obstet Gynaecol 2004; 111: 249-257

17. Wong D, Bymaster F, Mayle D, Reid L, Krushinski J, Robertson D. LY24868, a new inhibitor of serotonin and norepinephrine uptake. Neuropsychopharmacology 1993; 8: 23-33

18. Yalcin I, Bump RC. Validation of two global impression questionnaires for incontinence. Am J Obstet Gynecol 2003; 189: 98-101

# Index

## A

Algurie .................................................. 33
Analreflex ............................................. 87
Anamnese ........................................ 52, 84
Anurie .................................................. 33
α-Rezeptoren ................................... 24, 44

## B

Bakteriurie ........................................... 33
Beckenboden
    Innervation .................................... 58
Beckenbodenelektromyographie ....... 81
Belastungsinkontinenz .................. 31, 37
    der Frau ......................................... 38
    des Mannes ................................... 39
    Schweregrade .......................... 37, 38
Blase
    hypersensitive ............................... 31
    instabile ......................................... 31
    überaktive ..................................... 31
Blasenhals-Elevationstest .................... 57
Blasenkapazität
    effektive ......................................... 69
    maximale ...................................... 69
BPH ................................................ 48, 60
β-Rezeptoren .................................. 24, 44
Bulbokavernosusreflex ....................... 86

## C

Carbacholtest ...................................... 71
Compliance ......................................... 69

## D

Dauerkatheter, transurethraler ......... 144
Detrusor- (Differenz-) Druck .............. 69
Detrusorhyperaktivität ................. 44, 69
    idiopathische ................................ 31
    neurogene ................................ 31, 45
    nicht-neurogene ........................... 31
    spinale ........................................... 46
    suprapontine ................................ 45
Detrusorhyperaktivitätsinkontinenz ... 31, 41
    neurogene .................................... 31
Detrusorhyperreflexie ........................ 31
Detrusorinstabilität ............................ 31
Detrusorkoeffizient ............................ 69
Detrusor-Sphinkter-Dyssynergie ....... 44
Dopamin ............................................. 19
Drang
    motorischer .................................. 31
    sensorischer ................................. 31
Dranginkontinenz
    motorische .............................. 31, 41
    sensorische ............................. 31, 42
    Ursachen ....................................... 42
Drucktransmission
    aktive ............................................. 35
    passive .......................................... 35
Drucktransmissions-Theorie .............. 34
DSD ..................................................... 45
Duloxetin .......................................... 146
    bei Depression ........................... 154
    Pharmakokinetik ........................ 153
    Studienergebnisse ..................... 148
    Verträglichkeit ............................ 152
    Wirkungsweise ........................... 146
Dysurie ................................................ 33

## E

Eiswassertest ...................................... 71
Elektromyographie ........................... 105
    Artefakte ..................................... 116
    Befunde ............................... 116, 121
    des Beckenbodens ..................... 106
    des M. sphincter ani externus ... 107
    des M. sphincter vesicae externus ... 118
    Einzelpotenziale ......................... 111
    Interpretation ..................... 108, 119
    Mapping ..................................... 116
    Maximalmuster .......................... 114
    mit Einzelfaserelektrode ........... 117
    mit konzentrischer Nadelelektrode ... 107, 118
    mit Oberflächenelektroden ... 106, 118
    Polyphasien ................................ 113
    Reinnervationspotenziale ......... 113
    Spontanaktivität ......................... 109
EMDA ............................................... 140
EMG ............................................ 81, 105
Endoskopie ......................................... 81
Epidemiologie ..................................... 16

## F

Fäkalurie ............................................. 33
Flow-Index .......................................... 62

## G

Giggle-Inkontinenz ............................. 32
Glutamat ............................................. 19

## H

Hämaturie ........................................... 33
Hängematten-Theorie ........................ 36
Harndrang, erster ............................... 69
Harndrang, imperativer ..................... 33
Harnflussmessung ............................. 60
Harninkontinenz ................................ 30
    Epidemiologie ............................. 30
    Formen ......................................... 31
    kindliche ...................................... 32
    Risikofaktoren ............................. 30
    Untersuchungen ......................... 82

# Stichwortregister

Harnkontinenz .................................................... 34
    der Frau ...................................................... 34
    des Mannes .................................................. 37
Harnröhren-Hypotonie ......................................... 38
Harnröhren-Relaxierungsinkontinenz ..................... 31
Husten-Stress-Test .............................................. 57

## I

Inkontinenz ........................................................ 33
    bei chronischer Harnretention ....................... 31
    extraurethrale .......................................... 32, 48
Inkontinenz bei chronischer Harnretention ............. 47
Inkontinenz-Fragebögen ....................................... 54
Inkontinenzschweregrade ..................................... 56
Integritäts-Theorie .............................................. 36

## K

Kicher-Inkontinenz .............................................. 32
Kondomurinal .................................................. 144
Kontinenzfaktoren .......................................... 35, 37
Kontinenzmechanismus ....................................... 22

## L

Lapides-Test ....................................................... 71
low compliance Blase .......................................... 79

## M

magnetic evoked pudendal latency ........................ 92
Magnetresonanztomographie ................................ 82
Magnetstimulation .............................................. 94
Medikamenteneinfluss ......................................... 53
MEP .................................................................. 93
MEPuL .......................................................... 92, 94
Miktionsanamnese .............................................. 52
Miktionsdruck .................................................... 69
Miktionskalender ................................................ 54
Miktionstagebuch ............................................... 52
Miktionszentrum ................................................ 44
Miktionszyst(o)urethrogramm .............................. 63
Mischinkontinenz .......................................... 31, 49
MRT .................................................................. 82

## N

N. pudendus .................................................. 18, 89
Nervensystem .................................................... 18
    parasympathisches System ............................ 25
    peripheres System ....................................... 24
    somatisches System .................................... 25
    sympathisches System ................................. 24
    zentrales System ........................................ 24
Neurographie ..................................................... 92
Neurotransmitter ................................................ 19
Nierenfunktion ................................................... 60
Noradrenalin ..................................................... 19
Nucleus Onuf ......................................... 18, 24, 146
Nykturie ........................................................... 33

## O

OAB ............................................................ 32, 41
Oligurie ............................................................ 33
overactive bladder syndrome ........................... 32, 41

## P

PAD-Test ........................................................... 54
Palmurie ........................................................... 33
Parasympathikus ............................................ 18, 22
PNTML .............................................................. 89
Pollakisurie ....................................................... 33
Polyurie ............................................................ 33
Potenziale
    motorisch evozierte ..................................... 93
    somatosensibel evozierte ............................. 98
Prostatahyperplasie ............................................ 60
Prostatahyperplasie, benigne ............................... 48
Prostataspezifisches Antigen ................................ 60
PSA .................................................................. 60
pSHA .............................................................. 102
Pudendal Nerve Terminal Motor Latency ................ 89
Pudenduslatenz .................................................. 89
Pudendus-SSEP
    kortikale ................................................... 101
    lumbale .................................................... 101
Pyurie .............................................................. 33

## Q

Quetschhahnphänomen ....................................... 38

## R

Reflexe ............................................................. 86
Reflexinkontinenz ............................................... 31
    spinale ....................................................... 32
    suprapontine .............................................. 32
Reflexlatenzen ............................................... 86, 88
Reizblase .......................................................... 43
Restharn ........................................................... 69
Restharnbestimmung .......................................... 60
Röntgenuntersuchungen ...................................... 63

## S

Schrumpfblase ................................................... 79
Serotonin .......................................................... 19
Serum-Retentions-Werte ..................................... 60
SNS-PNE ........................................................... 92
Sonographie ................................................. 59, 64
Sphinkter-Beckenboden-Muskulatur ...................... 38
Sphinktermanometrie ......................................... 71
SSEP ................................................................. 98
Strangurie ........................................................ 33
Stressinkontinenz .......................................... 31, 37
Stress-Urgeinkontinenz ....................................... 31
Sympathikus ................................................. 18, 22
Sympathische Hautantwort (pSHA), penile ........... 102

## T

Therapie
    bei Dranginkontinenz ...................... 135, 136, 139, 142
    der (weiblichen) Belastungsinkontinenz ...... 124, 128
    der männlichen Stressinkontinenz ............... 133

Therapie, interventionelle .................................................139
  (Selbst)-Katheterismus, intermittierender .....................139
  Botulinumtoxin ..........................................................140
  Denervierung ............................................................141
  Electro-Motive Drug Application ...............................140
  Elektrostimulation .....................................................140
Therapie, konservative ..........................................124, 135
  α- und β$_2$-Adrenergika ...............................................124
  Antidepressiva ..........................................................124
  Beckenboden-Training .......................................125, 136
  Biofeedback .......................................................126, 136
  Elektrostimulation, externe temporäre .....................125
  Hormontherapie .......................................................124
  Miktionsprotokoll .....................................................135
  Miktions-Training .....................................................135
  Nässeschutz .............................................................127
  Pessarbehandlung ....................................................126
  Toiletten-Training .....................................................136
Therapie, medikamentöse .........................................136
  Anticholinergika .......................................................136
  Antidepressiva ..........................................................137
  Antispasmodika .......................................................137
  α-Rezeptorenblocker ................................................138
  Capsaicin .................................................................138
  Kalziumantagonisten ................................................138
  Langzeittherapie ......................................................138
  Myotonolytika .........................................................137
  Prostaglandinsynthesehemmer ................................138
  Resiniferatoxin .........................................................138
  Vasopressin-Analoga ................................................138
Therapie, operative ..........................................128, 142
  Augmentation der Blase mit Darmsegmenten ..........143
  Autoaugmentation der Blase ....................................143
  Blasenhalsverschluss und Zystostomie .....................143
  Faszienzügelplastik ..................................................131
  Harnableitung, supravesikale ............................133, 143
  Ileum-Konduit .........................................................144
  Injektionstechniken, submuköse ...............................128
  Kolposuspension nach Burch ...................................129
  MAINZ-Pouch .........................................................144
  Marschall-Marchetti-Krantz Technik .........................129
  Nadelsuspensionsplastiken ......................................130
  Operationsverfahren, vaginale ..................................128
  Rhizotomie, selektive ...............................................143
  Schlingen, heterologe ..............................................132
  Schlingenverfahren ..................................................131
  Sphinkter, artifizieller ...............................................133
  Sphinkterotomie ......................................................142
  Suspensionsplastiken ...............................................129
  Tension-free Vaginal Tape ........................................132
  Trans Obturator Tape ...............................................132
TOT ..........................................................................132
TVT ..........................................................................132

## U

Überlaufinkontinenz ............................................31, 47
UDP ...........................................................................71
Untersuchung, klinische ................................56, 58, 84
Untersuchung, neurologische ..............................58, 85

Urethradruckprofil .....................................................71
  Drucktransmission .....................................................73
  Parameter ...........................................................72, 74
  Ruheprofil .................................................................72
  Stressprofil ................................................................73
Urethralsyndrom ........................................................43
Urethrogramm, retrogrades .......................................63
Urethrozystoskopie ...................................................81
Urgency-Frequency Syndrom .....................................43
Urinstatus ..................................................................59
Urodynamik ...............................................................67
  Belastungsinkontinenz ..............................................74
  Detrusorhyperaktivitätsinkontinenz mit Drang .........77
  Detrusorhyperaktivitätsinkontinenz, neurogene .......78
  Differenzialdiagnostik ...............................................80
  Dranginkontinenz, motorische ..................................77
  Dranginkontinenz, sensorische ..................................77
  Indikationen .............................................................67
  Langzeit- ..................................................................70
  low compliance Blase ................................................79
  Mischinkontinenz .....................................................78
  Reflexinkontinenz .....................................................78
  Relaxierungsinkontinenz, urethrale ...........................77
  Schrumpfblase ..........................................................79
  Überlaufinkontinenz .................................................79
  Video- .......................................................................70
Uroflowmetrie ............................................................60
  Definitionen .............................................................61
  Parameter .................................................................61

## V

Valsalva leak point pressure ......................................71
Verschlussmechanismen .............................................34
Vorlagen ..................................................................144
Vorlagenwiegetest .....................................................54

## W

Windeln ...................................................................144

## Z

Zyst(o)(urethro)gramm, laterales ..............................63
Zystometrie ................................................................68
  Normalwerte ......................................................70, 71
  Parameter .................................................................69
  Provokationstests .....................................................71
Zystostomie, suprapubische ....................................144

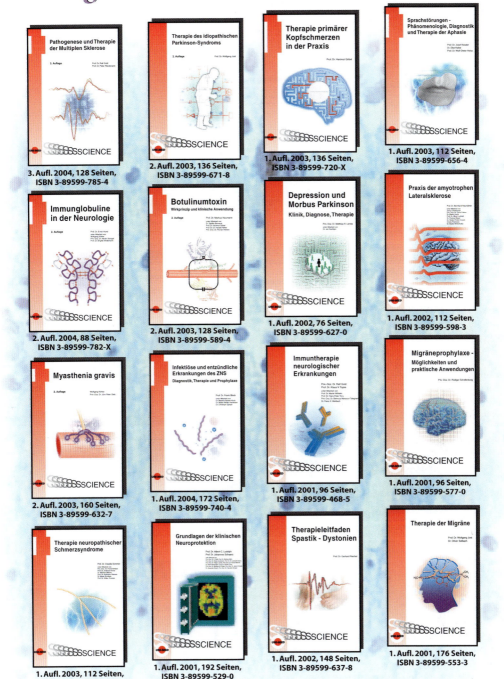

# Fachliteratur über Urologie von UNI-MED...

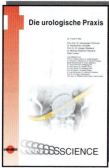

1. Aufl. 2004, 304 S.,
ISBN 3-89599-728-5

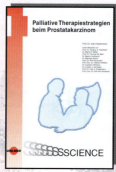

1. Aufl. 2004, 128 S.,
ISBN 3-89599-722-6

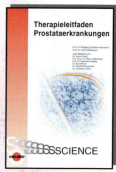

1. Aufl. 2002, 148 S.,
ISBN 3-89599-603-3

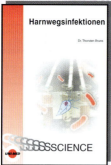

1. Aufl. 2003, 148 S.,
ISBN 3-89599-661-0

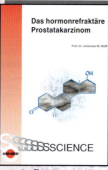

1. Aufl. 2001, 96 S.,
ISBN 3-89599-580-0

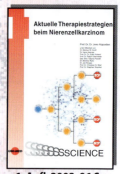

1. Aufl. 2003, 96 S.,
ISBN 3-89599-565-7

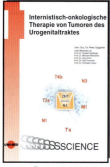

1. Aufl. 2003, 128 S.,
ISBN 3-89599-733-1

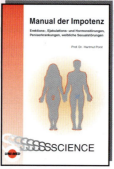

1. Aufl. 2000, 544 S.,
ISBN 3-89599-455-3

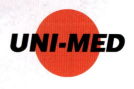

## ...ständig im Fluß!

UNI-MED Verlag AG • Kurfürstenallee 130 • D-28211 Bremen
Telefon: 0421/2041-300 • Telefax: 0421/2041-444
e-mail: info@uni-med.de • Internet: http://www.uni-med.de